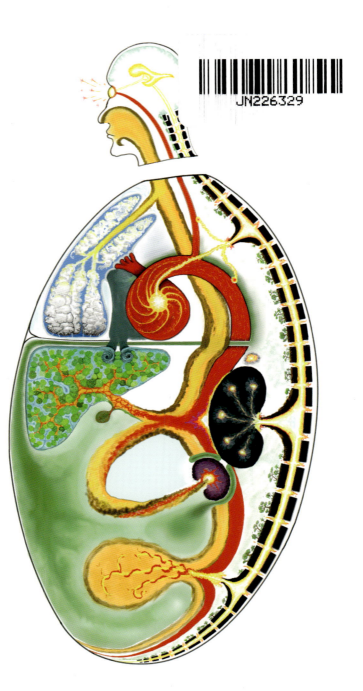

Daniel Keown
The Spark in the
Machine

閃めく経絡

現代医学のミステリーに
鍼灸の"サイエンス"が挑む!

ダニエル・キーオン

須田万勢・津田篤太郎 [監訳]　建部陽嗣 [訳]

医道の日本社
Ido・No・Nippon・Sha

The Spark in the Machine:
How the Science of Acupuncture Explains
the Mysteries of Western Medicine
Copyright © Daniel Keown 2014

First published in the UK and USA in 2014 by Singing Dragon,
an imprint of Jessica Kingsley Publishers Ltd
73 Collier Street, London, N1 9BE, UK
www.jkp.com
All rights reserved
Printed in Japan

Japanese edition copyright© IDO-NO-NIPPON-SHA, Inc., 2018
All rights reserved.

セインズベリーズ（イギリスのスーパーマーケット）の
エコバッグを片手にファッシアについて教えてくれた、
優秀な外科医であり牧師である父デニスに。
そして、芸術はハートから生まれることを教えてくれた
母マーガレットに──

今まで、伝統的な中国医学で用いられている詩的で格調高い言葉に対して、現代の科学的な西洋医学と共通する物差しをあてがうことはできないと思われてきた。しかし今、キーオン医師は、東洋・西洋両方の医学が人体で起こる現象を同じように描き出していることを、明確に、説得力をもって示してみせた。何らかの融合が生まれることになるだろう。この意味は計り知れない。

　　　──ジョン・ハミー［鍼灸師］
　　"Acupuncture for New Practitioners"（『若手医師のための鍼治療』）著者

驚くべきことに、長い間、鍼灸治療と西洋医学との関係についてほとんど吟味されてこなかった。キーオン医師の思慮深い刺激的な本書により、今、ついに、我々はこのギャップを埋めることができる。キーオン医師は、東洋と西洋に分断された医学の両サイドで仕事をした経験から話している。本書は、両分野（東洋・西洋医学）の専門家が、多少異なる用語を用いていても、どの程度共通した言語で話しているのかを知ることができる点で大変貴重である。

　　　──ノーラ・フラングレン［School of Five Element Acupuncture
　　(SOFEA)（五行鍼法学校）創設者］
　　"The Handbook of Five Element Practice"（『五行論ハンドブック』），"Keepers of the Soul"（『魂のキーパー』），"Patterns of Practice"（『診療パターン』），"The Simple Guide to Five Element Acupuncture"（『五行鍼法シンプルガイド』）著者

iii

医師としては珍しく、ダニエル・キーオン氏は鍼灸治療や中国医学の理論と実践について熟知している。解剖学、生理学に対する彼の愛情と理解の深さゆえに、彼は現代科学の概念に沿って鍼灸治療がどのように「効く」のか説明しうる、ほとんど唯一無二の人物である、といえる。本書は、中国医学と西洋医学とのギャップを埋めようとする人にとって、重要かつ必要不可欠な書である。

———ピーター・モール［College of Integrated Chinese Medicine（統合中医学カレッジ）学長］"Acupuncture for Body, Mind and Spirit"（『体、精神、魂のための鍼治療』）著者

私が本書を読み始めて、思い浮かんだ言葉は『すごい！』。それから私はこの本を読みふけった。キーオン博士は、西洋医学の医師であり鍼灸師でもある。彼はその魅力あふれる文章で、系統的な理論に基づく最新の科学と伝統医学の世界観とをいかにして融合させるかを教えてくれる。一般大衆から西洋医学の医師や東洋医学の専門家に至るまで——人体がどのように機能し発達してきたか、その驚くべき仕組みを知りたいと思う人は誰でも——この本を読むべきである。

———アンジェラ・ヒックス［College of Integrated Chinese Medicine（統合中医学カレッジ）共同学長］"The Principles of Chinese Medicine"（『中医学の本質』）著者

謝辞　ACKNOWLEDGEMENTS

　私は、これからも抱えきれない恩と感謝の念を、アレクサンドラ・ハイン-コールに対して抱くこととなるだろう。文章を書くことに対して彼女の忍耐強い指導があったからこそ、本書ができあがったといっても過言ではない。

　他にもたくさん感謝している人がいるが、特に、下記の人たちに感謝したい。私が描いたイラストを返してくれた（おそらくドラッグでいかれてる）泥棒、本書を書くように圧力をかけてきたアイアンサイド医師、中医学の魅力を私に教えてくれたロナルド・マクドナルド、西洋医学の魅力を教えてくれたマイク・ロバーツ医師、マンチェスター医科大学と統合中医学カレッジの人たちによる賢明な教えと忍耐、その語彙力によって語彙コンサルタントという新しい職を作り出したジェームズ・コール、明瞭なヴィジョンを持ったジェシカ・キングスリー、ヴィクトリア、オクタヴィア。

　最後に、私の妻、美しいジョセフィーヌ。私との間にすばらしくわんぱくな男の子ハリソンと、華麗な女の子コーラを産んでくれただけでなく、私の願いや狂った夢をも支えてくれた。この本は、愛しのあなたの本でもある。

v

序文　PREFACE

　世界で最も尊敬された**鍼灸師**の一人、王居易医師の下、私が中国で学んでいた頃、本書の「胚」となるアイデアを私は初めて思いついた。王居易医師は、**鍼灸** * の神秘性について深く考えることに 70 年もの人生の大半を費やした根気強い人であり、研究に関して言葉を選ぶたちであった。非常に美しく、聡明な助手のメイが彼の言葉を翻訳してくれたことで、ようやく理解の入り口に立つことができた。そのときの私ときたら、時には理解してうなずくこともあったが、間抜け面であいまいに首を縦に振るばかりであったこともしばしばだった。

　王医師は、**鍼灸**が作用する場所は身体の中の空間であるととらえていた。そして、彼がそのことについて話したとき、私は彼の鍼灸に対する深い造詣が発生学と共通している点が多数あることに気がついた。私は興奮した。なぜなら、ようやく彼に尋ねるべき興味深い話題がみつかったからである。彼はこのこと、すなわち発生学と中医学の**経絡**の連関に気づいているだろうか？　王医師はしばらく考え、きらきらとした輝く目で私を見つめた。そして独特のゆっくりと穏やかなリズムで話し始めた。

「いいえ……しかし、あなたはこのことを世に伝えるべきです。本を書きなさい」

　それが、本書である。神秘的な身体がどのように形作られる

かといった興味を持ってさえいれば、どんな人でもこの本を楽しむことができる。この本は発生学の最新知識と、古くからある伝統医学の両方をつなぎ合わせるものとなっている。この本が何らかの形で、あなたが持つ身体に関する知識をより深いものにし、世界で最も完成した伝統医学の理解へとつながることを願っている。

＊ 「**鍼灸**」と太字で表記していることに注意が必要である。
中医学について書く際、その概念や臓器（例えば「**腎**」）は西洋医学に対応するものと区別するために太字表記となる（パートⅡとⅢで説明していくように、より深く追究すると、この違いはほとんどなくなる）。

[目次]

プロローグ　なぜ人体は再生しないのか？ ……………………… 003

Part I
鍼のサイエンス
神が医者に話し忘れたこと ………………………… 009

1. 発生の創世記 ………………………………………… 010
2. 単細胞の世界 ………………………………………… 011
3. 有名にして無形 ……………………………………… 013
4. 三重らせん …………………………………………… 023
5. 生命のスパーク ……………………………………… 028
6. 氣とは何か？ ………………………………………… 032
7. クローン羊と氣 ……………………………………… 036
8. 完璧な工場 …………………………………………… 044
9. 臓腑の氣 ……………………………………………… 048
10. どのように氣が身体を折りたたむのか …………… 055
11. トリッキー・ディッキーと小さな刺し傷 ………… 060
12. ヒトのフラクタル …………………………………… 068
13. レオナルドたちと完璧な人間 ……………………… 080
14. 超高速の進化 ………………………………………… 084
15. ソニック・ヘッジホッグのパンチ ………………… 089
16. ツボ（経穴）とは何か？ …………………………… 096
17. 氣の流れ ……………………………………………… 104

Part Ⅱ
中医学の発生学 117

18. 陰陽に関する簡単な紹介 118
19. 道（タオ） 120
20. 羊膜外胚葉 130
21. 身体の卵黄 134
22. 血 139
23. 精 141
24. 発生学のサーファー 146

Part Ⅲ
命門と6本の経絡 157

三陰経 159
25. 少陰経 163
26. 太陰経 221
27. 厥陰経 275

三陽経 317
28. 太陽経 318
29. 陽明経 325
30. 少陽経 342

エピローグ 351
付録 357
監訳者あとがき 366
参考文献 370
索引 380

プロローグ

なぜ人体は再生しないのか?
Why Can't Humans Regenerate?

　3歳の頃、私は折りたたみ椅子で親指を切断した。出血し、痛みに泣き喚いたはずだが、何も覚えていない。しかし、母はその当時のことを鮮明に覚えている。母は切断された私の親指を氷で冷やし、布で包んだ。そして、急いで私を救急病院に連れて行き、外科医は切断された私の指を縫い合わせた。現在でも、私の親指には爪と並行して走る傷跡が残っている。

　母が知らなかったこと、そしてほとんどの医師がいまだに知らないことがある。おそらく私の親指は縫い合わせなくても完全に生え変わり、元の状態に戻っただろう、ということだ。両生類のしっぽや足が生え変わるように、実はヒトの指も再生する。指の骨、爪、神経、血管、すべて一切合切だ。そのために必要な条件は、ほどよい清潔さ、非粘着性の被覆材、泣きじゃくる私をあやすキャンディーと、3歳児の神経、それだけあれば十分である。

　人は再生することができる、しかし、指の末端だけ、そしてまた強い氣（後ほど説明する）を保っている子供だけだ。1970年代には既に、小児科医であるシェフィールドが、この現象に関する論文を小児外科の専門誌に報告している[1]。彼女の実験結果は明瞭である。6歳以下の子供では、一番端の関節より先端で切断しても、指は傷跡や変形を伴うことなく完全に再生す

3

プロローグ

る！

　驚くべきことに、この事実は医学界でもあまり知られていない。私は過去に救急部で 10 年働いたことがあるが、患者の治療に直結するはずなのに、この事実を認識している同僚には一度しか出会ったことがない。なぜかは明らかである。我々が医学について知っていると思っていることの根幹を揺るがすことになるからだ。もし、人間の指が再生できるのならば、どのようにして再生するのであろうか、そして、他に何が再生できるのだろうか？　医科大学は新たな部門を開設する必要があるだろう。

　人間の再生に関する研究はあまりにも少なすぎる。治療原理の中心をなしているにもかかわらず、私がこの分野の本を目にしたのは、たったの 1 冊しかない[2]。アメリカの整形外科医ロバート・ベッカーは、サンショウウオの再生能力の研究に数十年を費やした。彼の関心は、骨折時の骨癒合不全にあった。骨癒合不全は、文字通り骨の折れる課題であり、どうして癒合不全に陥るのか、原因がはっきりしていない。彼の研究は、「骨癒合不全」の電気治療につながり、医療機器として認可されているが、彼が研究で見出した様々な成果そのものにこそ、本当に目を見張るべきものがあった。

　ベッカーは再生能力を持つ多くの原始的動物の中から、四肢の再生能力を見るためにサンショウウオを選んだ。サンショウウオは四肢が切断されても、新しく肢が生えてくるので、決して骨折後の骨癒合不全で苦しむことはない。サンショウウオは

両生類に属するが、肢は我々人間のものと機能的にとてもよく似ている。骨、関節、神経、血管、筋肉、腱、靭帯、これらすべての器官が認められる。つまり、我々の足にあるすべてのものが存在するのだ。ただ、少し小さくて、緑色の皮膚に覆われているというだけだ。

　肢を切断されたサンショウウオは、その末端にずんぐりした血の塊を作る、そして、その後数週間の経過で、ぴかぴかの新しい緑の肢を発達させる。これぞ両生類マジック！

　ベッカーはこの力に魅了された。研究を重ねていくうち、サンショウウオの肢を切断するときに損傷部位で生じる電流を測定し始めた。肢がつながっているときサンショウウオの頭から指に向かってわずかな電気勾配があること、また、この電流がほぼ測定不能なほど小さいことを彼は既に知っていた。それはマイクロアンペアというごくわずかなレベルであったが、いつも一定で流れており、頭側では常に陰性荷電に傾いていた。彼が発見したのは、肢の切断後、切断部での電気の極性が反転すること、そして、この反転こそが肢の再生を引き起こすことであった。

　ほとんどの医学生は、動物が電気を発生させることについて不思議なことだと思わない。神経は常に電気を作ることができ、大きな電気ショックを発生させる動物すら存在する。ただ、再生に関わる電流が普通と違うところは、直流（DC）電流であるということだ。神経電流は交流（AC）であり、電線に流れる電気のように波がある。しかし、ベッカーが測定した電流は、電

5

プロローグ

池から出るような一定したものであった。

これらの動物実験の際に、危害を加えられた動物はいないと言えたらなんと素晴らしいことだろう。しかし、それは明らかに嘘になる……。だが、信じられないことに、実験終了時には、傷つけられたように見える動物はいなくなっていた！ 再生というのは本当に奇跡的な出来事なのだ。

ベッカーの発見により、この電流の反転によってサンショウウオの傷口で赤血球の変化が起きることがわかった。赤血球は脱分化を起こすのだ（分化とは、幹細胞が筋肉のような機能特化した細胞へと変わるプロセスのことである）。言い換えるならば、赤血球の発生学的時計を巻き戻したといえる。また、初期状態の幹細胞になるまでDNAのロックを外したともいえる。その後、サンショウウオは傷跡から骨、神経、筋など、必要なものすべてを分化させながら、肢を作り直し始める。数週間で再生は完了し、サンショウウオは再び4本足へと戻る。食物をしっかりと食べている限り、サンショウウオは再生を何度でも繰り返すことができる。

医学生なら今の説明に重大な誤りがあることに気づくだろう。赤血球にはDNAが存在しない、それどころか、赤血球には核もない。このことは正しい。ヒトの赤血球には核がない。しかし、原始的な動物の赤血球には核がある。そして、そこには全遺伝情報が存在している。大部分は赤血球として機能するためにオフの状態になっているが、すべての遺伝情報は残っている。もちろん、情報が正しく扱われれば、身体のどの細胞にもなる

6

ことができる。クローン羊ドリーに用いられたのがこの方法であり、人間より原始的な動物が肢を再生できる理由の1つとなっている。つまり、我々より強力な血液を持っているのだ。

　ベッカーはさらに踏み込んだ。彼は、サンショウウオや他の動物を電気刺激でいじり、余分に肢や頭を持つ動物を作った。微細な電極を用い、損傷した肢の電気の極性を再び反転させることで、再生をストップさせることにも成功した。その後、さらに大きな電流を傷口に与えたとき、ラットのようなより高等な動物でも肢を再生できることを示した。また、ラットが高齢だったり、損傷が重度であったりすると、この再生力が弱まることにも気づいた。動物が高等になればなるほど、強い直流（DC）再生電流を発生させる能力が減り、核を有する赤血球の数が減少してしまうので、再生する力が減少していくこともわかった。

　最終的に彼は、大きな脳を作るためにより多くのエネルギーを使った種ほど、再生能力が少なくなるとの結論に達した。身体のサイズあたりの脳の大きさがどんな大きな動物よりも大きい我々人間には、再生能力がごくわずかしか残っていないのである。

　再生は日常で起こっている。しかし、ヒトは例外であり、簡単に四肢を再生できない。再生はまさしく発生学であり、それぞれで関連するプロセスは同じである。同じDNAが、同じ経路、同じ情報伝達システムを使用する。傷や骨折を治すとき、再生が起きている。そしてミクロレベルで見れば、我々の身体

7

では常時、来る日も来る日も何百万回という再生が起こっている。腸の細胞は常に再生して新しい腸上皮を作っている。骨髄では血液と免疫系が常に再生している。内臓は細胞がすり減るにつれて、修復と置換を暇なく繰り返している。

再生できない組織も存在する。最も再生が難しいとされる臓器が、脳と脊髄である。この部位を損傷すると、再生する見込みのない脳卒中や麻痺を生じさせる。これらの細胞は機能特化が進みすぎていて、発生学の時計を巻き戻すことができない。

さきほども述べたが、ベッカーが傷ついた肢で示した電気は、通常の神経インパルスとは違う。通常の神経の電気は上下する交流（AC）電流だが、再生電流は一定の直流（DC）電流である。ベッカーにはそれがどこからやってくるかがわからなかったが、ベッカーを訪れた軍医が、それは**鍼灸**治療の作用メカニズムと同じではないか、と考えた。これこそが、中国人が**氣**と呼んでいるものなのではないのか、と。

Part I
鍼のサイエンス
神が医者に話し忘れたこと

PartI　鍼のサイエンス
神が医者に話し忘れたこと

1. 発生の創世記
Genesis

　すべては細胞から始まった。卵と精子の結合。陰（Yin）に陽（Yang）が入り込む。これらはばらばらでは意味をなさないが、結合することで世界を征服する力を持つ。

　これはあなた自身のことである。あなたの細胞……たぶん、それはあなたの奥深くで、今でもおそらく存在している？

　細胞がどうやってあなたになったのか——それは今まで語られてきたどんな物語よりも神秘的である。この物語は、天文学的な複雑さを持つ脳と、力強い心臓を作り上げたことはもちろん、文明と芸術、愛の勝利と命の喪失のもととなった。

　細胞には、これらを作り上げるためのすべてがしまわれているのだが、それを決して見ることはできない。では、どうやってあなたになったのだろうか？　あなたは遺伝学による答えを知っているかもしれないが、それでは、この物語の半分を理解したにすぎない。

　遺伝子とは、大きな図書館のようなものである。しかし、この巨大な図書館を運営するには組織が必要となる。この組織の話が、実は鍼灸の話につながっている。どうやって身体は作られるのか、どうやってカオスの中から秩序を維持するのか。鍼灸の話は生命そのものの話になる。まさに今、現代医学が細胞間の相互作用を解明するのと同じやり方で、私たちは古代中国の医師が何に気づいていたのかを理解することができる。細胞

10

と細胞との間のスペースは、細胞そのものと同じくらい重要な
のだ、ということを。

2. 単細胞の世界
The Single-Cell Universe

　あなたの細胞が初めて動き出すとき、それは空間の世界に存
在する。つまり、細胞は卵管の原始スープの中で浮かんでいる
状態。そしてまさにビッグバンのように、あなたの宇宙を作り
出す精子と卵子の融合の瞬間が起きる。まだ、上も下も、左も
右も、前も後ろも知らない。必要がないためだ。単細胞として、
その暗い空間でただただ生き残ることだけを求められる。

　やがてすぐに2つに分裂する。それから、2つの細胞は再び、
また再び分裂を繰り返し、桑実胚（クワの実に似ていることか
ら名づけられた）と呼ばれるボール状の細胞になる。そして、
他の細胞との間に空間的な関係が存在するという認識が細胞内
に生まれる。組織の胚形成が起こり、数日以内に、桑実胚の外
側と内側で細胞が分化し始める。それら細胞は個々の役割を担
う。機能分化を始めるのだ。

　この細胞群は、機能を微妙に変えることで、相対的な位置が
決まる。中心部の細胞は液体を分泌し始める。卵が形作られ、
内部は卵黄嚢と呼ばれるものになる。外側の細胞はより強く、
堅く、皮膚のように変化していく。

　このプロセスは、驚くべき速度で進んでいく。1週間で何千

PartI　鍼のサイエンス
神が医者に話し忘れたこと

もの細胞へと変貌する。そして、ボールとなった細胞群は子宮の壁を転げ落ちる。居続けるための場所、子宮表面をつかんで、子宮内膜内に潜り込んでいく。やがて、細胞のボールには内・外だけでなく、左右、上下、遠近ができあがっていく。

　外側のパーツは胎盤となり始め、内側の細胞は分割を繰り返し、胎児を形成する。細胞は、一端が頭になると、もう一端がお尻になるように決まっていく。原始脊髄が出現し、一端が球状になり原始脳となる。細胞が片側から溢れ出し、臓器や筋肉を形成する。それらが折り重なってできた組織は、折り曲げられ、回転し、一端からもう一端へと移動する。その動きはカオスであるとともに、詩のように優雅でもある。

　結果として、10兆個の細胞の塊が完全に形作られる。1万個の1,000倍の1,000倍の1,000倍もの細胞！

　各細胞はどこにいなければならないのか、何をすべきなのか、どの細胞が隣にいなければならないのかを知っている。それらは計り知れないほど複雑な構造をしている。逆さまになり、クモの巣のように枝分かれしている肺、100万個ものナノサイズの濾過装置を有している腎臓、日々の生活を人間の文明にまとめ上げる脳、などである。そして、これらすべてがたった1つの目に見えない細胞からできあがっている。

　このすべての工程は、23対の二重らせんDNAの存在によって可能となり、壮大なレベルで組織化されている。細胞がこの組織化を失うときに起こるのが病気である。

　すべての病気の中で、最も嫌われ、最も恐れられ、最も治り

12

にくいのが癌である。癌（cancer）という言葉は、カニを意味するラテン語であり、悪い爪を持って外へと拡がる様から名づけられた。これは癌の定義の1つの側面である（制御できない拡散）。癌細胞は、もはや身体での位置と役割を失った細胞といえる。それは身体での正しい関係を失っている。もはや身体の一部ではない。つまり、身体にとって敵となる。

　細胞がどのようにつながりを保っているか、我々がそれを失ったときになぜ癌になるのか。それを理解するには、身体の中で最も無視されてきた組織に注目しなければならない――。

　それはファッシア（膜・筋膜）である。

3. 有名にして無形
A Name but no Form

～『難経』38難、1世紀

　癌はファッシアを通り抜けて広がる（**付録1を参照**）。それにもかかわらず、ファッシアは西洋医学においてほとんど無視されている。

　Wikipediaでは、ファッシア（fascia）はわずか18行しか割かれていない。医学の教科書では完全に無視され[1,2]、西洋医学への唯一の貢献と言えるのは、時に炎症（筋膜炎）を起こし、時に体のパーツを圧迫する（コンパートメント症候群）ことだけである。

PartI 鍼のサイエンス
神が医者に話し忘れたこと

　にもかかわらず、優秀な外科医はみな、ファッシアに関心を持っている。すべての神経、筋、血管、臓器、骨、腱はファッシアで覆われている。そして、ファッシアは、何がどこにあるべきなのかを外科医に示してくれる。ただ、外科医には信じられないかもしれないが、神様は決して外科医のためにファッシアを配置したわけではない。どんな構造物がどこにあるべきなのか、そしてそれらが何をすべきなのかを、身体が知ることができるように配置をしたのだ。

　ともかく、外科医はこの生物学的な配置をうまく活用する。ファッシアを貫かない限りは、ダメージを与えることは少ない。小さい傷跡ですむ低侵襲の内視鏡手術は、まさしくこの特性のおかげで成り立っている。例えば、腹腔鏡検査のような手技を行うためには、体内に大きなスペースを確保するために腹膜の袋を利用する。肝臓、胃腸、陰部（女性の場合）を観察するために、軽い不快感以外は起こすことなく、腹部へカメラを入れたままにしておくことが可能である。事実、今では、医師が時として腹腔内を観察するためだけに行われるほど簡単な手技となっている（医師や、多くのインテリ人は、知りたがりで好奇心が強く、のぞき見ることをたいてい正当化するものだ）。このことを可能にしているのは、ファッシアとコンパートメント（区画）によって身体が作られているからである。

　最も簡単な手術でさえ、ファッシア面を同定し、その周辺で作業することにこだわる。皮膚のランガー割線は、皮膚上のコラーゲンがどのように配列されているかを示しており、外科医

14

は瘢痕を最小限にするためにこれに沿って切開する。

　しかしながら、中医学では、外科医と同じくらい、もしかすると外科医以上にファッシアを大事に考えている。1つのみならず2つの臓器をこの最も普遍的な組織であるファッシアに充てている。それらは、**心包**（Pericardium）と**三焦**（Triple Burner）である。しかし、西洋医学は、これらの臓器の存在を疑っている。

　中医学と西洋医学は、時として矛盾し、混乱を引き起こしているように思える（**付録2を参照**）。しかし、少なくともすべての臓器の存在に関しては同意している……これら2つを除いては。西洋医学では、心嚢は活動的でない線維性の膜として捉えられており、「臓器」を構成するものではない。そして、**三焦**は物質的な臓器としてだけでなく、その概念すら存在しない。しかし、中医学においても、どちらも物理的な臓器として存在するようにはみえない！　2,000年前の医学書『難経』には、**三焦**は「名前はあるが形のない臓器」と謎めいた書かれ方をしている。

　『難経』（NanJing）の名の由来は、さらに古い医学書である『黄帝内経』（Hang Di NeiJing）の問題点を明らかにしようと試みたことによる。時が経っても、この記載がいまだに**鍼灸師**の間に議論を生み続け、一方では西洋医師の間でこの問題を断固として拒絶するといった皮肉な現象が生じている。西洋の医師は、**三焦**が西洋医学には存在しないので、「**三焦**はどんな形をしているのか？」といった禅問答に対して議論すらしなかった。

15

PartI 鍼のサイエンス
神が医者に話し忘れたこと

鍼灸師でも**三焦**が何であるかについて意見が一致することはないだろうが、身体に存在することについては賛成することだろう。それは堆肥のようなものである。1番下は新しい肥料、真ん中が土、そして1番上が花と野菜に相当する。この絶妙なハーモニーは、世の中になければならない法則である。フンコロガシと結腸は便中で生きることを気にとめないかもしれないが、花や人は嫌うだろう。身体の仕組みもそうである。真ん中の部分は、我々が食べたものから栄養分を取り込むところ。一番下の部分には、よく腐った肥やしが含まれる。そして一番上の部分（心臓と肺）では花が咲く（多少、詩のように聞こえるかもしれないが、詩というのはしばしば芸術の形を用いて深い真実を語っており、この描写は身体に対する正確でしかも極めて簡潔な概要である）。

ファッシアによって作られ・模（かたど）られているといった様式以外は存在しないのだから、この**三焦**という臓器は**鍼灸**治療を理解するうえでもキーポイントになる。ファッシア自身は形状をもたない代わりに、覆っているものの形をとる。ファッシアは身体の形態を明確にする。腕の筋肉、身体の臓器、脳のクルミのような表面でさえ形作っている。それ自体は本当に何の形状もない器官であるが、ありとあらゆるところにある。

用語に関して混乱が生じるといけないので、ここで述べる「ファッシア（fascia）」という言葉について少し述べよう。ワックスしたばかりの赤いスポーツカーのウッドパネルや、ヒトラーの狂気な政策なんかとは全く関係ない。Fascia★（ファッシア）

16

は、ラテン語で「結びつける」、まさしく結びつけることを行う。つまり、それは組織同士を結びつける。真空包装された野菜、シーツ、肉……などを思い浮かべてほしい。食用肉は、旨味をすべて閉じ込めるために真空包装される。身体も同じことだ。ただ、ラップの代わりにファッシアを用いる。どんな臓器、筋肉、身体の部位をとっても、ファッシアで真空包装されている。

　しかし、各ファッシアの層の間に、身体の空白ができる。健康な状態では、ファッシアの間の空間はまだ開いていない。それはまさに、未使用のスーパーのビニール袋のように互いに押しつぶされている。そのスペースは食料品を入れるためのものであり、まず開く必要がある。

　身体でも同じことが起こる。もし、あなたの肺に穴が開いたとしたら、肺と胸壁にある膜が互いに自然と張りついたままになってしまうことだろう。なぜなら、身体はこれらのファッシアの間にある空間を陰圧に保とうとしているのである。しかし、時として、傷ついた肺組織が「弁」の役割をして、肺内へ空気が戻ることを妨げることがある。結果、ファッシア層間の圧力は上昇し、スーパーマーケットで清算してお店を出るときのビニール袋のようにスペースが開かれる。外科医はまさに同じ原

★ ［訳注］従来の解剖学ではFasciaは「筋膜」と訳すのが定着しているが、近年、解剖学的に"fascia"の構造の理解が進み、"Fascia"はシンプルな一層の膜ではなく、蜘蛛の巣状に張り巡らされた薄い結合組織の集合体であることが明らかとなり、筋を包んでいる膜という誤解を与えかねない「筋膜」という訳語を当てることには異論が多い。ここで著者は、臓器を包む線維性結合組織をすべて"Fascia"とみなしており、これに相当する日本語は現在のところ存在しない。本書では単に「ファッシア」と書き下すことで統一する。

PartI 鍼のサイエンス
神が医者に話し忘れたこと

気 胸

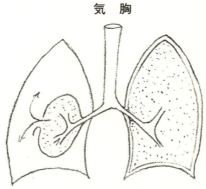

弁は息を吐くときに閉まる

理を内視鏡手術で用いる。しかし、肺に穿刺した場合は制御不能で危険な状態となる。この状態は気胸として知られており、事実、人を殺す可能性がある。膜自体は小さく、薄く、ほぼ透明である。しかし、それが肺を覆っているので、莫大な力……人を死に至らしめる力を持っている。しかし一方で、これから見ていくように、健康の源でもある。

　ファッシアは、一種の「結合組織」（物理的にものをつなぐ組織を指す西洋医学の適当な言い回し）である。結合組織には骨、軟骨、そして、血液さえも含まれる。結合組織は細胞間基質を含み、その中で生きている細胞によって作られ、サポートされている。骨、軟骨、膜では、この細胞間基質にコラーゲンが豊富に含まれる――これは非常に重要なことである（血液は特殊で、血漿と呼ばれる液体の細胞間基質である）。

　ファッシアとは、各臓器と筋肉、背骨、神経……をつなぐも

のである。それは骨を纏い、皮膚を内から支える。臓器の内、周囲、表面で見ることができ、時には２重、３重の層になっている。ファッシアは身体の至る所に存在し、それは極めて強い。どれくらい強いのかというと、ビョルン・ボルグとジョン・マッケンローの時代に、テニスラケットのガットが牛の腸から作られていたくらい強い！　外科医は、手術の縫合に羊の腸からできたファッシアの糸（"catgut〈猫の腸〉"と紛らわしい名がついているが）を使っている。ファッシアはほとんどの生体物質を通さない。電気伝導や電気抵抗の特性を持つだけでなく、それ自身の電気も産生する。つまり、ファッシアは圧電性の特性を持つのだ！[3]

　ファッシアは物を通さないので、水、空気、血液、膿、電気、ほとんどのものがファッシアを滑っていく。外科医にとって非常に重要で有用なのがこの通さない性質である。なぜなら、ファッシアは目的をもって働く身体の中の独自のエリア「コンパートメント」を作るからだ。

　ファッシアをよく理解すると、**三焦**はそれほど謎めいたものではなくなる。**三焦**とは胸部、腹部、骨盤にできたコンパートメントのことであり、各場所で行われる固有の代謝活動といえる（厳密にいえば、**三焦**は胸膜心囊膜腔＋腹膜腔＋後腹膜腔の区画ということになるが、ちょっと言いにくい）。

　胸部と腹部との間には分厚い筋肉である横隔膜が存在し、ファッシアが腹部から心臓と肺を分離している。腎臓、骨盤、腹部の間には、別の厚いファッシアが存在する。これらの部位を

19

PartI 鍼のサイエンス
神が医者に話し忘れたこと

分けているものは、身体の他のすべての部位を分けているもの
と同じである。そう、ファッシアだ。しかし、これらの部位を
隔てているファッシアは、他の所より厚くなっている。このファ
ッシアは各部位内で代謝を閉じ込めており、その結果、これ
らの部位ではそれぞれの目的を持って役目を果たす。

　これら3つの代謝の部位は、**三焦**として中国の古典に記され
た。『難経』ではそれは形がないと述べられているかもしれない
が、決して物理的な存在を否定しているのではない。ファッシ
アこそがそれを構成しているものである。

　ファッシアというのは単に**三焦**という臓器であるとか、外科
医が魔法をかけるための鍵であるというだけではない。**鍼灸**が
効く理由でもある。これから見ていくことになるが、ファッシ
アは身体を形作るためには絶対に必要である。もしファッシア
がなかったとしたら、我々の身体はゼリーのように無定形でめ
ちゃくちゃになるだろう。西洋医学は**鍼灸師**の**経絡**という考え
方の理解に苦しみながら、全く同じシステムを、何の気なしに
解剖学と外科学の表現方法で使っているのだ。これはあたかも、
ハードディスクを交換するコンピュータ技術者が、見えない電
気が回路を走っているという考え方を馬鹿げていると笑うよう
なものである。

　しかし、この見落としにはワケがある。**鍼灸**の**経絡**に対する
誰もがわかるような説明は、西洋医学の範疇にまだないからで
ある。この身体の**経絡*** は、時として神経の走行と一致するが、
いつもそうではない。それらの多くは骨端でカーブするように

20

見えるが、骨自体の走行には従わない。筋や腱の走行にかなり忠実に従うが、それらが一致したと思ったとたん、すぐ別の所へ行って浮気してしまう。**経絡**は、身体の「ファッシアコンパートメント」と呼ばれるものと明らかに何らかの関係があるものの、このコンパートメントが端までいくとその関係性はなくなってしまう。

今まで解剖学者によって無数の身体が解剖され、調べられ、染色され、X線を当てられ、冷凍されてきたが、**経絡**の確かな痕跡は……。

何も見つかっていない。

経絡が視覚的に見えないということが、その存在を却下する強力な論拠となっている。

ただ、西洋医学は明らかなものを見落としているかもしれない。それはいつも外科医の指の下にあり、彼らの親友でもあり、必要なときに頼ることができて、ガイドマップにもなるものだ。解剖学者（もしくは外科医）が**経絡**を探したとき、彼らが無視したものが1つある。それは、どこにでもあり、すべての物を包み、すべての物をつなぎ、ほぼ透明で、目につきにくいのだが、それでいて非常に強いもの。そう、ファッシアである。おでこにかけた眼鏡を探していたようなものだ。

---

* 東洋から鍼灸の話を持って戻ってきた最初の旅行者たちは中国医学の「**経絡**」（経脈と絡脈）という概念の意味を伝えるのに苦労した。当時、通訳者が縦横に走る経絡のネットワークを、よかれと思って想像上の経度と緯度の子午線（meridian）に照合して考えたため、「**経絡**＝ "meridian"」の訳が定着した。しかし、これはひどい英語訳であり、"channel" のほうがずっとよい。そのため、これから**経絡**の英語訳には "channel" を用いる。

21

PartI　鍼のサイエンス
神が医者に話し忘れたこと

　ファッシアは鍼灸の経脈を完全に説明することができる。さらに、ファッシアは、鍼灸の理論にあるおびただしい数の小さな通路すら説明できる。それらは、**鍼灸師**が**経絡**（経脈〈大きな道〉と**絡脈**〈小さな枝道〉を意味する）と呼んでいるものである。ファッシアはほぼ無限の数の「**ツボ**」がある理由を説明してくれる。なぜなら、ファッシアは至る所に存在するからだ。これで、主要な**ツボ**がどこにあるのか、**経絡**がどのように作用するかを予測するために、どうファッシア面を使っていくのかがわかる。

　さらに踏み込んで言えば、ファッシアによって、我々の生存を制御する生命力、すなわち「**氣**」という古代の概念も説明できる。後で詳しく述べるが、理解しにくい古くさい用語ではなく、ハードサイエンス、現代において最もホットな基礎医学の王道を力強く推進する「幹細胞研究」によって説明できる。ファッシアは**氣**をモルフォゲン（形態形成決定因子）へと肉づけする。モルフォゲンは我々の身体の中にある超強力な物質であり、細胞から複雑な我々の体が作られる際の道標となり、癌では中心的役割を演じることでも知られている。

　とりわけ面白いのは、ファッシアで体内の通路を説明できるということである。つまり、腕や足の**経絡**を通って、外側に出て、内臓に接続する、体中の**氣**の流れのことである。医学書に数千年もの間、詳しく記されてきたこれらの通路は、全くでたらめのように見えるが、鍼灸の理論では重大な意味を持つ。これらは**氣**が外から内へと動く通路であり、なぜ腕のツボが胃や

22

腎臓に影響を及ぼすことができるのかを説明する。もし、あなたがファッシアの通路を描けば、**経絡**がおのずと明らかになる。

ファッシアは、鍼灸と解剖学の間のミッシングリンクなのだ。

4. 三重らせん
The Triple Helix

ファッシアの主な成分は、コラーゲンである。コラーゲンは身体の至る所にあり、ファッシアだけでなく、腱、靭帯、関節の軟骨などを形成している。また、動脈壁にも存在するほか、骨に伸張強度を与え、臓器内の結合組織も形作っている。さらに、眼のレンズを形成して見ることを可能にしたり、瘢痕組織を作って傷を治したりもしている。コラーゲンは身体のタンパク質の約3分の1を占めている。身体の中で最も豊富なタンパク質であることに驚くことはないだろう。

コラーゲン線維は身体の中で最も一般的なタンパク質というだけでなく、注目すべき特性も持っている。

コラーゲンは、三重らせん体である。ほとんどの人がDNAの二重らせん構造をよく知っていることだろう。なので、コラ

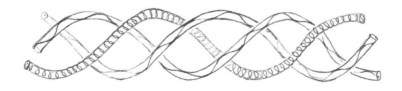

PartI 鍼のサイエンス
神が医者に話し忘れたこと

ーゲンの三重らせん構造を理解するには、もうちょっとだけ想像力を働かせる必要がある。この三重らせん構造は、コラーゲンのサブユニットによって作られている。これはトロポコラーゲンと呼ばれ、自然と集まってできあがる。次に、微小線維と呼ばれる「スーパーヘリックス」を作るために、自然と3つの三重らせんのコラーゲンがより合わさって、新たな三重らせんの鎖を作る。最後に、これらの線維は応力のラインに沿って配置される。

この構造は、コラーゲンが半結晶構造を成していることを意味する。つまり、2次元において原子の反復した規則正しい配列を成している[1]。このことは、コラーゲンの電気的な特性にとって重要である。

コラーゲンは身体になくてはならないものである。そして、コラーゲンの生成には、ビタミンCが大きく関わっている。かつて、長い航海にでた船乗りが、歯茎から過剰に出血したのはそのためである。つまり、瘢痕組織はコラーゲンから作られるのに、彼らの食事にはほとんどビタミンが含まれていなかったため、傷が治らなかったのである。ジェームズ・クック船長は、ビタミンのことは知らなかったが、新鮮な果物の重要性を理解していた。だから、新鮮な果物を求めて熱帯の島々に入っていったのだ。船乗りに役立つ新発見の力のおかげで、エンデバー号は地球を一周できた。おかげで、今でも不朽の名声を得続けている『スタートレック』シリーズのジェームズ・カーク船長とエンタープライズ号の冒険は続いている！

コラーゲンとは、単に身体をくっつけている物質というだけでなく、古代人が物を接着させていた物質でもある。"colla-" とはギリシャ語の「接着剤」を表す "kolla" からきており、"-gen" は「起源・創造」を省略したものである。つまり、コラーゲンは「接着剤の素」という意味になる。古代から、動物の皮膚と腱をまとめてニカワを作るが、これは純粋なコラーゲンであり、接着剤として用いられている。

　コラーゲンの構造は原子レベルで作られ、莫大な強さを与えられる。それは、同じ重さで言えば、鋼の強さにも匹敵する！コラーゲンは骨、動脈、筋、腱、筋膜のベースとなる素材であるため、この強靭さは生命に関わるほど重要になる。

　コラーゲンの強度はあまりにも大きいので、それ自体が問題になることもある。ファッシアは身体を「コンパートメント」で配置する。ファッシアによって囲まれた部位では、血管と神経のための細い通路のみが唯一の出入り口となる。感染の伝播から中身を守り、さらに別の物から体の一部を明瞭に分けるうえで、ファッシアは重要な役割を果たす。このコンパートメントは、家の部屋に似ていて、外とは小さな窓かドアのみでつながっている。時として、傷によって中身が膨れることがある。ファッシアのコラーゲンの強度は、この圧力の上昇に屈することはない。そして、もし治らなかった場合、最終的には血液供給が遮断される。そうすると、ファッシアの中は酸素化した血液が不足する。細胞が死に始めることでさらに膨れ上がり悪循環になる。これに対する唯一の治療法が、筋膜切開と呼ばれてい

25

PartI 鍼のサイエンス
神が医者に話し忘れたこと

る、いささか野蛮な治療法である。外科医は筋膜を切開し、圧力を逃すことで、血液が再環流する。

コラーゲンは強い引張強度だけでなく、西洋医学では完全に無視されてはいるが、電気的特性を持っている。コラーゲンには圧電性の特性があるのだ。それは、物が変形するときにわずかな電流を発生させる。同じ原理で、小さな水晶の結晶を変形させることによって、ライターの火花は魔法のように発生する。つまり、我々の身体のありとあらゆる部分が動くたびに、いつも小さな電流が生じているのである。

もろくなったコラーゲンの影響は、骨形成不全（osteogenesis imperfecta）と呼ばれる病気の赤ちゃんにおいて、悲劇的に美しい青い眼として確認することができる。コラーゲンがもろくなり、奥にある静脈の色が表に出て明るい背景となるため、白目が青く見える。しかし、病気の名前はラテン語の「不完全な骨形成」に由来し、通常、赤ちゃんのときに頻回な骨折が起こる。

骨には２種類の強さがある。１つは硬く、非圧縮性であり、もう１つが強い抗張力である。前者は、カルシウムとリン酸塩の合成物であるハイドロキシアパタイト結晶によって生じる。これによって、骨は白い光沢を持つ。抗張力とは破壊に抵抗する能力である。そして、驚くことに、この特性は骨を作っている結晶ではなくコラーゲンによって形成されている。結晶はコラーゲンを「硬くする」ために存在する[2]。骨が圧迫されると、コラーゲンは強い状態を保とうとする。そして、ハイドロキシアパタイトの結晶は、コラーゲンを硬くすることで、骨が曲が

らない状態にする。

　骨への圧力のラインは通常、境界がはっきりしている。あなたがジャンプして着地するとき、圧力は予測可能な決まった方向で骨格に沿って伝達される。身体はこれらの方向で骨を強くすることによって、論理的に圧力の線に対応する。これらの線は骨梁としてレントゲン写真で見ることができる。骨の中で白い線として見え、乱雑に見える場合、微細な骨折を見つける標識となる。コラーゲンはレントゲンには写らないので、この白い線はコラーゲンではなく、大理石のような強度を加えるために存在するカルシウムとリン酸塩の白い結晶である。

　筋膜、筋肉、腱には、レントゲンに写る結晶がない。事実、超音波を除けば、どんな画像診断装置でも、これらの組織を視覚化することは困難である。しかし、同じプロセス——圧力のラインに沿ってコラーゲン線維が配置されることで、強力な抗張力が発揮される——が起きている。なにしろ、牛の腸のコラーゲンこそが、ビョルン・ボルグにウィンブルドン選手権での5連覇をもたらしたのだ。

　だが、骨におけるコラーゲンの役割は、強度を与えることよりも驚くべきことがある。コラーゲンは半結晶物質であり、この結晶の特性の1つが圧電性を持つということだ。ある論文の著者が言うように、骨にも圧電性がある。その論文にはこう書かれている。「骨を非コラーゲン化すると、ピエゾ効果（圧電効果）が失われることがわかった。つまり、骨の圧電気の主要な成因はコラーゲンである」[3]。

PartI 鍼のサイエンス
神が医者に話し忘れたこと

5. 生命のスパーク
The Spark of Life

ピエゾ（圧）電気によって、ライターの小さな火花（スパーク）は発生する。これは結晶を曲げることによって作られる静電気で、実は、我々の身体で常に発生している。

骨でのピエゾ効果の重要性は、まだわかっていない。ただ、その方向が骨の成長を促進するコラーゲン線維の方向に沿っていることはわかっている[1,2]。コラーゲンの変形によって生じる小さな電流は、骨芽細胞と呼ばれる骨の細胞を刺激する。そして骨を成長させる[3]。この現象は、理論的にはごく単純である。例えば、あなたがジャンプの着地をするとき、あなたの脚の骨はショックを吸収するために微妙に曲がって対応する。骨を介したこの柔軟性は適切だと思うかもしれないが、最も強い圧力がかかる領域では最大限曲げられてしまう。つまり、この領域のコラーゲン線維は最大限変形し、より多くの電気を発生させる。この電気は骨の細胞（骨芽細胞）によって検出され、コラーゲン線維上に新たな結晶を配置し始める。結果として、この領域の骨はより硬く柔軟性のない状態になる。必要な部分で骨は正確に強くなるのである。

この現象は常に起きている。今、この本を読んでいるとき、あなたが重心を微妙に移すことで、この効果が引き起こされる。宇宙飛行士が宇宙空間にいるだけであれだけの骨量を失う理由は、このピエゾ効果を失うからに他ならない。骨に対する重力

28

ストレスがない状態では、コラーゲンはいかなる発電もやめてしまう。日々の運動を厳しく行っていても、重力によって生まれる安定的なストレスを補うことはできないのである。宇宙空間に1年間いると、超健康的な兵士のようであった宇宙飛行士の骨は、老人のようにもろくなっている。宇宙空間では、宇宙飛行士は1カ月に少なくとも1%の骨を失っていく[4]。そして、これを止めることができるものは何もないようだ。

このピエゾ効果こそが、ベッカー医師が骨折の治療機器の発明に利用したものである。そして現在では、電気と骨成長は何百もの科学的論文によって裏打ちされている。イギリスのスタンモアにある主要な整形外科病院では、骨折治療のために電気機器を常に用いている[5]。

この科学は、まだ十分にわかっていない。しかし、明らかなことは、コラーゲンが電気を発生させるということと、電気が骨成長を促すということである。身体の他の部分のコラーゲンが変形するとき、電気を発生させないと考えるには無理がある。電気を発生させるという特性を持つのは、骨ではなくコラーゲンで、ファッシア内の他のコラーゲンも同じ種類である。ファッシアのコラーゲンは機械的ストレスの線に沿って存在し、伸ばされたり動いたりする度に小さな電気を発生させる。この電気を西洋医学の医師は完全に無視した。どの医師に尋ねてもおそらくぽかんとするだけだろう。それにしても、身体の組織を連結させ、全身を包み結合しているファッシアが実際のところ、相互接続している、生きた電気の網であることには全く驚かさ

29

PartI　鍼のサイエンス
神が医者に話し忘れたこと

れる。これは、古代中国における**経絡**や**氣**の記述と非常によく似ている。

　非常に興味深いことに、コラーゲンは電気を生むだけでなく、伝導の特性も持つ。つまり、半導体なのだ[6]。言い換えるなら、完全に絶縁体・伝導体のようにふるまうわけではない。コンピュータに「知性」を与えるものと同じ特性と言える。

　コラーゲンの構造は、身体の知識の最先端にある、さらなる特性を示唆する。コラーゲンは三重らせん体である。そして、研究はされていないが、コラーゲンは短軸方向よりも長軸方向に電気をずっと伝えやすいと推測される。もし、これが本当なら、ファッシアの微細構造には、我々が考えているよりもはるかに多くの役割と重要性があることを意味するだろう。

　このコラーゲンの電気的性質によって、身体のすべてのものが電気的になるということは実に面白い。すべての細胞表面には肺と同じくらい生命に不可欠となるポンプが存在する。このポンプは、2つのカリウムイオンを取り込むことと引き換えに、3つのナトリウムイオンを放出する。これによって細胞内は負の電荷を帯びる。結果として、細胞全体にわずかな電荷が生じる。この帯電なしでは、細胞は機能しない。ポンプが数分間止まっただけでこの電荷はなくなり、細胞は膨らみ、死んでしまう！

　電気は生命に必要不可欠である。

　体内での電気の効果は、細胞を生存させる仕事だけではない。身体の神経は情報伝達に、筋肉は収縮する力に、脳は考えるために使用している。心臓のリズムは電気的なペースメーカーに

よって生じ、眼でさえも光を調節するのに電気を使用している。

　ベッカー[7]がいうように、我々は本当に「電気の身体」であり、常に光速で身体中に広がる目に見えない静かなエネルギーを発散・吸収している。

　あらゆる生理学的プロセス、すべての動き、すべての考えが、実体として2つの要素——物理的な実体とエネルギー的な実体——を持っているように思える。心臓が鼓動すれば、その物理的な動きを手で感じたり、超音波で確認したりできる。しかし、電気的な実体は、心電図（ECG）を用いれば、よりはっきりと見ることができる。このエネルギー的な実体が物理的な実体よりもリアルであり、より簡単に測定できることから、西洋医学ではこちらの検査を多用している。

　電気は我々がどう機能するかだけでなく、どのように形作られるかも管理しているということを、科学はだんだんと理解してきている。電気は幹細胞が移動する場所を指し示し、発生学で最も重要な要素の1つであることが示されている[8]。骨折を治す電気の力はこれの発現である。骨折治癒は再生や再編能力の一例なのだ。

　この電気的世界の中心にコラーゲンがあり、生体にあまねく存在し、生体のすべてを結合させている。コラーゲンは結合組織の主要な構成成分であり、その強さにより人体が支えられていることは西洋医学的にも認められている。コラーゲンは身体において電気的半導体としても、またピエゾ電気の発電装置としても傑出した存在であり、その重要性は機械的に強いという

31

PartI 鍼のサイエンス
神が医者に話し忘れたこと

コラーゲンの特徴を上回るかもしれない。いやむしろ、コラーゲンは、あるときは半導体として働き、またあるときはピエゾ電気を発電する生体らせん物質であり、体内の電気を保持し、発電し、流れる方向を導くことさえできる「スーパー電導物質」とみなされるべきなのだ。

電気の力は、身体を編んでいる組織の中に保持されている。この科学は中医学や氣のような響きを帯び始めてくる。

6. 氣とは何か?
What is Qi?

西洋で「氣」ほど誤解された言葉はない。ある程度は翻訳のせいである。言葉だけでなく、文化や意味が適切に訳されなかった。中国人はかつて絹の秘密を守ったように、協力的でなかったのかもしれない。しかし、同じくらい重要なことは、西洋が氣を理解しようとしなかったことだ。

氣という言葉は、医学的な意味とは別に、多くのところで用いられている。それは、中国語において氣という言葉が他でどのように使われているかに注目するとわかる。漢字は単なる文字というよりも意味を持つ記号として用いられ、よく漢字同士をくっつけて別の単語を作り出す。新しい単語に含まれる各々の漢字は、いわば語根である。氣を例にすると、氣を語根とする単語がたくさんある[1]。

これらすべての単語に共通することとして、「氣」は英単語の

32

「air（空気）」やおそらく「space（空間）」の代わりに用いられている[1]。例えば、「氣墊船」は「エア」ボート（ホバークラフト）を意味し、「氣泵」は「エア」ポンプのことである。したがって、語源学の観点から、**氣**は空気と同じであると思われる……そして、古代の人がなぜ人体のような固体物質に対して**氣**のような言葉を用いたのかという疑問が生まれてくる。

　もちろん人体の中に空気は存在する。肺の中には空気が存在し、血液や体液中には空気が溶けている。この空気は主に酸素と二酸化炭素であり、微量ではあるが、窒素や他の気体も含まれている。二酸化炭素と酸素から成る空気は、我々の代謝の基礎中の基礎と言える。事実、これら2つの気体のみが、いかなる時代においても身体の「代謝」を解明する科学的研究に用いられている。

　古代中国人は、**氣**について話す際、このことを念頭に置いていたのだろうか？

　氣という漢字も、その意味の手掛かりとなる。漢字の多くは線画から生じる。そして、時とともに単純化され、芸術的要素のいくつかを失ってきた。しかし、通常は、それが何を意味しているかのエッセンスを持ち続けている。**氣**の場合、文字は2つ

PartI 鍼のサイエンス
神が医者に話し忘れたこと

のパーツに分かれる。上のパーツは蒸気、空気、おそらく雲さえも意味する。下のパーツは、料理されている米を意味する。つまり、文字通りポンとはじけたお米を描いている。

楊俊敏博士は『気功の理解（Understanding Qigong）』と題された一連の DVD で、非常に簡潔にこの文字の説明をしている[2]。古代の中国人は、医学において最も単純な方程式の 1 つをただ描いたにすぎないのだ。

$$食物 + 空気 = エネルギー$$

$$グルコース + 酸素 = 水 + 二酸化炭素 + エネルギー$$

$$C_6H_{12}O_6 + 6O_2 = 6H_2O + 6CO_2 + エネルギー$$

氣という文字の特徴は、米と空気が混ざることでエネルギーが作られることを表している……これが生物学的な意味の氣である！

氣は「代謝」？　氣は「空気」？　氣は「空間」？　一体どれが正しいのだろう？　答えはすべて正解であり、かつそれ以上の存在でもある。代謝エネルギーは、ある意味では、空気によって定義される。生物に空気の供給を止めると、氣も代謝もなくなってしまう。しかし、氣は物質とするにはあまりにも幅広い。氣はより概念的な存在である。そのため、西洋の科学が氣をどう位置づけるかに苦労する 1 つの理由になっている。氣は科学よりも哲学、発想や抽象概念に近い存在である。

とはいえ、抽象概念は科学的論拠の核心部分を保っている。

34

最も単純な抽象概念は、主観と客観である。我々の外に世界が存在するという考えはとりあえず現実であり、我々の内に世界があるというのは想像上のものである。外側の現実は検証することができ、結果に再現性があるとすれば、この抽象概念は科学原理の中心に残る。例えば、重力の法則は外の世界で常に真実であるようだが、我々の主観世界ではいつもそうだとは言えない（例えば、夢は常に現実の状況を反映するわけではない）。

　氣は、主観的世界を動かす客観的世界によって作られた力である。だから、氣とはこれら2つの世界にまたがる抽象概念と言える。氣は単なる代謝以上の何かである。氣は知的な、組織化された代謝である。それは、普通の火とジェットエンジンの火くらい違う。一方はただ熱を産生するが、もう一方は導かれて集められた熱を作り出す。この差は、次のことを理解するために大変重要になる──。代謝は能なしだが、氣は知性を持っている。

　これから見ていくが、氣はジェットエンジンというより、大きな発電所で作られるものに近い。大きな建物を何棟も持つ発電所は、燃料を電気と呼ばれる非常にパワフルだが繊細な物質へと変換する。電気は比較的細い電線を走る。エネルギーはプロセス全体を通じて存在するが、発電所の目的を達成させるためにどんどん集中させる。身体の中の氣も同じことをする。集中させるのは電線の中ではなく、ファッシアの間に形成された通路を介して行われる。もし、この目に見えない電気について理解せずに発電所を眺めた場合、細い電線は重要でないと結論

35

PartI　鍼のサイエンス
神が医者に話し忘れたこと

づけてしまうのではないだろうか。身体でも同じ過ちを犯す可能性がある。

　知性を持った代謝である**氣**は、非常に大きなテーマになる。代謝の科学は多岐にわたり、生化学や生理学は大きくカバーされているが……解剖学はほんの少しだけである。**鍼灸**とファッシアの**氣**理論は、**鍼灸**とファッシアの**氣**を統合し、形と機能が互いにフォローし合うようにさせるものである。これは医学の新たな部門のようであるが、実際には違う……私たちは既存の最古の医学を再発見しているにすぎない。

　より理解を深めるために、再び発生の最初の段階へと時を遡る必要がある。今度は卵管の暗闇ではなく、地球上で最も不気味な場所の１つ──ロスリン研究所である。

7. クローン羊と氣
Cloning Sheep with Qi

　イギリスのエジンバラにあるロスリン研究所の科学者たちが、クローン羊ドリーの命に電気刺激（スパーク）を行ったことは、本当に素晴らしい業績である。

　クローンの方法は単純ではない。クローン生物を作るために、科学者は母から受精していない卵子を取り出す。この卵子の中にあるDNAはちょうど半分しかないので、それを取り去る。そして空になった卵子に、母の細胞の１つから取り出したDNAを注入する。このDNAは完全体であるが、問題も抱えている。

36

それ自体が成熟しているのだ。ドリーの「母」は成長しきっているので、彼女の DNA もまた成熟しきっている。つまり、成長する無限のポテンシャルを失っているのである。

この「母」の DNA は、手の皮膚の細胞、そばかす、肝細胞になるようプログラミングされている可能性があったが、成熟しきった状態では、特定の DNA がオンになっており、残りのほとんどがロックされている。この DNA から新しいドリーを作るためには、科学者たちはこの DNA の鍵を開けなければならない。つまり、再び若いと思わせるように時計を戻さなければならないのである

この最後の点が重要だ。おとぎ話に出てくる邪悪な魔女はこの種のことをわめく。しかし、これから見るように、時計は元に戻るわけではない。フラクタル★ではスタートがとても似ていたとしても全く異なる結果を作りあげる。DNA を考えてみよう。正確なスタート地点に時計を巻き戻そうとしても、うまくいかない。そうなると、クローン作りの過程で奇怪な異常が起こってくるのである。

生命の成分は、きちんと整っていたのかもしれない。だが、これは生命が存在することを意味しているわけではなかった。この細胞は成熟した母 DNA を持つ新しい卵細胞からできており、この DNA は鍵が開けられていた。しかし、生命はまだない。そして、これは奇妙な場所になっていく……。

★ ［訳注］幾何学の概念で、自己相似性の特徴（図のどの部分をとってみても自分に相似な部分から成り立つ）を持つ（76 ページ参照）。

PartI 鍼のサイエンス
神が医者に話し忘れたこと

　フランケンシュタイン博士は正しかった。彼はどれくらい電気が必要であるかを過剰評価してはいたが、アイデアはまさしく正しかった。ロスリン研究所の科学者たちが使った電気量は、なんとかほこりをかき乱せるくらいの小ささだった。結局、ゴシック建築の大邸宅の上に、今にも倒れそうな避雷針を設置する必要がないことがわかった。ほんのわずかな電気の衝撃が、本当に驚くべきことをした。細胞の生命を始動させたのだ！

　ドリーを作った科学者たちはフランケンシュタイン博士の方法を使用するという皮肉をわかっていたと確信している。乳腺細胞の DNA を使った羊はドリー・パートン★の2つの巨乳の栄誉を称えて名づけられた。その道のりは思っているほど平坦ではなかった。ドリーができるまで277回の実験が行われ、その過程で様々な大きさや形をしたモンスターを作り上げた。クローン化では本当に予期せぬものができる。巨大生物、小さい生物、複数の頭や多くの肢を持った本当の変異体。クローン化はまさしく生命の基礎的要素で遊ぶようなものだ。そのために、生命が形作られる過程の精華がめちゃめちゃになったとしても不思議はない。

　倫理規定は別にして、これが意味することは驚くべきものである。「生命は電気で作ることができる！」ということなのだ。

　生命を作ることができる電気は一体何なのだろう？　この問いは我々の存在の根幹をなす。なぜなら、我々の生命は電気に

───────────────────────────────

★［訳注］アメリカのシンガーソングライター。カントリー・ミュージックの
　　　　第1人者として知られている。

38

よって支配されている。このキーボードを叩いている指は、私の脳から降りてきた電荷によって動いている。電荷により、私の筋肉が収縮する。これらの思考は、私の脳における電気的活動を反映している。私たちの生命は電気で動いている。もし凝縮された代謝でないのなら生体の電気とは、純粋なバイオエネルギーとは何なのか？　中医学が氣としてとらえているものなのだろうか？

　氣と電気の類似点はとても面白い。科学は、氣という概念はあいまいで見えない力だという理由で避けるのに、電気という、あいまいで見えない力なら喜んで信じる。

　あいまい？　私たちは誰だって電気が送電線の中を進むことを知っている。だが、蛍光灯を送電線に近づけてみると蛍光管はぼんやりと光りだす。電気は空気中にあるのだろうか？ それとも送電線の中？ もし空気中にあるとするなら、どうやって移動するのだろう？　それが電子だというならどこまで行くのだろう？　それが電場だとするなら、なんで電子について話すのだろう？

　電気に関することは、いつでも答えより多くの疑問を生む。

　見えない？　ならば、見えないから氣が存在しないという議論は間違っていることになる。電気と同じように、その効果を通じて氣も見える。妖精の粉で電気モーターが動いているなんて言ったら誰にだって笑われる。なぜなら、事実を知っているからだ。しかし！　あなたは電気を見たことがないはずだ。電気の効果だけを見ている。身体でも同じことだ。寝たり、笑っ

PartI 鍼のサイエンス
神が医者に話し忘れたこと

たり、走ったり、あなたのすべての動きが**氣**の効果である。これで証明完了。

「もういい！ 稲光は？ 見ることができるじゃないか！」とあなたは言うかもしれない。

　しかし、同じことが物質エネルギーや**氣**にも言える。機械でしか測定できないくらいぼんやりではあるが、ヒトは光を発している。不思議なことに、小説の中で語られる「邪気」のように、それは指の爪から最も強く発しているように見える（『スター・ウォーズ』の悪の皇帝のように）。

　この光はバイオフォトンと呼ばれ、科学的に認められた事実である[1-5]。生きとし生けるものすべてがこの光を発している。一方で、可視光を発する生物もいるが、そのメカニズムとは異なっているようだ。またしても『スター・ウォーズ』の皇帝のように不気味だが、バイオフォトンは稲光と同じスペクトルなのである。そのスペクトルとは近紫外線領域だ。ドイツ人科学者フリッツ・アルバート・ポップは、バイオフォトンこそが**氣**の発現であると考えており、互いに支えあう細胞の力であると述べている[2]。

　氣との類似点はまさしくそこにある。**氣**の通路は身体の末端である手足の爪を通っており、そこでのバイオフォトンの放出が最も強い。ヒトが病気になったり歳をとったりするとバイオフォトンの量が増えることがわかっているが、同じようなことが脳卒中の麻痺側でも生じる[3]。**鍼灸**治療で、脳卒中患者のバイオフォトンのバランスが補正されることがわかっている[4]。逆

40

に言えば、より多くのバイオフォトンが発せられていれば、その生き物が保っている健康や氣が減退していることになるようだ。それはほぼ氣が損なわれているのと同じことである。

バイオフォトンが氣であるかどうかはわからない。しかし、明らかになっていることは、その多くがミトコンドリアのDNAから現れるということだ。ミトコンドリアは細胞の発電所であり身体のエネルギーの源である。一部の研究者はバイオフォトンがフリーラジカル損傷の指標であると考えているが、まだわかっていない。バイオフォトンが干渉性であることを示す研究もいくつか存在する[5]。干渉（コヒーレンス）とは、エネルギーがどのようにエネルギー自体と連絡するか、光が光自体と同期するか、を説明する量子用語である。知性もしくは記憶を持った光は、量子物理学者だけが興味を持ちそうだが、身体の中でこんなことが起こっているなんてすごいことだ！

ただ、このことに関する研究はまだまだ少ないので、暗闇から抜け出せないでいる。問題は、バイオフォトンの測定には、可視光の強度の千分の一の光を測定しなければならない。これには、とても高価な設備と、すさまじくたくさんの時間をじっと待つことを喜んで引き受けてくれる人が必要になる。

バイオフォトンは氣の物理的な表れかもしれない。もしくは、細胞性反応の副産物であるかもしれない。さらなる研究が必要であるが、それまでは、氣に関するどのエビデンスよりもバイオフォトンが最も興味を引くものである。バイオフォトンが示すものは、私たちの身体は電気のように光を作ることができ、

41

PartI 鍼のサイエンス
神が医者に話し忘れたこと

この光が病気になると変化するということである。

氣の存在に反対する意見は、頑固者から生まれた意見である。氣が見えないならば、それはエネルギーが通常見えないものであるからだ。氣があいまいで突き止めることが難しいのならば、それは電気と何ら変わらない。氣の存在を否定することは、生命自体を否定することである。何が生命を動かしているのだろうか？

それは氣だ。

西洋医学では、細胞に関して、ものすごく細かな点に関心を持つ。例えば、ミトコンドリアにおいて酸素と糖が結合してATPを産生する方法とか、各細胞に動力を与える途方もなく詳細な機構とか、臓器、筋肉、骨、精巣、耳の鼓膜なんかを形成するために集まるそれぞれの細胞群など。発生学だけが「どうやって？」という疑問を扱う。

どうやって細胞同士が協力し合うのか？　何が働いて細胞同士が力を合わせて働くようになるのか？　発生学では成長因子、メッセンジャー、細胞の型に関して、記述が複雑で訳がわからなくなるくらいまで深く深く追求する。氣は統一的であるので、概念としてはずっと有効だ。中医学は、細かな点ではなく、細胞が協力して機能させるという生まれ持った能力に焦点を合わせる。それは個以上のチームワークを生み出すため、互いに結合してありのままのあなたを作るためである。

氣とは、各細胞で作られたエネルギーで、細胞の間をつなげる力であり、細胞が行う仕事そのものでもある。つまり、全代

42

謝の合計と言える。よりよい言い回しを求めるのならば、「生命力」という言葉になるだろうか。西洋医学には、これに相当する力は存在しない。多くの人が、**氣**は神経や脳のエネルギーと同じものだと考えようとする。しかし、神経では臓器形成、すなわち臓器が形作られ、調和して働くプロセスについて説明できない。しかも、いかなる神経もまだ発現していない胎芽（第4週）の状態から、これほど素晴らしい組織が形成される理由も説明できない。

　氣は単なる細胞代謝エネルギー以上のものである。それは発生のエネルギーであり、協力的なエネルギーなのだ。

　もしサッカーチームに例えるなら、**氣**とは各選手のエネルギーとチームの目に見えない結束力の両方ということになるだろう。この結束力とは、音（すなわち言葉や命令）であり、意味のあるアイコンタクトであり、プレーの理解であり、素晴らしいチームが持つ言葉では表現できない阿吽の呼吸のようなものだろう。しかし、これら結束力に共通しているものは一過性で主として見えないということである。サッカーチームはこの親密な関係を築くために、数時間、数日、数カ月、数年……数十年と練習を重ねる。監督に「チームの**氣**」を見せてくれとお願いしても、肩をすくめて「試合を観てくれ」とだけ言うことだろう。

　とは言っても、このエネルギーなしでチームは機能しない。あなたがピッチ上に最高の11人を選手として送り出すことができたとしよう。ただ、この見えないチームシップ力がなければ、よく組織された草サッカーチームにも負けてしまうだろう。

PartI 鍼のサイエンス
神が医者に話し忘れたこと

「チームあなた」を作り上げている11兆個の細胞でできた最強
軍団も、ただ数が1兆倍というだけで同じことである。

　氣は還元主義というより統合主義であるが故に、非常に重要
であると言える。同じような概念は西洋医学には存在しない。
そして、これは**氣**が西洋医学に存在しない理由の1つになって
いる。

　もし**氣**が知性を持つ代謝──「チーム代謝」──であるとい
うなら、西洋医学で**氣**に相当するものは何だろうか？　一体、
身体のどの力がこれを作り出しているというのか？　それは細
胞エネルギー、臓器エネルギー、そして**鍼灸**で最も重要とされ
る伝達と知的協力を行うエネルギーが集まったものでなければ
ならないだろう。

8. 完璧な工場
The Perfect Factory

　西洋医学では、細胞の代謝やエネルギー産物に関する研究が
よくなされている。事実、エネルギー産生の生理学は、原子レ
ベルまで解明されている。本当に信じられないほど凄いことだ。
実際、我々の各細胞レベルは1つではなく2つの生物から構成
されている。動物の細胞は、核を持つ真核細胞とその中で生き
るミトコンドリアから成る。これら2つの生物は何十億年も前
に融合し、この融合によって進化が爆発的に進むことになる。
しかし、ミトコンドリアはいまだにそれ自体のDNAと細胞壁

44

を持ち続けており、科学者の中には父親由来のミトコンドリアが受け継がれるのではないかと考えている者さえいる[1]。

　身体のありとあらゆる細胞がこの小さなミトコンドリアを持っている。それはまさに最初の美しい関係と言え、その結びつきは30億年以上経った今、さらにますます強くなっている。真核細胞とミトコンドリアは、生きるために完全にお互いに依存している。つまり共生関係なのだ。細胞は必要とするすべてのものをミトコンドリアに供給する。糖、酸素、いくつかのアミノ酸、居心地のよい安全な空間。それは、あたかも大切な子供を育てるかのようである。ミトコンドリアは糖と酸素を取り入れて、お返しに細胞のダイナマイトとも言うべきアデノシン三リン酸（ATP）を量産する。

　ATPは、筋収縮、神経インパルス、心臓の鼓動、イオンポンプに至るまで、まさにすべての細胞の動きに動力を供給する。ATPは細胞エネルギーの中で最も重要なものだが、ミトコンドリアでは他の分子も産生する。ミトコンドリアがなければ細胞は死んでしまう。もし、シアン化合物によってミトコンドリアが毒されると、数分で死に至る。

　そうは言うものの、ミトコンドリアの役目はエネルギー産生だけではない。プログラムされた細胞死、つまりアポトーシスの手助けもする。プログラムされた細胞死は身体で最も重要な機能の1つと言える。文字通り三次元であなたの身体の一部を除去する。周りにある細胞が死の宣告をされて、初めて指が形成される。

45

PartI　鍼のサイエンス
神が医者に話し忘れたこと

　ミトコンドリアはカルシウムをあふれさせることで細胞を死
に至らしめる。細胞が古く欠陥があるという理由、もしくは身
体における大きなプランから外れたという理由でこれが起きる
と言われている。だから、ミトコンドリア自体が癌と関係して
いることに驚くことはないだろう[2]。この自己破壊メカニズム
のスイッチが入らなくなるということは、細胞が死ぬはずなの
に死ななくなることを意味する。

　進化の早い段階、細胞がともに生き始めたとき、細胞の自殺
（アポトーシス）といった奇怪な出来事が現れた。そして、この
進化の瞬間は、動物細胞とミトコンドリアの融合と関連してい
る。ミトコンドリアと一緒になることで、細胞は生きることが
できるようになる。このとき、何らかの理由でミトコンドリア
は生命の提供者だけでなく、死を連れてくる者にもなった*。

　しかし、成人になるとミトコンドリアの最も重要な役割は、
細胞の動力装置だけになる。ミトコンドリア障害は、昏睡、慢
性疲労、臓器不全、早すぎる死と関連している。ミトコンドリ
アは我々が使うエネルギーを作る。だが、ここはエネルギーの
終わる場所ではなく、むしろエネルギーが「始まる」場所である。

　細胞は動力装置以上のものだ。細胞にはDNAと呼ばれる核
の中にしまわれている巨大なデータベースがある。DNAが読ま
れ、RNAと呼ばれる伝達係を量産する。これらの伝達係は核を
離れてタンパク質を作り、タンパク質は細胞を作るために自然

＊ この素晴らしい生物の詳細については、『Power, Sex, Suicide: Mitochondria
and the Meaning of Life』を読んでほしい[3]。

と自己組織化される。

　この美しさは色あせることがない。コントロール・センターのある工場を思い浮かべてほしい。それは部品の組み立てに関する指示書を次々に生み出す。部品はレンガ、パイプ、ケーブル、屋根、コンベヤーベルト、ナット、ボルト……いろいろな物がある。工場の別の場所では、指示書を受け取り、周りにぶら下がっている断片を使って、各部品の組み立てを行う。これらの部品は自ら組織化され、必要なところへと向かう。屋根は屋根に、ケーブルはそれが必要とされている所に、という具合である。工場が完璧に動き続けるために、そして、全く同じことができる別の工場を作るためにも、正確な方法で組み合わさった部品が提供される。この工場は周りにある部品から必要とするすべてを用いる。この過程でごくわずかなゴミしか出さず、多くの役立つものを生産する。そして、これらの完璧なミクロの工場が数兆個集まることで身体ができあがっているのだ！

　このことに関する知性は計り知れない。実際は自然において、生命が唯一の自己形成物質というわけではない。結晶もこれと同じ性質を持つ（興味深いことに、ファッシア内で互いに結合するコラーゲンの網と液晶の網を比べた研究がある[4]。これは自己形成能力の説明につながる可能性がある）。

　そして、細胞はミトコンドリアを介することで、細胞自体でエネルギーを作り出すことを可能にする。ただ、それだけではなく、細胞が機能できるようにする物質も産生する。さらに、身体が全体として、各部品の寄せ集め以上の働きをするように、

47

PartI 鍼のサイエンス
神が医者に話し忘れたこと

役立つ物質を産生する。この細胞の仕事は制御されており、知的である。細胞が自己形成するのと同じように、複数の細胞がグループを作り、共通の目的のもとで役割を分担するようになる。この目的が極めて重要になると、臓器と呼ばれるようになる。

9. 臓腑の氣
Organ Qi

中医学でも西洋医学でも、古典には身体の中で働く区分として、臓器の記述がある。臓器の定義の1つの側面として、それ自体がファッシアに覆われていることが挙げられる。心臓では心膜、腎臓ではジェロタ筋膜、骨の周囲では骨膜といったように。このファッシアは臓器の輪郭を示すとともに制限もしている。臓器を包むだけでなく、束縛もしているのだ。臓器を形作っているファッシア内の細胞は、一体となって共通の目的を持っている。その目的は各臓器の機能である。

この共通の目的のために臓器自体のエネルギーが存在する。心臓では血液を動かすために働く。腎臓のエネルギーは血中の水分を濾過して余分なものを除去する。肺は空気から体にとってよい成分を抽出するなど。多種多様なタイプの細胞があったとしても、その臓器のすべての細胞が同じ目的の方向へ作用する。

例えば、

- 心臓では、ペースメーカー細胞が最初の電気的な興奮（スパーク）を発生させ、鼓動をスタートさせる

48

- そして、導電性の組織細胞がこの興奮を伝える
- 房室結節と呼ばれる心臓の小さな領域の細胞が興奮伝導を減速させ、まず心房を空にする
- それから、このパルスは血液を押し出すために収縮する心室の筋細胞へと広がっていく
- 腱索（心臓のヒモ）を作っている細胞が引っ張られ、房室弁を閉じる
- 最後に、大動脈弁が開き、血液が飛び出していく

　このプロセスは毎日、毎秒起きている。多くの異なる機能を持った、多くの異なる細胞が存在する。しかし、目的は一緒で共通のエネルギーを作り上げている。一体となって協力しなければならない。さもなければ、病気が発生することだろう。ペースメーカー細胞に火が付かなければ、鼓動が遅くなる、もしくは全く動かなくなる*。刺激伝導系の細胞が病気にかかれば、心臓は点火しなくなる。もし、心筋がダメージを受けたらエンジンが弱くなり、弁に問題があれば車と同じようにエンジンブローを起こす。

　これらの細胞は、すべて異なる役割を担っている。異なるDNAの部品、異なるタンパク質を持つ。それぞれ、異なる発達を遂げていても、完璧なハーモニーで協力し合う。細胞たちは目的に向かって働く。

　この目的は各部品の合計以上に素晴らしく、それを我々は臓

＊ 他の細胞がペースメーカーの機能を引き受けることはできるが、そのペースは遅くなる。

PartI 鍼のサイエンス
神が医者に話し忘れたこと

器の機能と呼んでいる。これは調和のとれた共鳴から作り出された明らかな実体であり、この共鳴は我々もしくは機械によって測定可能である。心臓では、電気的ハーモニーはECG（心電図）によって簡単に読み取ることができ、機械的ハーモニーは脈をとることで、弁が振動するハーモニーは心エコーで見ることができる。

脳は、我々の意識の状態と一致する電気的な波を作っている。調和振動が3Hzであるとき、我々は眠いと感じ、8Hzになると夢を見ている、または起きている状態、30Hzではマルチタスク状態となる！　肺は呼吸ごとに振動しており、肺活量計によって測定できる。腸では、約7Hzの共鳴で収縮波が食べ物を下へと移動させる。腎臓では、ネフロンの機能を測定できる機械はないほど小さなナノレベルの魔法の力を作り上げているのだが、このネフロンは心臓の鼓動とともに脈打っている。

臓器の機能は明確なので、臓器移植が可能となる。つまり、臓器は交換可能なのだ。臓器移植を行うとき、外科医は臓器がどこで終わるのかを理解するためにファッシアを利用する。

重要なことは、臓器は自らの代謝、自らのエネルギーを持っているということだ。つまり臓器自体の氣である。それは、個々の細胞のエネルギーを足した合計よりも大きい。氣は組織化のエネルギーを含み、非常に大きなエネルギーを生み出す。

中医学でも、臓器が1つの目的のもとに一体となって働くことは真実だと考えているが、他の測定値ではなく臓器の氣を測定する。氣は心臓の鼓動の強さ、深呼吸する肺、勢いよくおしっ

50

こうする膀胱の能力を介して示される。しかし、氣はそうやって測定された機能値以上の何かである。氣とは臓器の機能の「総和」であり、氣は臓器が持つ組織化のエネルギーの強さである。心拍の強さや、肺活量、尿量のような個々の要素は1つの側面にしかすぎない。

　細胞のこの組織化を「生理」と呼ぶ。しかし、それが狂った場合、「病理」へと変化する。身体において、病理と「障害」は明らかに同じものである。そして、障害は特定の形で特徴づけることができる。組織化のエネルギーが障害されると、虚弱になり効果がなくなるか、過剰に強くなり他に侵入するようになる。つまり、誤った方向に進むようになるか、全く進むことができないか、明らかにおかしくなるかだ。しかしながら、これらは臓器がどのように不安定になるかを説明しているだけでなく、まさに中医学による氣の病理の説明にも通じる。中医学の医師が氣の病理について話すとき、身体の中でどうやって臓器がおかしくなるかについて話すことは全く同じことを話している。

　もし、心臓の氣（組織化のエネルギー）がものすごく弱くなると、心臓は弱く、もしくはゆっくりと鼓動し始める。氣があまりに強くなると、心臓の鼓動は力強くなり、結果、高血圧を生じ、脳や腎臓といった他の臓器を「犯し」、損傷を与える。氣が誤った方向へと進んだ場合は、心臓が不規則に鼓動し、結果として不整脈となる。まともでなくなったクレージーな氣は、より重篤な不整脈を起こすし、氣がなくなることは神様と仲直りする必要があることを意味する……。

PartI 鍼のサイエンス
神が医者に話し忘れたこと

　これは、どの臓器にも当てはまる。しかし、各臓器には独特の動的共鳴や組織があるので、それぞれ**氣**が異なる。**心**は**陽**であり、電気で満ちている。しかし、**肝**は**陰**であり、血液で満ちている（パートⅢを参照）。そのため、**肝**での組織化のエネルギーの問題は異なっており、血中の**氣**を介して現れる。

　肝では、**氣**が弱くなると**肝**自体がドロドロになって線維化され、うっ血してしまう（門脈圧亢進とアテローム性動脈硬化）。そして、あまりにも**氣**が強くなると、**肝**での血液凝固因子の産生に影響を及ぼす可能性がある。血液凝固因子は血液の身体中での移動を調節している。あまりにも「速い」と出血し、あまりにも「遅い」と血の塊ができてしまう。また、「おかしい」状態の血液にも関与している。それは播種性血管内凝固症候群（disseminated intravascular coagulation : DIC）として知られる状態で、血液が過剰に「速く」なり、同時に「遅く」なってしまう[1]。

　腎は水と関連がある。そのため、この臓器の病理は身体の体液の状態を反映する。**腎**の**氣**が弱くなると、水が逆行したり、あふれたりする原因となり、肺で浮腫を起こしたり、水が溜まったりする。**腎**の**氣**があまりにも強くなると、**氣**が「侵入」して高血圧になる可能性がある。それに、いくつかの副腎障害において、「狂ったように」暴れる**氣**が生じる（非常に的確な解剖学的および内分泌学的見地から、副腎は中医学で言う**腎**の一部だと考えられる）。

　肺は我々の呼吸を管理する。だから、その**氣**が間違った方向へ動くと咳が出る。**肺**の**氣**が弱まると息切れが生じる。そして、

52

ごくまれに、**肺**の**氣**が強くなることがあり、心臓へと「侵入する」可能性が出てくる。

胃（消化管）が強ければ、消化が強くなる。だから、**消化管**の**氣**が弱くなると、消化も弱くなる。逆流したり間違った方向へ進んだりすると、食べ物もそのように動く。強くなったり「侵入」したりすると、**痰**が増加する（ほぼ、西洋で言うところの脂肪）。

古代中国の道教が「道は万物を生じる」と述べたように、我々の身体の臓器エネルギーの障害は、さらに細分化される。これらは西洋医学における無数の疾患を指す。この複雑性がすごく強力であるからこそ、非常に特異的な治療が許される。

しかし、簡素でも生まれ持ったパワーがある。身体の組織化の力である**氣**は、単純な法則によって動く。にもかかわらず、水のように、その場所ごとで異なる特性がある。川、海、湖、小川、氷河、雲の水でさえ水のままだが、大きく異なる性質を持っている。湖は平穏で、雲は昇り、海は波立ち、川は流れる。これらの性質の違いはあるが、水は予想通りに単純な形で移動する。**氣**もこのように動く。場所によって性質が異なるが、突き詰めると同じものが残る。この単純性が、病気に対する単純な治療を可能にしている。**鍼灸**治療の基礎は**氣**の異なる形を認めつつも、**氣**の均一性に依存している。

中医学の臓器の**氣**は、身体の肉体を根拠とした考え方よりもたくさんのことを教えてくれる。それは、心と身体が互いに影響し合う感情的な基盤さえも含んでいる。例えば、中医学にお

53

PartI 鍼のサイエンス
神が医者に話し忘れたこと

ける**腎**は、恐れと関連しており、我々は適切に恐れることができる。大通りに沿ってライオンが逃げてきたら、副腎（中医学の**腎**の一部）が興奮状態にならなければならない。しかし、ライオンに関する本を読んでも、そうはならないはずだ。

あなたは、頭で恐怖と同じ感情を感知していることだろう。しかし、身体でこの情報伝達を可能にしているのは副腎なのである。ライオン（リアルにせよ想像にせよ）から逃げるとき、100メートル走の新記録のスピードを出せるのは、恐怖を考えることではなく、恐怖を「感じる」ことによる。身体は、副腎が放出するアドレナリンを物理的に感知するのだ。アドレナリンはカルシウムや、脂質から放出された糖を筋肉に流入させ、胃腸から重要臓器へと血液の向きを変えることによってさらなる力を生じさせる。これらすべては「頭の中」の出来事ではない。身体の中で起こる。「恐怖」を考えてもこうならない。つまり、心身相互作用を作るためには、アドレナリンが必要なのである。

ホルモンを介した強い感情的なつながりが、すべての臓器にある。副腎はアドレナリンを産生する。腸ではセロトニン（心を穏やかにする幸せホルモン）が産生され、肝臓ではヒスタミン（イライラのホルモン）が排除される。そして、心臓は他のすべてのホルモンの影響を受ける。あなたは、副腎がなかったら、今と同じように恐怖を感じることはできなくなる。あなたの肝臓が機能していなかったら、イライラして落ち着かなくなる（肝性脳症）。そして、胃腸が機能不全を起こしたら、幸せ、

54

満足、満ち溢れた感覚を感じることは難しくなる。

　それから、各臓器は自らの組織化のエネルギー、つまり、自らの**氣**を持っているが、これら臓器の**氣**には相互作用が必要である。心臓の機能不全は、腎臓がより多くのストレスホルモンを産生させ、心臓がさらに機能しなくなるというプロセスとなる（一般的にアンジオテンシン変換酵素〈ACE〉阻害薬として知られている薬は、この破壊的なフィードバックの輪を断ち切るように作用する）。十分なα-1アンチトリプシンを作れない肝臓は、繊細な肺組織の破壊を引き起こし、肺気腫が生じる。肺気腫が生じた肺では、十分な酸素を吸収することができないために心臓のエネルギーを干し上がらせ、それが原因で心臓が弱り、また腎臓へのストレスとなり……こうやって、すべての臓器がつながっていく。だから、臓器と同じくらいそのつながりが重要なのである。

　臓器を連携した状態にしておく方法の1つは血中に放出されたホルモンを介することだが、ホルモンは胎児からの成長の過程にはほとんど関与しない。他にもう一つ、さらに重要で、さらに主要な力がある。次の章で見ていこう。

10. どのように氣が身体を折りたたむのか
How Qi Folds the Body

　生物のまさに初期である胚形成では、コミュニケーションは細胞同士の接触によって行われている。胚が育ち、細胞が数千

PartI 鍼のサイエンス
神が医者に話し忘れたこと

万個になるにつれて、情報の高速道路網が必要となる。ファッシア面は発生学的には中間の層である中胚葉から発生し、組織や臓器の輪郭を作り、それぞれをつなげる。結局のところ、理由なく「結合組織」という名前を与えられたわけではなかったのだ。

本書の出版社は、私にファッシア面を描くように依頼してきた。私は、それは食品を包むラップを描くようなものだと説明した。つまり、見ることができるのはラップの下にあるものだけである。

最初、ファッシア面は単純なものだったが、急速に折り紙のようになっていく。折り紙は単純な状態から始まり、どんどん複雑な形になって終わる。出発点は1つの面、表と裏を持つ紙である。単純にこの面を折り重ねることによって、白鳥、象、飛行機、紙のヒトなんかも作れてしまう。

折り紙は1つの面とたくさんの折りたたみからなる。身体には中間の層があり、さらに複雑になっているが、折り紙の原理——つながり続けなければならない——は保たれ続けている。

これらのつながりは、（三次元において）3つの単純な層として、大人になっても継続する。

・皮膚と神経系を形成する外側の部分
・消化器と分泌腺を形成する内側の部分（卵黄嚢）
・その他——血液、骨、筋膜、筋——を形成する中間の部分

これら3つの層はギリシャ語で命名され、それぞれ、外胚葉（ectoderm）、内胚葉（endoderm）、中胚葉（mesoderm）とし

56

て知られている。

　しかし、悪魔は細部に潜んでいる。本質的に身体は単純であり、この単純性は進化上の原始的な祖先でいまだに認めることができるものの、我々の身体の精巧さは壮大なレベルの折りたたみを必要とする。約9メートルにもおよぶ管をお腹の中に押し込むことができるように、腸は何度も折り重なる。情報処理に利用できる表面積を最大にするために、脳はそれ自体が折り重なる。そして、心臓は血液の乱流に適応するために折り重なる。我々の身体のありとあらゆる部品が、何らかの方法で折りたたまれている。

　したがって、各臓器はとても複雑に見えても、これらはすべて同じ3つの層から始まり、そのファッシア面は通常とても単純だ。肺はのどから芽を出して伸びていき、肺がどれほど複雑になっても、ファッシアによる接続は単純なままである。心臓は入り組んだ管以外の何物でもなく、その起源は管のまま変わらない。腎臓はより複雑で、2つの原始的な前駆体から成る。そして互いに融合し、一端は管に、もう一端が濾過装置となる。さらに、腎臓にはかなり多くの血液が供給され、それ自体のファッシアを伴う……身体は折り紙かもしれないが、決して折り紙のようには単純ではない！

　ファッシアは臓器の輪郭をはっきりと示し、内部に閉じ込める。そして、生物学的な物質がファッシアの向こう側へ通過することは難しいが、ファッシアに沿って通過することは比較的簡単であることはわかっている。これは、体液、ホルモン、血

57

PartI 鍼のサイエンス
神が医者に話し忘れたこと

液、空気、そして電気にもあてはまる。外科医はこの事実を理解して毎日利用していることから、このことは正しいとわかる。癌の悪性度は、このルールを曲げてしまう度合いによって定義される。つまり、健康であれば、ファッシアを通り抜ける物は存在しない。

各臓器はファッシアの中に入っている。しかし、それらもまた別の臓器とつながっている。いつ成長を止めるかをどのように知るのだろう？ なぜ互いに侵入したり、血液を横取りしたりしないのだろう？ 臓器はともに成長するだけでなく、ともに生きるためにもコミュニケーションをとらなければならない。すべての折りたたみは基本的には単純である。しかし、「何」が折り重なるように身体に指示しているのだろうか？

臓器が他の細胞に影響を及ぼす物質を分泌することはわかっている。我々の身体は、常に、他の細胞や臓器にメッセージを伝える大量のホルモンでごった返している。アドレナリンやインスリンといったホルモンを産生する副腎や膵臓といった腺組織だけでなく、すべての免疫細胞は常に神経伝達物質を産生し、心臓の細胞は利尿ホルモン、腸はセロトニンなど、その他もろもろ作っている。これらのホルモンは血液によって伝達され、臓器が身体の残りの部分といっせいにコミュニケーションをとることができる。

このコミュニケーションの方法は、発生学的理論が想定する、発達コミュニケーションとは異なる。ホルモンはその効果を及ぼすために遠くまで移動する。そのため、すばやく動く必要が

58

ある。膵臓で作られるインスリンは、身体中のありとあらゆる細胞へと移動する。そして、血液を介した伝達は、効果の即時性の点で必要不可欠である。膵臓からゆっくりと外に拡散したのでは意味がない。なぜなら、高血糖によるダメージが起こるまでに機能しなければならないからだ。さらに、ホルモンの性質として遠隔部位でその影響が発揮される。そのため、血液によって運ばれる性質があるということは、選択性がないことを意味する。胚形成を誘導する力は局所で働く必要がある。さもなければ、無秩序状態が生じる危険を冒すことになる。

それだけでなく、単純に血管が形成される前に胚の初期発達が起きることから、胚形成を誘導するものはすべてが血中にあるわけではない。原始的な動物のように、我々の発生学的始まりにおいても血液はないのだ。血液は4週目の終わりの時点で胚に広がる程度であり、この時点までには少なくとも2万個の細胞が完璧なハーモニーで生きている。

臓器間の**氣**は、臓器同士の発達コミュニケーションであり、ホルモンよりも主要で単純であり、そして、神経形成に先立つ別の連絡の形でなければならない。あとで詳しく述べるが、既に十分不思議なこのコミュニケーションには、ソニック・ヘッジホッグ★が関わっている。

★［訳注］胚の分節パターンをコントロールする遺伝子。四肢や、脳脊髄正中線構造などの、多くの器官系のデザインを形成する役割がある。

PartI 鍼のサイエンス
神が医者に話し忘れたこと

11. トリッキー・ディッキーと小さな刺し傷
Tricky Dicky and Little Pricks

　西洋の科学界によって提唱されるほとんどの**鍼灸**の理論には、多くの問題が存在する。主な問題点はいつでも、中国人が**鍼灸**について話していることを受け入れない結果、生じるように思える。医師の間で最もよく語られる理論の1つが、**鍼灸**のエンドルフィン説である。これは「トリッキー・ディッキー（狡猾なニクソン）」とあだ名をつけられたリチャード・ニクソン大統領が中国を正式訪問した際に見たものが発端となった。彼が見たものに世界中が仰天し、エンドルフィン説につながる研究が1970年代に行われた。中国人は**鍼麻酔**によって心臓手術を行っていたのだ！

　これら手術のほとんどが、**鍼麻酔**単独で行われたわけではないことを指摘したい。むしろ、鎮静薬と**鍼治療**の組み合わせで行われていた。この2つの組み合わせにより全身麻酔なしでの手術が可能となり、より安価となったため、今でも中国では重要視されている。**鍼麻酔**は手動で行うこともできるのだが、**経絡**を刺激するために誰かが針を回転させ続ける代わりに**鍼通電療法**が用いられた。これにより、**鍼灸**の経絡が詰まって、適切に機能できなくなり、痛み・**氣**が伝わらなくなると中国人は考えている。

　鍼麻酔がどのように効くのかはともかくとして、これにより**鍼灸**が西洋の意識の中に放たれた。数本の鍼が人間の腕に刺入

60

されることで、開胸手術が可能となることについて、突如、科学界は答えを出す必要に迫られたのだ。西洋の科学界はその性質により、中国人が教えることにほとんど耳を傾けることはなかった。それに中国語はとても難しい（中国を訪問していたとき、私は「お茶」を頼んだ際に、なぜ、お茶以外のものと間違えられるのか理解するのに苦しんだ。友人が正しく直してくれて、発音時に用いるトーンや状況によって 24 の異なる意味があることを説明してくれた。どうやら、私はいかだ、寺院、もしくは単に「動けない状態」を注文していたらしい）。

　中国語会話は難しいかもしれない。だが、読み書きとなると何年も勉強しないと実際には理解できるようにならない。生粋の中国人ですら文字の意味について口論し、古代のテキストを読むのに苦労しているのである。

　さらに理解の妨げとなったのは、**鍼灸**の教えられ方であった。伝統的に、知識は一子相伝、**鍼灸**は文字よりも口伝という方法をとった。**鍼灸師**は、しばしば用心深く、それらの「秘密」を守ってきた。そして、技が盗まれたり、自らの治療が廃れたりすることを恐れたのだった。

　1960 年代、毛沢東がこれに終止符を打つことになる。彼は、優れた**鍼灸師**や漢方医に、医学体系を作るために協力することを強制した。これが、後に「伝統的中医学」★として知られるようになる。皮肉にも、このような理由で、伝統的中医学は思っているほど伝統的ではない。毛沢東は共産主義者で独断的であり、彼の思想が 1960 年代にわたり浸透した。中国医学も例外

PartI　鍼のサイエンス
神が医者に話し忘れたこと

ではなかった。巣箱に集まる働きバチのように、人々がごった
返す世界に霊的存在の居場所はなく、中国医学からほぼ完全に
一掃された。中国医学の素晴らしい教えでは、霊的存在を我々
の存在の中心に配置していた。だが、毛沢東の伝統的中医学は、
霊的存在をブルジョアの堕落だとみなした。

　伝統的中医学が中国医学の伝統に逆らって決めたこっけいな
出来事がもう1つある。薬草治療と**鍼灸**を同じ枠内に配置した
ことだ。この結果、**鍼灸**は独立した正統な伝統治療ではなく、
漢方の一部分に退けられてしまった。そして、薬草治療で使わ
れる概念が移行されてしまった。例えば、身体の寒熱だが、こ
れ以前は**鍼灸**治療であまり用いられていなかった。診断は舌と
脈で行うようになり、**経絡**は完全に無視された。

　これらすべての要因が合わさって今の状況が作られた。同様
のプロセスで、**鍼灸**の本質が吸収され、破壊されていった。お
そらくこのために、いやひょっとしたらこのことがあろうとな
かろうと、ほとんどの知識は西洋の科学者や医師に伝わらなか
ったかもしれない。それに、いくら必死に調査しても、**鍼灸**の

★［訳注］一般的に、1949年の中華人民共和国成立以降に、整理集約されて
　医学体系が「現代中医学」、もしくは「中医学」と呼ばれ、それ以前
　の古典理論や医家の学説全体は「伝統中医学」、あるいは「中国医
　学」と呼ばれていることが多い。"毛沢東の指導の下、新しくまとめられ
　た医学"という文脈では、「現代中医学」とするべきであるが、原文が
　Traditional Chinese medicineであるため、「伝統的中医学」とした。なお、
　本書では、著者が中医学の大家である王居易医師に師事していることを
　鑑み、"Chinese medicine"の訳語として「中医学」を当てた。ただし、
　新中国成立以前の医学に言及している箇所は「中国医学」とした。

経絡に関する証拠が見つからないのは、驚きではない。西洋科学はこの問題に対して意見を表明した。経絡は存在しない。未開の中国人は間違っている。

　もし、科学者たちが中国の考え方に少しでも没頭していれば、代表的な道教経典の次の金言に巡り会えたかもしれない。
「器の中に空間があってこそ器としての働きをする」（老子11章、當其無、有器之用）。

　そう、これは身体のことである。細胞の間、臓器の間、ファッシアの間にある空間。そこに鍼灸の経絡が存在している。それは閉じているように錯覚するので見えない。しかし、それでもやはりそこにある。定義上、経絡には空になる能力がある。経絡が伝えるものは、それが成長因子（モルフォゲン）であろうと均一な電気であろうと、非常に強力で必要量はごくわずかであるため、鍼灸の経絡は空っぽに見える。

　経絡を同定しようとする解剖学的な研究が失敗した理由は、見つかるものがないのに、何かを探したためである。それは、動くことや成長することのできる身体内の「空間」であった。経絡からは何も見つからなかったことから、そこに「あった」ものに関する研究に素早くシフトしていった。ほどなくして、鍼刺激によってエンドルフィンが放出されることが発見された。

　エンドルフィンとは、身体で作られる自然の鎮痛剤である。過度な運動によって得られるハイな気分は、エンドルフィンによるものである。しかし、嘔吐の原因にもなる。アヘン、モルヒネ、ジアモルヒネ（ヘロイン）、同種の麻薬類はすべてエンド

63

PartI 鍼のサイエンス
神が医者に話し忘れたこと

ルフィンと同じ受容体に作用する。これらの薬は信じられない
ほどよく効く。事実、西洋医学で最も優れた鎮痛薬のほぼすべ
てが、エンドルフィンの受容体に作用する。**鍼治療**を行うと血
液中のエンドルフィン濃度が増加することが、研究によってわ
かった。

　西洋科学の大勝利である。謎が解け、**鍼灸**は魔法ではないと
皆に知らせることができた。とても奇妙なことだが、**鍼治療**は
まさにモルヒネ注射のように作用しているにすぎない。

　しかし！　この説明にはいくつかの問題点があった。主な問
題点は**鍼灸**エンドルフィン説が1つの効果、痛みの緩和しか想
定していないことである。**鍼灸**の生理的効果は研究され続け、
血圧降下[1]、心拍調節[2,3]、気道拡張[4]に至るまでその効果は多
岐にわたる。これらの効果はエンドルフィン放出によって説明
できるものもあるが、その一方で**鍼灸**の効果が多種多様である
ということは、他の物質を介した結果でもあることを示唆してい
る。**鍼治療**において最もよく研究され、最も有名な用途の1つ
である嘔気に対する効果[5,6]は、嘔気を生じさせてしまうエン
ドルフィンの効果では説明がつかない。それどころか、ほぼ正
反対の効果と言える。アヘンやエンドルフィンでは嘔気が誘発
されてしまうはずだ。

　科学者たちが提唱したことは、誤った考え方の典型例だと言
える。Aが生じているからと言って、AがBを動かす方法とは
限らない。私の車はたくさんの熱を発する。だが、その熱で車
が機能しているわけではない。私が車のそばに立って、車を温

めてもエンジンが動くことはないだろう。

　同様に、**鍼治療**はエンドルフィンを放出させることができ、いくつかの効果を調節していることだろう。しかし、それはエンドルフィンが**鍼治療**を機能させていることを意味するわけではない。エンドルフィンの投与では、**鍼治療**のような効果は出ない。

　この理論の2つ目の問題点は、エンドルフィンの放出が開胸手術に耐えうるほどかなり強力でなければならないということである。全身麻酔なしでの開胸手術を、自然の鎮痛物質が放出するだけで行えるというなら、医師は大量のモルヒネを投与すれば手術できることになる。こういった麻酔は手術を可能にする（「全身麻酔」と呼ばれる）ものの、全身麻酔は患者を昏睡状態にして、呼吸も停止させてしまう！

　鍼灸エンドルフィン説は真に受け入れられることはなかったが、決して捨てられたわけでもなかった。むしろ、科学者たちが提案した別の理論と合体することとなる。これも、西洋科学が理解できる、存在できると感じられるもので**鍼灸**を説明して、展開した説である。そして、再び現実での実践で苦戦することになる。それは**鍼灸**の「ゲート・コントロール」説である。

　この**鍼灸**の「ゲート・コントロール」説は、痛みの「ゲート・コントロール」説の変形バージョンと言える。後者は、なぜ、怪我をした際に、「痛いの痛いの飛んでいけ」とさするのかを説明する、実に素晴らしい仮説だ。「ゲート・コントロール」説の「ゲート（門）」は脊髄に存在する。脊髄には体中から末梢神経

65

Part I　鍼のサイエンス
神が医者に話し忘れたこと

が集まってくる。そして、どの信号を脳に上げるのか制御していて、フィルターのような役割を果たす。例えば、あなたが同じ場所にしばらく立っていると、足の感覚を意識しなくなる。もはやあなたが何の上に立っていようが重要でなくなっているのだから、神経系はあなたの注意からこの情報を除去する。

　この神経系は、脊髄内と、視床と呼ばれている脳の部位でこれを行っている。視床とは、ゲートを通り抜けた後に、通路（脊髄）を上がり受付（脳幹）に入ったときに出会う秘書のようなものである。メッセージが大脳皮質にいるボスに読まれるかどうかは、この秘書次第ということだ。面白いことに、なぜ、においで記憶を思い出すことができるのかというと、嗅覚だけが秘書（視床）を回避して、ボス（意識）と直接会える唯一の感覚だからである。あなたが刈られたばかりの芝生のにおいを子供時代の記憶をたどって気づくことができるのは、秘書を通り越して直接あなたのメモリバンクにたどり着くからだ。

　知っての通り、神経系は本当に複雑である。しかし、この脊髄の「ゲート」が神経系の情報を脳に上げるか上げないかを決定する場所になっている。繰り返しの刺激（柔らかい何かの上に立っているという感覚）は、最終的にこのゲートを閉める。刺激がなければ（足が空中に浮いた状態と同じ）、加えられる他の情報を脳に記録するためにゲートが空いたままの状態になる。ゲート・コントロール説によれば、これが理論上、腕を強打したときにぶつけた場所をさすることで痛みが和らぐ理由である。つまり、さすることによる過剰な刺激がゲートを閉めたのだ。

66

痛みの理論として、ゲート・コントロール説はなぜ痛み感覚があんなにも変わりやすいのかを少しは説明しているかもしれない。しかし、これでは多くの痛みの問題を説明することはできない。**鍼灸**の理論として使うには絶望的である！　これは若干の局所鎮痛効果を説明しているかもしれないが、遠隔部位での鎮痛効果を説明できない。なぜ**鍼灸**の効果が、数分間、ましてや数カ月も持続するのか説明できない。さらに言えば、痛みとは関連のない別の**鍼灸**による効果（血圧降下[1]、抗不整脈[2, 3]、気管支拡張[4]、吐気緩和[5, 6]など）に関する説明を何もしていない。

　形はどうあれ、この理論が医学界に受け入れられたことは、東洋医学と西洋医学を一致させることが不可能であることを示しているようであった。問題なのは、確立された医学的・科学的身体観にフィットし、中国の**氣**と**経絡**の概念にも合致する**鍼灸**の作用に関する理論が存在しないことであった。

　にもかかわらず、**鍼灸**は栄え成長していった。数十年で、**鍼灸**はヒッピーが選ぶものから主流へと変化した。イギリスでは、無料の医療と張り合ってきた。**鍼灸**は西洋医学に吸収されることによって普及することとなる。ただ、その「深遠な」レベルはすっかり取り除かれてしまった。しかし、中国人は変わらなかった。我々は中国人が主張し続ける明らかなものを見落としていた。

　多くの医師が**鍼灸**の東洋的概念を捨て去った一方、この大きく異なる身体観を説明するための研究は続いた。そして、2004

PartI 鍼のサイエンス
神が医者に話し忘れたこと

年、ハーバード大学医学部のチャールズ・シャン医師が、**鍼灸**の効果だけでなく、**ツボ**が何であるかについても説明した論文を発表した[7]。それは本当に美しい理論だった。世界中の研究者らによって行われた数多くの研究をベースに、解剖学、生理学、発生学の知識で身体について述べ、中国人にも耳を傾け、そして、真のひらめきにより**鍼灸**と**ツボ**という2つを融合している。彼はこの理論を「**鍼灸の成長コントロール理論**」と名づけた。

12. ヒトのフラクタル
Human Fractals

「**鍼灸の成長コントロール理論**」は少し長ったらしい名前であるが、本質的には、この本で述べることそのものである。シャン医師は**ツボ**の位置や機能について観察して、**ツボ**がなぜその位置に存在し、何をしているのか説明した。

この理論の最初の部分は、発生学に関するものである。胚が成長するためには、他のどんな特性よりも組織化が必要だ。ヒトの赤ちゃんを作るために要求される組織化のレベルは、全くもって膨大である。9カ月間で、1つの細胞が10兆個にまで増える。これだけでも妙技と言えるが、さらに、我々が当たり前に思っている健康体のすべての器官へと組織化されていく。

組織化に関する単純な数式がある。2人を組織するためには、つなぐ1本の線が必要となる。3人ならば1+2本、4人なら

68

ば 1+2+3 本、5 人ならば 1+2+3+4 本必要となる。1 兆人では、
1+2+3+4+…+999,999,999,999 本も必要となる！

　これは三角数である。三角形のように積み重なっていく。

I
II
III
IIII

　　人（もしくは細胞）が増えれば増えるほど、その数の 2 乗
に近づいていく。1,000,000,000,000（1 兆個）の細胞の場合、こ
の方法で考えると連絡線は 1,000,000,000,000,000,000,000,000
（1 秭本）に達する。

　これはバカでかい数字であり、明らかに管理することは不可
能だ。しかし、身体は知的でよく運営された会社組織と同じよ
うに、指揮系統が作られている。この指揮系統は組織システム
を大幅に単純化する。これは結節点から構成され、結節点の周
りで身体は自己組織化していく。

　この接続に関する数学分野は、システム理論として知られて
いる。現在、システム理論は現代科学に欠かせないほど重要な
ものであり、生物学から人工知能学に至るまで広く浸透してい
る。システム理論の父は、ルートヴィヒ・フォン・ベルタラン
フィであり、その基礎についてこう語っている。

　《したがって、一般システム理論とは、「全体」の一般科学で
　ある……この少し神秘的な表現「全体とはその部品の合計以
　上である」の意味は単に、構成された全体の特徴は個々の部

PartI　鍼のサイエンス
神が医者に話し忘れたこと

品の特徴では説明できないということである》

　全体で、単なる部品の寄せ集め以上の働きをするシステム、というものがあるが、ヒトの身体はそのとてもよい例である。笑顔を担当する細胞、というものが科学的に同定されたことがあっただろうか？　そんなものはないだろうことは皆わかっている。なぜなら、笑顔は全体で作られるからだ——身体に"スマイル細胞"はないのだ。

　システム理論では、結節点が重要な意味を持つ。結節点は連絡線が交差する点である。フェイスブックでいうと、結節点は一千万人の「友達」を持つ人であり、街中でいうと地域のカフェであり、高速道路網でいうとスパゲッティーのような形の立体交差したジャンクションのようなものである。身体の中では、結節点は成長をコントロールする発生学的なポイントであり、「形成中心」（organising centre：OC）なのだ。

　1930年代、ドイツの発生学者ハンス・シュペーマンが形成中心の存在を発表した。シュペーマンは初期胚において、成長を誘導する領域を発見した。彼はこの形成中心を移植することに成功した。つまり、胚の成長や発達の制御自体を移植したことになる。実際に、彼は生物の頭を背面から成長させることができた！　シュペーマンはクローン技術の始まりとも言えることを成し遂げたのだ。そして、1935年、「胚発達における形成体効果の発見」によって、彼にノーベル生理学・医学賞が授与された。

形成中心の周りでは、他の細胞が動き、増殖し、分化するが、形成中心はこれを単独で行う。まるでフィクションのテレビドラマ『The O.C.』★のように、形成中心はソーシャル・ネットワークのハブで、基準点、中心、大黒柱とでも言うべきものだ。形成中心が組織し、制御している。

　形成中心が存在するということは、細胞たちは互いに連絡をとる代わりに、たった１つの小さな領域と連絡をとっていることを意味する。事実、形成中心が変化の絶頂時に大きく変化する領域で見られることは、当然のことと言える。あなたの肘が作られるためには、肩に向かって進む細胞が腕を作る必要がある。同様に、手首に向かっていく細胞は、自身が前腕であることを知っている必要がある。肘の特定の地点では、どっちの方向にも向かっていない細胞がいなければならない。つまり、その細胞は静止し、他がその周りで動き回っている。これが形成中心である。

　もし、組織化されていなかったら、肩の細胞が混乱をきたし、指を作り始め、指の細胞が肩関節を作り始めてしまうかもしれない。注目すべきは、このようなことがめったに起きないことだ。身体自体を組織化する能力は非常に優れており、生まれもった能力として組織を作ることができる。

　しかし、まれなケースで、このプロセスがうまくいかないことがある。例えば妊娠中に与えられる薬によるケースだ。最も

★［訳注］アメリカ、ロサンゼルスの高級住宅街を舞台に、高校生たちの青春を描いた人気ドラマ。

PartI 鍼のサイエンス
神が医者に話し忘れたこと

悪名高いケースが、妊婦のつわりに対して処方されていたサリドマイドだ。この薬は2つの相反する効果を持っている。つわりを止めることに効果的な一面を持つ一方、残念なことに胎児に対して重篤な肢奇形や死亡を引き起こした。主な症状は四肢の短縮だが、余分な付属器官や奇形も引き起こした。この原因に関しては広く研究がなされている。サリドマイドには新しい血管の成長を妨げる力があり、「セレブロン」と呼ばれるタンパク質との結合によって引き起こされると想定されている。このセレブロンは特に四肢の血管の成長に重要であり、このタンパク質がなければ四肢で血液が単純に不足する[1]。

セレブロンは、四肢の成長に重要であるものの、その存在によって細胞がどのように違う機能を持つ細胞に分化しているのかを十分に説明しているとは言えない。言い換えるならば、四肢の細胞の一部が骨になり、筋となり、神経になるのだが、それらはすべてとてもよく似た幹細胞から始まっている。サリドマイドのケースでも、四肢で筋、神経、骨は形作られた。血液の不足により発育不全は起きたが、これらの構造はまだ存在していた。もっと根底にある何かが関わり、これらの構造は統合性を保てていたのだ。

アメリカの連続テレビドラマ『The O.C.』では、物語の構成は金による階層的な社会構造、ルックス、力を介して維持される。しかし、身体のOC（形成中心）ではモルフォゲンを使用する。

モルフォゲン（morphogen：ギリシャ語の「形」を意味する

72

morpho- と、「創造」を意味する -gen から成る）は、特殊な胚細胞から他の細胞へ広がっていく強力な成長因子を放出する。1995年、初めてモルフォゲンを発見した功績を称え、クリスティアーネ・ニュスライン＝フォルハルトにノーベル賞が贈られた。胚に棘状の小片を作る能力であることから、彼女はこのモルフォゲンを「ソニック・ヘッジホッグ」と名づけた。ニュスライン＝フォルハルトは、モルフォゲンの相対的な濃度勾配が、どのように細胞が発達するのかに影響を及ぼすことを突き止めた。例えば、モルフォゲン放出細胞により近い細胞は筋肉に、遠い細胞は脂肪細胞に、そして中間では骨が形成される。

　モルフォゲンは作用するための血液を必要としない。ホルモンではないのだ。単に細胞の間、組織の間、臓器の間の空間を移動し、拡散することによって作用する。モルフォゲンは、健常人の血液で、非常にわずかな量しか見つからない。今後、早期に癌を発見するための血液バイオマーカーとして、モルフォゲンが利用されるはずだ。

　胚が大きくなっていくと、発達のある時点で別の変化が必要となり、別の形成中心が生じなければならない。事実、身体では、モルフォゲンを介して身体の細胞をコントロールするために、互いに協力したり競合したりする形成中心でごった返す。

　初期には、このプロセスは単純な拡散で行われ、モルフォゲンが細胞間を移動する。身体がより複雑になるにつれて、ファッシアによって覆われたコンパートメントが形成される。コンパートメント内の細胞は、それが骨になるのか、骨を動かす

PartI 鍼のサイエンス
神が医者に話し忘れたこと

（筋・腱）のか、骨を制御する（腎臓）のか、目的を共有するようになる。コンパートメント内の細胞に作用するモルフォゲンは、コンパートメントの中の別の細胞に対して、何をすべきなのか伝える必要がある。しかし、これらのコンパートメントが互いの中へ伸びていかないように、各コンパートメントでは異なるメッセージが必要となる。

時として、細胞の変化を引き起こすのは物質ではない。張力、圧力、成長している細胞の形状だったりする。

モルフォゲン理論は理論としてだけでなく、実践でも機能している。科学者たちはこれを使って幹細胞を操作する。この理論は、生物の発達がどのように生じているのかを美しく説明するものの、やはり形成中心の制御は必要である。言い換えれば、胚の一部が「脳」となり、形成中心や放出されるモルフォゲンの量を調節する必要がある。

ただし、そのような脳はない！　これはテッド・キャプチャックの中医学分野における研究著書のタイトル『Web That Has No Weaver（編み手のいない織物）』と同じである[2]。脳も、全体の管理センターも、支配中枢もない。細胞はただそこに進んで機能するだけだ。

この時点で、発生学が伝えることができることの限界に達している。この非常に複雑なプロセスがどのように起こるのか、単なる化学物質と成長因子の反応を用いて述べることはできない。科学者たちはこのプロセスの一部を理解している、といってもそれは幹細胞から心臓や他の臓器を再成長させる程度であ

74

り、そのために彼らはインチキをしなければならない。彼らは既に形成された臓器（例えばブタの心臓）を採取し、そこから細胞を剥ぎ取る。残っているのは、心臓の骨格とも言える結合線維組織の土台だ。これを新しい心臓の鋳型として使用する。ヒトの幹細胞をこの鋳型に入れると、幹細胞はその性質により自身を組織し始めることで新しい心臓が作られる。最初に細胞に組織骨格を作らせることに関して、科学者たちはどのようにしたらよいのかわかっていない。

　どのように身体がこれを行うのか理解するためには、モルフォゲンや細胞反応の説明をする発生学ではなく、システムに関する数学的モデルを使った理論に移行しなければならない。つまり、部品の機能ではなく、むしろ部品間の相互作用に関わる全体的なモデルだ。

　ほとんどの医師が「全体論（ホーリズム）」を理解していない。彼らはそれを人々の社会環境に関して問うことだと考えているが、全体論は部品が全体に組み込まれたときのみ意味を持つことを指す。発生学的な発達は全体論的である。なぜなら、部品は常に、残りの部品に導かれて発達するからだ。全体がなければ部品は迷ってしまう。部品は、全身の状況の中に置かれたときのみ、その役割を知る。

　全体論は部品の合計よりも大きく、それはまさに発生学的な発達そのものである。胚は何も指示せずに驚くべきものを生み出す。ただただ先へと進む。その発達は部品の合計よりも大きい。

　全体論的モデルは、複雑性とカオス理論の数学で説明されて

PartI　鍼のサイエンス
神が医者に話し忘れたこと

きた。その中から現れたのがマンデルブロ集合としてよく知られる美しいフラクタル画像である。生命の不思議と比べると、数学は退屈で味気のないものに見えるのかもしれない。しかし、自然界には狂気じみた数学的理論が存在する。発生学的な発達に関する数学的原則を理解することで、発生学をより深く理解することができる。そして、この数学によって**鍼灸**がどのように作用するか理解することができるようになる。

　自然界のカオスに規則性があることを最初に発見したのが、ブノワ・マンデルブロである。彼は疑いようのない数学の天才であり、IBM 研究所の乱数発生器のパターンを最初に発見したあと、どんなところにもパターンが存在すると気づいた。彼の天賦の才能は、そのパターンを見るだけにとどまらず、それを支配する数学的ルールをも説明した。彼の方程式によると、非常に複雑な組織化は単純なフィードバック機構によって起こる。

$$z_{n+1} = z_n^2 + c$$

　この方程式は、数学が苦手な人には複雑に見えるかもしれない。しかし、これが無限に複雑で美しい形を生み出すと考えると、洗練された単純性を表したものといえる。この方程式で生み出される形が「バラバラ（fractured）」である性質から、マンデルブロはこれらの形を「フラクタル（fractal）」と名づけた。

　マンデルブロが気づいたように、フラクタルには法則がある。この方程式は絶え間なく成長する形を作り出し、最終的には出

76

発した地点に戻ってくる。それだけでなく、自分自身にフィードバックする。つまり、zから始めると、方程式の結果は新しいzとしてフィードバックされる。これら2つの側面は、自然界でも見られるように、物事が急速に制御不能な状態でらせんを描くことを意味する。それはまた、出発点の小さな変化によってすべての部分が増幅され得ることを示している。これらの要素が結合して、自然界で見られる複雑性を説明できるようになる。

　日本の蝶の羽ばたきがハバナでハリケーンを引き起こすことができる理由は、このフィードバックによる。初めのごくごく小さな渦が、このシステム内で指数関数的に増幅されていき、ずっと強力であるが、小さな渦とほぼ相似の効果を生み出していく。蝶の羽の周りで起きている無秩序な空気の動きが、ミニチュアのハリケーンとなる。ハリケーンが起きるには完璧に条件がそろっていなければならないが、それでも変化を起こしたのは蝶の羽だ。

　このわずかな変化が重要なのである。なぜなら、これと同じ原理が、身体の中に細い針を刺すことで治癒反応が生じる理由の根本にあるからだ。カオス理論の数学によれば、適切な場所での小さな変化が巨大な出来事になることを可能にする。**鍼灸**の技能は、正しい場所に正しい変化をもたらすことにある。

　ある部品が次の部品にフィードバックするため、この数学から現れる規則性は「全体論的」である。つまり、部品を取り除けば、方程式全体を崩壊させてしまう。

PartI 鍼のサイエンス
神が医者に話し忘れたこと

　マンデルブロ集合は、明らかなカオスから生まれた美しい秩序の単なる一例にすぎない。これは純粋な数学的な例である。しかし、現在、科学者たちは、飛んでいる鳥の群れ、海岸線、海の波、そしてランダムで無秩序な自然現象のほとんどすべてが単純な数学的ルールに従うことを知っている。

　身体は、非常に組織化された自然のシステムだ。それはフラクタルな性質なのだろうか？

　フラクタルは、定義上、自己相似性を示すことが要求される。言い換えるならば、フラクタル構造を進むにつれて、最終的に出発点と同じように見える場所に着いてしまう。

　身体にもフラクタルを見ることができる。

- DNA自体がフラクタルであり、二重らせん構造で折りたたまれている[3-5]。
- 動脈、細動脈、毛細血管の分岐部は、いかなるレベルでも同じように見える[6]。
- 肺は、木の枝がミニツリーのように見えるのと同じように自己相似性を生み出す[5]。
- 脳の表面は、ヒダの中にヒダができ、またその中でヒダを作る[7]。
- 筋細胞は、小さな筋肉のように見える。
- 腎臓収尿システムの小型版は、その大型版を反映している。

　身体を作っている材料さえもフラクタルだ。骨は結晶ででき

ており、本質的にフラクタル構造である。脂肪は「フラクタル結晶ネットワーク」であるといわれている[8]。タンパク質は自ら折りたたんでフラクタルを作る[9]。身体の深い部分まで掘り下げていくと、ほぼすべてがフラクタルであると思われる。それには効率を最大限に上げる[6]という正当な理由がある。しかし、身体自体はどうなのだろう？

　個々の細胞の構造を観察すると、まるでヒトのミニチュアのようである。細胞には皮膚（細胞膜）、心臓・脳（核）、呼吸する肺（ミトコンドリア）、タンパク質を作る肝臓（小胞体）、胃（液胞と呼ばれる）が存在する。細胞内にあるこれらの構造物をオルガネラ（小さな臓器）とさえ呼んでいる。

　さらに、ヒトを70億人（それでもヒトの細胞数の千分の1にすぎない）の惑星人口で見れば、人間が大量の細胞のように群れをなして行動していることがわかる。我々は自らを組織化し、分化している。

　個人と同じように、私たちが集まった行動は、間違いなく正確に予測できる。街は夜に眠りに落ち、朝には目覚める。街の消化管は下水で汚物を流す。街の道路はそれを生かすための材料で脈打つ。我々はすべて個であると思っているが、現実は、巨大な1つの集団意識の基で行動している。我々は農業（胃）、医療・法律・防衛（免疫系）、政府（脳）、芸術（心・精神）、下水設備（膀胱・結腸）という臓器を作る。実際に、このことは、**鍼灸**の古典『黄帝内経』も、国家の機能の例えで身体の臓器を記述している（パートⅢを参照）。

惑星のサイズなら、我々は人間社会を70億個の細胞を持つ単一の存在として容易に見ることができる。それから、各「細胞」の組成、つまりは人間を詳細に観察したら、自然界のすべての物と同じく、人間もフラクタルであるという結論に達することだろう。

この結論は驚くことではない。太陽系と原子は同じデザインを共有している。まさしく我々の宇宙自体がフラクタルなのだ。

13. レオナルドたちと完璧な人間
The Leonardos and the Perfect Man

フラクタルは、「黄金比」を好む。黄金比とは多くの別名を持つ数である。「神の割合」「黄金分割」。ギリシャ人はそれをファイと呼び、その完全なる美を使用して、アクロポリスのデザインにおいて、最大限その効果を発揮させた。芸術家は「三分割法」でそれに近づけ、グーグル検索はそれを「両極端の間にある理想的な中間の位置」と示した。

その値は1.618である……

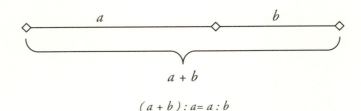

$(a+b):a = a:b$

もし、黄金比の実例を見たいのなら、財布を開いてみよう。あなたのクレジットカードの長方形の辺の長さは、偶然なんかではない。その辺の比は黄金比でできている。

　黄金比は、フィボナッチ数列と呼ばれる一連の数の終点にも表れる比率である。フィボナッチ数列は、ピサのレオナルドと呼ばれていたイタリアの数学者の愛称フィボナッチから命名された。

　フィボナッチ数列は、0、1からスタートし、残りの数列は最後の2つの数字を足すことによって作られる。

　　　0，1，1，2，3，5，8，13，21，34……

　1個前の数に対する比が、徐々に黄金比に近づいていく。数学的には次のように表される。

$$\frac{1+\sqrt{5}}{2}$$

　この数字の関連性は何なのだろう？

　黄金比は、古代から現代にいたるまで、数学者、美学者、幾何学者が畏敬の念を抱いている。本質的には、黄金比とはできるだけ多くの物を空間に詰める方法と言える。ヒマワリは種をできる限り多くするために、植物は各葉っぱができるだけ多くの太陽光を浴びるように、黄金比を利用する。

PartI　鍼のサイエンス
神が医者に話し忘れたこと

　The Biomimicry Institute のウェブサイトにそれは簡潔に記されている [1]。

　《フィボナッチ数列のらせんで種をパターン化することにより、頭状花序の種の数を最大にすることができる。頭状花序の種は、中央だけに群れることなく、端が「禿げる」ことなく、一様に詰め込まれている。言い換えるのなら、ヒマワリにとって最適な空間利用を見出したと言える。フィボナッチ数列は、ヒマワリの1つの鍵となる特性（増殖）に対してとてもよく作用している。ヒマワリの頭状花で個々の種が成長して中心部に新しい種が加わっていく。そして、周辺の種を外へ外へと押し出していくのである。フィボナッチ数列に従えば、同じ条件での成長が無限に保証される。すなわち、頭状花が成長するにつれて、種は均一に、そして最大限コンパクトに詰め込まれる》

　この詰め込み方により、黄金比は各円弧が 1.618 倍の大きさとなる完璧ならせんを生み出す。できる渦巻は、オウムガイ、バラの花、銀河などで見られる。

　世界で最も有名ならせんの1つが DNA で見られ、これも黄金比をなしている。DNA の1サイクルの長さは 34 オングストローム *、幅は 21 オングストロームである。この比率が黄金比に近いだけでなく、これらの数字が上記フィボナッチ数列において隣り合っていることに、注意深い読者なら気づいたかもしれない！　DNA が究極的に効率よく収められるために、DNA

———————————————
＊ 1オングストロームは100億分の1メートル

は黄金比を呈している。つまり、生命の秘密は小さならせんに包まれている。

　私たちの身体も黄金比を成している。ウィトルウィウス的人体図（もうひとりのイタリア人のレオナルド、ダ・ヴィンチの有名な絵）では、完璧な比率で人間を表現しようとしている。臍から頭、臍から足の比は黄金比になっている。我々の上腕と前腕、前腕と手、指の個々の骨の比率にいたるまですべて黄金比に近く、これらが交わるところに**ツボ**がみられる。

　自然界のフラクタルは黄金比を好む。なぜなら、黄金比が効率を最大にしつつ、無制限の成長を可能にするからだ。この比率が高かったり低かったりしても成長することはできる。ただ、効率は下がるだろう。その場合、らせんは、急速に太るか、速くなるか、もしくは決して動かないかのいずれかになる。DNAがこの比率を選んだのは偶然なんかではない。

　DNA自体も本質的にフラクタルだ。デオキシリボ核酸の小さならせんは、それ自体がらせん状に巻かれ、続くプロセスにおいて別のらせんを作り出していく。らせんの層の上にさらなるらせんを加えた層のことを、DNA超らせんという。

　ヒトがフラクタルの性質を持つということは、身体を組織化していくシステムが単純であることを示している。なぜなら、フラクタル数学は単純であるからだ。フラクタルの複雑性というのは、成長するにつれて、出発位置の微細な変化が増幅されていくことによって生まれる。これは生命のフラクタルと全く同じで、DNAの微小な変化が地球上のすべての異なる種へと増

83

PartI 鍼のサイエンス
神が医者に話し忘れたこと

幅される。

　形成中心やモルフォゲンの存在は、このフラクタルを導くものである。モルフォゲンを無差別に使用すれば、混乱が生じ、成長を導く濃度勾配が乱され、細胞は存在する場所を失うことになる。モルフォゲン理論では、特定の細胞だけがモルフォゲンを制御し、勾配を制御することによって組織化する力を維持する。細胞はこの形成中心を必要とし、形成中心がネットワークを形成する。

　どのように形成中心のネットワークを身体が作り出しているのかに関しては、発生学ではわからない謎と言える。それは、生命自体の神秘を描こうとするようなものだ。遺伝学では若干の光が差しているかもしれないが、遺伝子自体ではなく遺伝子間の関係について議論している段階なので、時間がかかることだろう。しかし、遺伝子が作り出すシステムに関して説明することは、はるかに容易なことである。

14. 超高速の進化
Evolution at Warp Speed

　あなた独自のフラクタルは、1つの細胞から始まる。なぜなら、身体のあらゆる細胞が、この最初の細胞の DNA から生じるからだ。そこから 10 兆個の細胞が作り出されると考えると、このシンプルな出発点はむしろ感動的と言える。

　この最初の細胞が、2個の同じ細胞に分かれる。これらは再

び、また再び分裂する。今、8個の同じ細胞ができあがっている。この時点では、害なく細胞を取り出すことができ、別々の胚を作ることができる。この後、細胞が役割を果たすようになる最初の分化が起きる。体外受精（IVF）では、このプロセスは緻密化として知られており、胚が生存できるかどうかの分かれ道である。内側の細胞は液体の核を作り、外側の細胞はより硬くなる。細胞はもはや同一ではない。2つの異なる集団が作られている。

　基本的にこの分離はDNAレベルで起こる。身体をフラクタルに照らして考えているのだから、この分離を数学的言語で述べることができる。

　マンデルブロ集合のフラクタル方程式（$z_{n+1} = z_n^2 + c$）の代わりに、我々は次の式を使おう。

$$\mathrm{DNA} + 1 = \mathrm{DNA}^2 + 氣$$

「DNA＋1」とは、臨界量（+1）に達した同一細胞の小さなボールであり、これが次々に変換をもたらす。

「DNA^2」は異なる2つの新しい細胞群を表しており、各細胞群においてDNAライブラリーの一部が開かれ、残りの部分のDNAはオフの状態になっている。今、ここに2種類の細胞があるが、その他にも何かがある。それは神秘的で、細胞が共に協力する能力であり、知性を持った代謝——氣である。

　新しい細胞における活性化されたDNAは、細胞の新たな目的に向かって働き始める。これは健康な状態であり、各細胞集

85

団に分割して発達し続けていく。最終的に、胚は新しい変化を必要とする地点に到達し、これによってまた新たな分離が生じる。新しい細胞集団は方程式へとフィードバックされる。再度、細胞集団が分離し、2つの新しい異なる集団が現れる。各細胞はその中で働く異なるDNAを持っているが、細胞は**氣**と一緒に結びつく。

もしこのプロセスを描いてみると、逆さまな（フラクタルの）木のように見えることだろう。

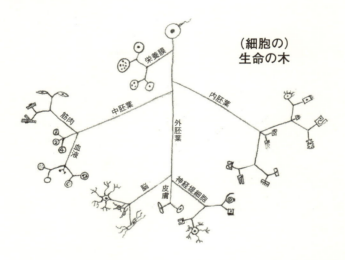

このプロセスの結果、その後の細胞群はますます分化するが、ポテンシャルはどんどん失われていく。この単純なプロセスを使って、身体の400種にもおよぶ細胞が、正確に必要な場所に作られる。

細胞を分離させる合図にはいろいろなものがあり、そのうちの1つがモルフォゲンだ。他に、電気、張力、そして細胞がその中で成長する空間の形状がある。

　しかし、これら細胞の分離は、単調な増加を意味するものではない。つまり、フラクタルの数式は、単なる足し算ではなく指数関数で書かれている。真にフラクタルであるためには、細胞系の分離はそれぞれ、指数関数的★、「進化的」な変化でなければならない。

　もちろんその通りである！　進化論的な観点から言えば、これらの変化には数日、数カ月もしくは数年などではなく、何百万年いや何十億年とかかったのだ！　細胞がグループで一緒に過ごすことを決定するプロセスに約30億年かかっている。ただ、これは我々の発生の第一段階にすぎない。進化のプロセスで、本当に無数の突然変異が我々の祖先のDNAに起こり、ホモサピエンスになるような配列が出現したのだろう。小さなヒトを形作るのにかかる9カ月は、45億年の進化を早送りしたものと言える。実に素晴らしいイベントだ！

（あるいは、天地の創造主を信じる人たちにはこう言っておこう。神はフラクタルが大好きだ！）

　DNAが指数関数的な言語で書かれ、対をなす二重らせんが4つの塩基で書かれることは、何も驚くべきことではない。わずか

──────────
★　［訳注］マンデルブロ集合のフラクタル方程式（$Z_{n+1}=Z_n^2+c$）の Z_n^2 に関して言及したものと思われるが、これはベキ乗であって指数関数ではない。したがってこの表現は数学的にやや不正確である（竹居正登・横浜国立大学准教授のご指摘による）

PartI 鍼のサイエンス
神が医者に話し忘れたこと

150 の塩基対であっても、宇宙の原子の数より多くの潜在的な組み合わせが存在する。そして、ヒト DNA は 60 億もの塩基対を有している！

　我々人間に達するまでの DNA の各変化は、途方もなく多くの「ランダムな」突然変異の結果であった。ダグラス・アダムスの著書『銀河ヒッチハイク・ガイド』でいみじくも描き出されているように、地球は生命の DNA を配線に用いた巨大なコンピュータのようだ。

　数学的には、身体は非常によく動く美しいフラクタルであり、DNA はプログラムの文字列である。マンデルブロ集合とは違って画面上にピクセルの無限ループを描くのではなく、腎臓でヘンレ係蹄の無限ループを作る。他にも、身体の中のらせんは、コンピュータではなく神経を取り囲むミエリン鞘で形成され、フラクタルツリーが肺で作られ、そして、フラクタルの網の目が脳内の神経に編み込まれている。このフラクタルプログラムは 3D よりもはるかに複雑なものを生み出しており、髪の毛の 100 万分の 1 の線維からの情報を使ってこれを行っている。それが DNA だ。

　フラクタルとしての DNA は、これからもずっと続いていく。あなたの DNA の歴史は、途切れない線として、ずっと過去の暗闇にまで遡り、不明確な未来にまで続いていく。

　そう、DNA が鍵となる。DNA が巨大な複雑性を作り出しているものの、組織化のシステムなしでは何も生じない。DNA にはすべての情報が含まれているが、正しい場所、正しい時間に

読み取られる必要がある。モルフォゲンはこれを確実にするものと言える。そして、このシステムの非凡な点、この細胞の核心にある美しさは、DNAがこれらの小さな形態を作り上げるメッセージを翻訳する方法にあり、それが蝶の羽の揺らぎとなって、ハリケーンではなく生命というとてつもない雄大さへと変わっていく。今日我々が見ているこの複雑性と美しさに出会うためには、地球が惑星として完成する60億年の月日がかかっている。

　生命って本当に驚異的だ。

　そして、鍼灸と科学が融合する場所はここである。身体に関するこの記述には、ものすごく単純なシステム、つまり、受胎から成熟まで身体の連絡を制御する形成中心と通路が必要になる。DNAには複雑性が書き込まれているが、組織化はフラクタルの単純性を具現化したものである。この組織化の背後にある力を、鍼灸では氣と呼んでいる。

15. ソニック・ヘッジホッグのパンチ
The Sonic Hedgehog Punch

〝恬淡虚無なれば、真気これに従い、精神内に守り、
病安んぞ従い来たらん〟

『黄帝内経』

　身体の組織化は、目的を達成するためにモルフォゲンを使用

PartI　鍼のサイエンス
神が医者に話し忘れたこと

する。驚くべきことに、膨大な種類の生命があるにもかかわら
ず、モルフォゲンの種類はごくわずかしかない。つまり、動物
界のすべての獣たちは同じようなラインに沿った発達の仕方を
するので、実のところ同じモルフォゲンを使用している。モル
フォゲンのソニック・ヘッジホッグがハリネズミ（ヘッジホッ
グ）にトゲを与えることはないが、それでもなお、ハリネズミ
や他の脊椎動物の発育に対して決定的に重要な意味を持ってい
る。変化するのはDNA(ソースコード）だ。これが多様性を与
えている。あなたがどこに向かおうとも、形成中心とモルフォ
ゲン（氣）は一定を保っている。

　これが意味するところは、動物には発育のためのシステムが
あるということだ。ソニック・ヘッジホッグは、脳、筋肉、骨
格、肺を構成するモルフォゲンである。このように至る所に存
在するものが、一体なぜ組織化する能力を持つことができるの
だろうか？　答えは、このシステムの性質にある。ソニック・
ヘッジホッグは、単なるメッセンジャーなのだ。細胞たちは、
メッセンジャーが到着すると何をすべきか理解する。細胞たち
はフラクタルの生命の木の中に位置することで常に準備状態に
あり、細胞たちのDNAは活性化を待っている。このように、ソ
ニック・ヘッジホッグとは、いわば氣の神秘的な表現であり、
命を吹き込む能力を持つ生命物質である。

　しかし、ソニック・ヘッジホッグは生だけでなく、死にも関
わる力を持つメッセンジャーでもある。それが間違った場所に
あるときには、「邪氣」のように癌を引き起こす。科学はこのこ

とを既に知っていて、これを標的とする薬の開発をしている。最先端医学に、ソニック・ヘッジホッグを阻害する薬であるビスモデギブ（vismodegib）がある。この薬は皮膚がんの治療に用いられているが、製薬会社の株主には皮肉なことに、この薬はほとんど儲けを出していない。外科医がメスを使って素晴らしい仕事をするからである。

　漢方薬もまた遺伝子を介してソニック・ヘッジホッグを間接的に攻撃する。しかし、それは最先端の科学ではなく、甲虫の殻を用いる！

　中国人は、この甲虫が斑蝥（ハンミョウ）であることを知っている。正式な学名は南方大斑蝥（*Mylabris phalerata*）。イギリスでは、ツチハンミョウとして知られており、それが分泌する化合物にはカンタリスが含まれている。

　紀元200年前後に編纂された『神農本草経』に初めて記載されて以来、中国人は「血の滞りを改善する」「解毒する」目的でこれを使用してきた[1]。科学者たちはこれに興味を示した。なぜなら、身体について理解していれば、「血の滞り」や「毒」は、癌を連想させるからだ。彼らが発見した分子はカンタリスと命名され、それを用いて実験をしてみると、ソニック・ヘッジホッグ遺伝子をオフにして細胞死を誘発することがわかった[2]。

　癌についてさらに調べていくと、モルフォゲンやモルフォスタット（そのままの状態を保つように細胞に指示する化学物質）が関与していることがわかる。ソニック・ヘッジホッグと癌で医学雑誌を簡易検索してみると、700以上の結果がヒットする[3]。

91

PartI 鍼のサイエンス
神が医者に話し忘れたこと

このモルフォゲンが膵臓、乳腺、子宮、胃、脳などの癌といかに関係しているか、を示している。

これらの癌細胞がしていることと言えば、通常の制御をすりぬけて、ソニック・ヘッジホッグ遺伝子をオンにし、それを自分自身で利用しているのである。癌とは、客が音楽を鳴らして、ソニック・ヘッジホッグ入りのジュースにお酒を入れ、すべてを飲み食いして家を破壊する、制御不能なパーティーのようなものだ。

もちろん癌は身体の設計に反した細胞であり、モルフォゲンはこの設計の門番であることから、モルフォゲンが癌にとって決定的に重要な意味を持つことは明らかである。モルフォゲンが癌にとって不可欠であるという考えは、遺伝学でうまく説明することができる。癌の遺伝的モデルでは、細胞が非常に多くの突然変異を起こすことで、最終的にそれ自体を制御する力を失う。そして、癌は身体の一部であることに関心をなくし、見境なく成長していく。

通常、細胞が間違った場所にいたり、間違ったことをしたりすると、細胞内のミトコンドリアが身体からのシグナルを受け取り、殺害スイッチ（アポトーシスの外因性経路）を押す。こうやって、危険な細胞は常に破壊されている。しかし、何らかの理由で、若干の細胞がこの破壊を回避してしまい、癌になっていく。

モルフォゲンと癌のかかわりが明らかになるにつれ、新たな統合がもたらされる。その統合は癌と発生学だけでなく、**氣**と

も融合する。1つの細胞で10兆を圧倒することができるから、癌が強力なのではない。身体が異常なシグナル伝達（もしくは氣）によってこれを行う許可を癌に与えているという理由で強力なのだ*。

　癌とは「組織のミクロ構造の破壊」[5]であり、モルフォゲンのシグナル伝達の障害であり、氣の不具合である。見える位置にできる癌の多くが前癌状態だ。子宮頸癌は皮膚に似た細胞で始まるし、初期の皮膚癌は、ほくろに似ている。胃癌はただれた粘膜の炎症が先行する。これら前癌性変化に起こっていることは、細胞が身体との連絡線を失っているということである。これを医学用語でいうと「化生」であり、ストレス下で細胞が形態を変化させることを意味する。このストレス要因は、細胞がプログラミングを忘れ、接続を失うことによって引き起こされる。

　例えば、葉巻を吸うと口腔癌になりやすい理由は、煙によって引き起こされる口細胞へのストレスのためである。煙が身体よりも大きな影響を持ち始める。そして、微妙に細胞に変化が起きるよう影響を与えていく。遺伝学者はこれを「遺伝子の突然変異」などと言っているが、喫煙は世のお母さん方が指摘する「悪い影響」にすぎない。最終的に、細胞は身体よりも煙に耳を傾け、そして完全に身体とのつながりを失ってしまう。こ

---

* このプロセスを取り締まる警察は免疫系のT（胸腺）細胞である。T細胞の成熟には神経堤細胞が「必須」であり[4]、これには妥当な理由がある（パートⅡで詳述）。

PartI　鍼のサイエンス
神が医者に話し忘れたこと

れが癌の始まりなのである。

　このような身体観は、要するに癌細胞が発癌物質に「取り憑かれている」と見なしており、実に面白いパラダイムと言える。意味論と信念体系を外して考えるならば、こういったものの見方は、悪霊のごとき発癌因子が細胞を自らの支配下に置き管理し、身体に敵対させる、と言っているのと違いがほぼない。子宮頚癌と胃癌の場合、この発癌因子はそれぞれヒトパピローマウイルスとヘリコバクター・ピロリであるから、まさに"取り憑く主体"である。

　抗生物質やワクチンでこれらの「悪霊」を退治し、病気を治すことすらできる。現代社会では、原始的文化の悪霊ではなく、発癌因子を信じるほうが教養人だとされる。しかし、これらに違いはあるのだろうか？

　悪霊の存在を「信じない」主な理由は、科学によって、悪霊という存在はすべて正体を見破られ、その名前と特徴を明らかにされてしまったからだ。しかも、ヒンズー教の神々でさえ太刀打ちできないほど種類が多い。

　イギリスの外科医（1714 ～ 1788）であるパーシヴァル・ポットが、煙突掃除夫に陰嚢癌が多いという驚くべき発見をした時代から、悪霊の正体を理解することによって知識の増加に対応する新たな理論的枠組が生まれた。このパラダイムは病気の原因の研究をする学問、疫学と呼ばれている。しかし、だからといって、疫学は古代人が間違っていたと証明したわけではない。むしろ、古代人が単純化していたことを示しただけである。

94

しかし、単純性には大きな力がある。オリンピックで最も重要なイベントは 100 メートル走だ。水は信じられないくらいありふれているが、本当に不可欠なものだ。私たちにとって最も大切なものは、私たちが愛する人々である。同じように、氣は非常に単純だが、非常に強力なのだ。

私はこう考えている。「氣は知的な力、どこにあるべきなのか知っている知性である。それは、病気の正反対であり、癌と闘ってくれる。もし強い氣を持っていれば、癌にさえ打ち勝つことができるかもしれない」と。

驚くことに、発生学における組織化のシステムに関して、細胞間コミュニケーションの代わりに氣という言葉を使うと、中医学のすべての教えとほぼ完璧にフィットする。細胞間コミュニケーション、すなわち氣は、後退したり「反発」したりすることができ、とどまったり、弱くなったり、生まれつき弱かったりする。氣は各臓器で異なる形を持ち、病原性のある氣が外部から侵入することもある。そして氣は最終的に細胞や組織の間の空間——経絡を廻る。

ハーバード大のチャールズ・シャン医師が「鍼灸医学に基づく成長コントロール理論」を考案した際、彼はその理論で何か予測をする必要があると考えた。彼はこの理論モデルで、結節点の領域に、細胞間コミュニケーションを可能にする高度な電気的細胞間結合があるはずだと予測し、そして実証された[6-9]。さらに同じ理論モデルで、鍼灸が身体での成長因子またはモルフォゲンを放出させると予測し、それもまた実証された[10-17]。

95

PartI 鍼のサイエンス
神が医者に話し忘れたこと

いつの日かこの理論が完全に証明されるためには、**鍼灸**がモルフォゲンやモルフォスタットの量を調節していることを示さなければならない。

シャン医師が創ったものは、**鍼灸**の新しい理論だ。この理論は、最も古くから存在する医療を説明できるほどパワフルなものであり、最も高度な現代の知識で説明できるほど最先端のものである。この理論は、**鍼灸のツボ**を身体にある生気のない地図上の線ではなく、脈打つ生体エネルギーの結節点として記述する。**ツボ**は非常に根本的で深遠なものであるため、我々が今、生物医学においてそれらを再発見していることは、決して驚くことではない。

16. ツボ(経穴)とは何か?
What are Acupuncture Points?

それでは、この新しい理論が**経絡**と**ツボ**について、我々が知っている知識と、どのようにフィットするだろうか?

鍼灸界には歴史的に長く続いている議論がある。「**経絡**と**ツボ**どっちが先に発見されたのか?」である。議論される理由の一部として、**ツボ**と**経絡**のどちらが重要かという疑問がある。古典に初めて記載されたのが**経絡**であるから、最初に発見されたのは**経絡**であると信じている権威がいる一方、**ツボ**は現実にあり、**経絡**は**ツボ**をまとめるために発明されたものだと述べる人もいる。

96

真実は時間とともに失われていく。**鍼灸**の古典は、キリスト
の物語よりも少なくとも200年は古い。それらの書物は世界最
古の医学書であり、それらの書物が現在まで生き残っているこ
とは、その中に真実があることを証明する。しかし、その書物
が最初に書かれた**鍼灸**の古典なのかさえわからない。『黄帝内
経』は紀元前2世紀頃に編纂されたとされているが、その書物
より千年ほど前に骨から作られた**鍼灸**の鍼があることがわかっ
ている[1]。

　鍼灸の理論は、それよりもずっと古くからある可能性が高い。
興味深いことに、スイスの氷河の底で、ミイラ化したアイスマ
ンがほぼ完全な状態で発見された。そして、彼の脚には奇妙な
点状のタトゥーがあった。彼は発見された「エッツ渓谷」にち
なんで「エッツィ」の愛称で呼ばれていた。インターネットに
公開されると、観察力の鋭い**鍼灸師**がエッツィのタトゥーが腰
の炎症に対する治療点と一致していることに注目し、エッツィ
の腰に炎症の痕がないか調べることを提案した。そして、CTス
キャンによって、このことが確認されたのだ。

　研究者たちがこれらの点を系統的に分析した。結果は明らか
なもので、『ランセット』誌に発表されている[1]。

　鍼灸と同様の治療法は、古代中国の伝統医学として用いられ
た時代（紀元前1,000年〜）よりも、はるか以前から使用され
てきたようである。

　アイスマンの放射性炭素年代は紀元前3,200年だ！　新たな疑
問が生まれる。**鍼灸**は正確にはどれくらい古いのだろう？（同

97

PartI　鍼のサイエンス
神が医者に話し忘れたこと

時に2つ目の疑問も生まれる。「ヨーロッパで**鍼灸**はどうなったのだろう？」。この疑問に対する答えは簡単ではないが、**鍼灸**コミュニティの個人的な知り合いに聞いたところ、スペインの宗教裁判の中で**鍼灸師**が魔女と間違えられた可能性はかなり高いという）。

　古代中国や古代ヨーロッパだけで、**鍼灸**が使われていたわけではない。古代マヤ族は、中国との既知のつながりがないにもかかわらず、彼らが病気と関連づけた身体のポイントに自然の木のトゲを突き刺していた。このことについてほとんど知られてはいないものの（私はベリーズで個人的にマヤ族の子孫から伝え聞いた）、**鍼灸**の概念はマヤ文化にも存在していたようだ。

　経絡と**ツボ**に関する直感的な事実は、一方が他方なしで存在できないということである。制御するにはメッセージ送受信システムが必要で、メッセージ送受信システムにはコントロール・センターが必要となる。**鍼灸**の**ツボ**はこのメッセージ送受信システムのコントロール・センターにあたるのだが、コミュニケーションを伝える**経絡**がなければ意味がない。それこそ、鶏と卵のように、どちらか1つだけで考えることは不可能なのだ。

　経絡は氣の通路として存在している。**鍼灸師**ならば誰もが知っているこの経絡は、細胞内連絡として機能している。**経絡**上に存在する**ツボ**は、生理的にも病理的にもこの細胞内連絡が変化する場所である。優秀な**鍼灸師**であれば、この生理的変化がどこで起こるのか知っており、さらに重要なこととして、病気が生理的な反応を変化させることも知っている。したがって、

病変の数が無限にあるように、**ツボ**の数も無限にある。

　古典的に訓練された**鍼灸師**は誰しも、身体の表面に他よりもはるかに強い力を持つと考えられる特定の場所が存在するということを、疑問の余地なく認めている。これらの場所のことを、初めて詳細に記述したのが、**鍼灸**で最も古い書物である『黄帝内経』である。これらは腕と脚のすべての**経絡**に存在し、五行穴と呼ばれ、水の流れにちなんだ名前が付けられている。以下に示す。

- **井穴**：指とつま先の爪の始まり
- **滎穴**：指とつま先の水かき部分の隣
- **兪穴**：手首と足首
- **経穴**：下腿および前腕の骨の真ん中
- **合穴**：肘および膝の折り目

　経穴を除くこれらのすべての**ツボ**が、身体の形が大きく変化する場所に位置していることは明らかである。

- 爪の根元にある**井穴**は、始まり（爪という人体の先端）の終わりを示している。
- 手の指や足の指が始まるところに**滎穴**がある。
- **兪穴**は手関節・足関節にある。ここでは、橈骨・尺骨の大きな骨が、手首の骨（舟状骨、月状骨、三角骨、大菱形骨、小菱形骨、有鈎骨、有頭骨、豆状骨）にぶつかる場所である。手首の骨は小石のように散在しており、手の骨（中手骨）に再構成され指となる。屈筋腱が靭帯と融合して手根管を形成し、動脈が分岐して深く入っていく。

99

PartI **鍼のサイエンス**
神が医者に話し忘れたこと

・**経穴**は前腕とすねにある。
・**合穴**は膝や肘に存在する。これらは、大腿骨から脛骨、橈骨から尺骨、坐骨神経から腓骨神経、橈骨神経から上腕神経、腓腹筋から縫工筋、腕橈骨筋から上腕三頭筋へと移行する場所であり、関節腔が大きな内海のように存在する場所でもある。

　経穴を除くこれらすべての**ツボ**は、同じ特徴を共有する。つまり、これらは大きく変化する領域に存在している。実のところ、これらのツボは大きく変化する領域にただ存在しているわけではなく、これらの**ツボ**自体が大きく変化する領域なのである。これらは、腕と脚を組織化している形成中心である。

　これらの**ツボ**に挟まれた領域は非常に均質になる。つまり、指、手、前腕、上腕など、かなり似ているように見える。しかし、これらの部位の間には明らかな違いがあり、だからこそ、各部位に独自の名前がついている。

　残りの**ツボ**はこの単純なルールに従う。つまり、身体で大きな変化が起きる場所に現れる。

　体幹で最も重要なツボは正中線上（**督脈・仁〈任〉脈**）にあり、事実、最も大きく変化する領域だと言える。そして、体幹の大きな筋肉の縁に沿って走るラインにも**ツボ**が存在する。

・腹直筋の白線（**腎経**）
・腹直筋と腹横筋の間（**脾経**）
・肋骨の端と骨盤の端に沿う（**胆経**）

100

- 腹直筋に沿った後、乳頭を通る（**胃経**）
- 背部の筋の隆起の間（**膀胱経**）

これらすべてのラインは、体幹の筋膜境界であり、しばしば

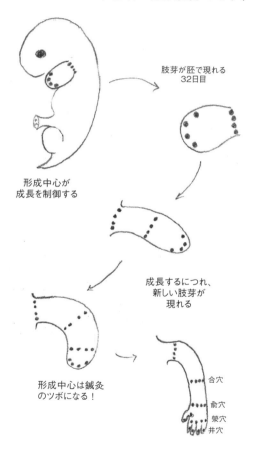

形成中心が
成長を制御する

肢芽が胚で現れる
32日目

成長するにつれ、
新しい肢芽が
現れる

形成中心は鍼灸
のツボになる！

合穴
兪穴
榮穴
井穴

101

PartI　鍼のサイエンス
神が医者に話し忘れたこと

白線といった筋膜の厚い層によって解剖学的に特徴づけられる。

　顔自体はサイズが小さい割に、比較的多い数の**ツボ**が密集している。これらのツボは耳、鼻、口、眼の周りに集中している。これらは内側（内胚葉）と外側（外胚葉）が出会うスポットであり、組織化において決定的に重要な意味を持つ場所と言える。これらの結合部は、身体の内外の連絡を意味する。頭皮では、**ツボ**は骨の間の空間と、首の筋肉の間の空間で形成される。

　古典では、身体のまっすぐな輪郭部分には、**ツボ**がほとんど配置されていない。つまり、あまり重要な位置とはみなしていない。身体の中で、カーブが急で複雑なほど、より多くの変化が起こるところほど、**ツボ**が多く見つかる。耳は、身体の表面では最も複雑な場所だ。耳を見てみると、その中の曲線や複雑さに気づく。つまり、この小さな部品には多くのことが起こっているのだ。そのため、耳全体に**ツボ**が多く散らばっているのは偶然なんかではない。

　これらの場所に**ツボ**が多いのは、「**ツボ**」だから多いわけではない。身体の発生学的な形成中心であるためだ。**ツボ**に対する中国語「節」は、正確には「結節点」「重要な接合点」と解釈できる。

　鍼灸がどのように作用するかという謎は、鍼灸の謎なのではない。実は成長の謎なのだ。あなたの肘の形成中心を取り除くと、**ツボ**を見つけることはできるが、肘は失ってしまうだろう！同じことが手首、耳、顎にも言える。こうした仕組みが機能していることをみな当たり前に思っている。身体は難なく自らを

作っていくが、このこと自体、非常に驚くべきことなのだ。中央集権的に統括する司令部は存在せず、これらの成長は全体的に起こっている。このことを「信じる」ことができるのに比べれば、**鍼灸**を信じることは容易なことだ！

　成人になると身体は、発育をやめて今や完全に成熟しているため、これらの発生学的コントロール地点の役割は、もはや重要ではなくなっている。つまり、知性を持った代謝である**氣**は、発達時により強い力を必要とすることを意味する。これは、会社がプロジェクトを立ち上げる時期に、たくさんのエネルギー、人的資源、頭脳、やる気を費やすのと何ら変わらない。そして、いったん成し遂げられれば、プロジェクトはほぼ自動的に走り出すだろう。動物の発達においても全く同じである。これこそ子供の指が再成長する理由なのだ……子供たちは強い**氣**を持っている。

　ヒトが一旦成熟したら、制御装置を立ち上げることよりも、維持する必要が出てくる。身体のシステムは次第に老朽化していくため、この維持のため新しい化学物質が利用される。科学はこの物質を表現するのに「モルフォスタット」という用語をあてた。しかし、代謝エネルギー（**氣**）が消えるということではない。それが生殖など他のことに使われているというだけである。

　鍼灸の**ツボ**は形態学的に大きく変化する領域に存在する。そして大きく変化するこれらの領域には発生学的な形成中心が必要であるという事実は、**鍼灸**に関して多くの疑問を投げかける。

103

PartI 鍼のサイエンス
神が医者に話し忘れたこと

・なぜここに鍼を刺すと変化が起きるのか？
・この変化はどのように内部臓器に伝達されるのか？
・いくつかのツボが、なぜ臓器に特定の影響を及ぼすのか？
　これらの疑問に答えるためには、**氣**の物理学へと目を移す必要がある。

17. 氣の流れ
Currents of Qi

　氣は身体を組織する力である。それは、知性を持った代謝、もしくは、よりよい表現を求めるのならば「生命力」と言える。**氣**はあなたが行うあらゆる動き、そして、肺の呼吸、ミトコンドリアの呼吸、あらゆる呼吸に存在する。

　氣がどのように身体を組織しているかを理解するために、我々はミトコンドリアから、細胞、組織、臓器へと考えてきた。我々は、40億年にもわたる細胞の協調に関して早送りして見てきた。それでも、**氣**がどう作用するかについて少ししかわからない。モルフォゲンの姿で最先端の科学を導入し、細胞が化学シグナルを介してお互い導き合うことは理解できた。これらのことは、ボスからの指令ではなく、数十億年の進化によって計画通りに自然と湧き出てきた形成中心によって支配されていることを見てきた。身体は「編み手のいない織物」[1]のようにふるまうのだ。最後に、我々は**鍼灸**の**ツボ**が存在する身体のすべての場所が、想定される形成中心の場所と全く同じ場所である

104

ことを理解することができた。

　しかし、このことはどのように**鍼灸の経絡**とリンクするのだろうか？　肘の形成中心は肘の形成に重要な役割を果たすかもしれないが、最も古い医学が結び付ける心臓や肺などの臓器となぜ関連するというのだろうか？

　身体はつながっている！　医師として私は、西洋の医者がこのことをしばしば完全に無視することを知っている。医者は眉毛一つ動かさず、患者の身体の中で起こっている複数の訴えは、各々関係がないと主張するだろう。この主張は本当に馬鹿げている。これは博識だからではなく、身体のつながりを完全に無視しているからこのようなことを言うのだ！　身体はつながっている。身体をつないでいるものを結合組織と呼び、最も至るところにある結合組織がファッシアである。

　ファッシアには決まった形がない。それ独自の形状を持っていないが、どこにでもある。この本の冒頭で述べたように、ファッシアは西洋医学において完全に無視されているので、西洋医学は中国の**鍼灸**の概念を全く理解できないのである。

　氣には通路が必要である。身体の中にファッシア以外にふさわしい通路があるだろうか？　ファッシアの層の間に完全に独立した通路を維持しながら、すべての物をつなげて包んでいく。ファッシアの通路は解剖学者によって詳細に説明されているが、彼らが説明したのはファッシアではなく、ファッシアが包んでいる組織である。あまりよい言い換えではないが、解剖学者ならこう言うかもしれない、というところで、古代道教のことわ

105

PartI 鍼のサイエンス
神が医者に話し忘れたこと

ざを言い換えると……。

「空間は、器の中にあってこそ意味がある」（やはりあまりよい表現ではない。老子に謝りたい）

氣が知性を持った代謝であるならば、**鍼灸**の**ツボ**は発生的な形成中心であり、**経絡**はこれらを接続するファッシア面ということになる。それでは、一体何が正確に伝達されているというのか？　単なる化学物質、モルフォゲン、あるいはそれ以外の何かだろうか？

鍼治療を受けた患者が特に手足でよく訴える感覚の１つが、電気的な感覚である。いくつかの**ツボ**では、特に手足末端でうずく感覚や、電気が伝播する感覚が引き起こされる。研究によると、**鍼灸**の**ツボ**は周囲の皮膚よりも電気伝導性に優れている。そして、**鍼灸**の**経絡**は、周囲の組織よりも電気伝導性に優れている[2]。**経絡**も**ツボ**もファッシアに存在する[3]。王居易医師との議論や私自身の診療経験から、私は**ツボ**がファッシアに存在することを完全に確信している。コラーゲンがファッシアの主成分であり、そしてコラーゲンには変わった導電特性があり、電気も生成する。最も重要なのは、ファッシア面の間にある液体は電気を非常によく伝導することだ。この液体にはいかなる物理的な障害もない……健康であればだが。

コンピュータが電気によって動いている現実を、我々は平気で受け入れている。コンピュータが生きているか死んでいるかの違いは、ソフトウェアか電気のどちらかが原因になることが多い。全く同じように、死（心臓死でも脳死でも）は、医学的

106

に身体の「電気的特性」によって定義される。時としてハードウェア（固形の部品）がおかしくなることがある。この場合は、少しの手術をして部品を交換する。しかし、ほとんどの場合、コンピュータが壊れる原因はソフトウェア、つまり、プログラミングの間違いである。ソフトウェアは電気によって動いており、コンピュータ内で目に見えない形で動作する。

　電気が滞っている場所やおかしくなっている場所を見ようと、コンピュータの中をのぞくのは愚者だけだろう。私たちは、電気は目に見えなくて、その効果のみ現れることを知っているので、代わりに、専門のツールと診断法を使用して、何がおかしいのかを明らかにしていく。これには精密な感知の手段を必要とするため、他のコンピュータや電気機器を使用する。石で叩きつけるのは、動かなくなった歯車を直すのには役立つかもしれないが、コンピュータに対しては乱暴すぎる。

　私たちの身体はコンピュータよりも10億倍複雑であり、さらに言えば、二進法ではなく、量子もしくはアナログでできている。感情は白・黒はっきりしておらず、たくさんの色合いを持つ灰色だ。我々の身体が時として調子が悪くなったとき、唯一それに気づける十分な繊細さを持ったものは、同等の知性と感覚を持っているもの、つまり別の人間ということになる。これは「プラセボ効果」の背景にあるものの１つである。プラセボ効果は、たいてい怪しげで、「自然に治った」だけのケースを寄せ集めているにすぎないものである。

　外科医は共感がないと非難されることがあるが、それはある

107

PartI 鍼のサイエンス
神が医者に話し忘れたこと

意味、彼らの仕事に情をさしはさむ必要がないからである。ただそれだけの理由でしかない。外科医は技術者である。結局のところ、最高の技術水準で手術を受けられることを誰しもが望んでいる。社交術は未熟であるが最高の腕を持った外科医か、社交術は優れているが腕のない外科医のどちらかを選べと言われたら、いついかなるときも私は前者を選ぶことだろう。しかし、それは、彼らが何をしているのか（いくぶん）理解しているからだ。もちろん、優れた外科医というのは患者の精神の面倒もみる。なぜなら、生命を動かしているのは、身体ではなく精神であると理解しているからだ。事実、専門の技術的能力に関係なく、共感する力があるかどうかが、外科医の訴訟リスクを左右する最大の要因となっている。外科医は神の耳をもっているわけではないかもしれないが、よい外科医ほど謙虚に耳を傾けるものである。

　コンピュータもヒトもエネルギーの不具合を抱えることがあるにもかかわらず、問題なのは、西洋医学がほぼ完全にこの現実を無視していることだ。身体には、身体の各部を結ぶ目に見えないエネルギーの網が張り巡らされている。それは、成長し、機能するためになくてはならない。何か故障が起きたとき、神経系が我々の意識に上ると気づくことができるが、それは器質的な損傷に至る前のことかもしれない。痛みはメッセンジャーであり、それ自体が問題なのではない。医師は最も敏感な器具、つまり自分自身を使う代わりに、身体の器質的な損傷を測定する機械にますます頼るようになってきている。もし、あなたの

身体がコンピュータだとしたら、風邪で医師に見てもらっても測定できないため、意味がないだろう。ウイルスが物理的に回路を壊し始めるまで待たなければならない。

しかし、この微妙なエネルギー障害こそが重要である。理由があるから症状が出る。それらは警告サインなのだ！　痛みは危険信号であり、身体があなたの行動を変えさせようとしている。痛みをなくすことで問題解決になることはめったにない。それはただメッセンジャーを消滅させているだけである。

エネルギー障害がすべての病気の中心にある。そして、それはすべての病気の前兆だと言える。あらゆる病気の中で明らかに最も「器質的」なものに属する外傷でさえ、実際のところ単に体内での過剰なエネルギーの消耗が問題なのである。

モルフォゲンやホルモンは濃縮された**氣**の一形態にすぎない。身体のコントロールには他の要因が存在する。体内の知的な制御システムはモルフォゲンを確かに使用しているが、私はそれと同じくらい電場を重要なものとして考えている。受胎の瞬間、**陰**と**陽**、精子と卵子が出会うとき、細胞の生命を本格的に始動させるものが電気である。この電気には知性がある。それは情報を伝達し、**氣**を持っていて、馬鹿ではない……**電氣**★なのだ。

生命は**電氣**に始まり、生物の命ある限り持続する。**電氣**は、発達のあらゆる段階で、そして研究されているすべての生物で見つかっている [4]。分化のまさに最初の段階——8つの細胞だけ

★［訳注］"elecQicity" 著者の造語。

109

PartI 鍼のサイエンス
神が医者に話し忘れたこと

のとき──細胞たちは「緻密化」を行い、お互いの間に細胞間結合が形成されることがわかっている。細胞たちは、電気、知的な電気、つまり**電氣**で通信するために、これらの細胞間結合を使う。次に、細胞のボールは液体の内部コアを作りだす。この変化も電流（中心部方向へ動くナトリウムイオン）によって引き起こされる。

　電流はものすごく小さく、電圧も１ミリあたりのミリボルト単位（mv/mm）ではあるが、研究されているすべての生物の発生において存在している[4]。さらに、電気は再生と治癒にも関わっている。この電気の流れを逆転させると、動物での胚の異常な発達および異常な再生を引き起こす[5, 6]。再び言うが、この電気は知性を持つ──**電氣**なのである。例えばクローン作製などで、我々が**電氣**を模倣しようとするならば、正しく行うために正確な電圧、特定の電流を使用しなければならない。心臓に電気ショックを与えるとき、コンセントから直接ワイヤーを胸と接続する医師はいない。正確な電流を使用し、場合によっては心臓のリズムに電気を同期させる。つまり、我々は電気に「知性」を加える。これは、まるでコンピュータの中を忙しく動き回っている電子が情報を運ぶ方法と同じである。これが生物学的情報を取り扱う電気──**電氣**である。

　私たちの身体の電場は普遍的だが、それが成長へ与える影響に関する研究はまだ乏しい。西洋医学は、成長因子やモルフォゲンを分離することに血道を上げた。つまり、生物物理学ではなく生化学の方に。見ようとすれば、**電氣**は至る所で見出せる

110

にもかかわらず、である。

　中国人はその存在に気づいていた。なぜなら、電気的な生物としての感受性を高めて、訓練を積めば、我々はこの**電氣**を感じ、とらえることができるからである。**経絡**はそれぞれ異なっているように感じられ、**ツボ**には異なる質感がある。このことは別に驚くべきことではない。**経絡**は異なる電気的特性を持っており[2)]、我々は「電気の身体」であることがわかっているからだ。修業を積んだ**鍼灸師**や武道家は、このエネルギーに敏感になる。彼らはこの違いを感じとって、利用しているのだ。

　イギリスで最も尊敬された**鍼灸師**の一人、ラナルド・マクドナルドは、これに関してこう記している。彼が**鍼灸**の教授の下、中国で勉強していた頃、学友で懐疑的な医師の女性が教授にこう尋ねた。

　「でも、**氣**って本当にあるんですか？」

　教授は何も答えず、代わりにその女性の手を握って、**合谷**（LI4）の**ツボ**を押圧した。すると、女性は痛みのあまり身体を折り曲げた。

　そして、教授は「どうだい、**氣**はあるだろう？」と言ったのである。

　教授は証明した。**氣**を用いなければ、圧覚点の生理学的説明はうまくできない。その証明は、他の何にもまして主観によるものである。親指と人差し指の間の水かき部分を押すと、どんなに屈強な男性でも無力になる理由を見つけてほしい。そして、その力を好きなように呼べばいい。

111

PartI　鍼のサイエンス
神が医者に話し忘れたこと

　もし氣が生物学的な電気の形として現れたなら、電気のような挙動を示すと予想できるだろう。現代社会では、電気は毎日使われているので、私たちは電気について多くのことを知っている。電気自体は水と似たような形でふるまう（注：以下は、モルフォゲン濃度勾配システムにも当てはまると思われる）。

　鍼灸の古典では、しばしば氣と水が比較される。だから、非常に多くのツボの名前に「水」という漢字が使われていたり、手足の五兪穴が、井（井戸）、滎（わき水）、兪（小川）、経（川）、合（海）と呼ばれていたりする。もし、古典が水ではなく電気の現象に頼れたなら、古典は電気を用いただろう。電気のほうが五兪穴を表すのによりしっくりくるからだ。水は莫大な量を使って力を生む傾向があるが、身体の中を動く何かはほとんど見えない。いずれにしても、水は電気と似た形で動く。

- 高圧な場所から低圧の場所へと移動する──電圧
- 流れの中で動く──電流
- 動くことで力を生む──ワット数
- 流れる水のように、分離（絶縁）することもできるが、常に経路を探して、最も抵抗の少ない通路を通ろうとする──電気回路
- 迂回できる──短絡

電気や水（もしくはモルフォゲン）を有するあらゆるシステムでは、高圧および低圧の領域が存在する。限られた空間に競合する物質が多いところでは高圧となる。つまり、低圧な場所では、物質が空間内を自由に遊走することができる。

112

身体の外側には基本的に**電氣**がないので、身体の内側は外側よりも高い**電氣**を持つことになる。**電氣**は、この勾配に沿って内側から外側へと移動する。そして、最も抵抗の少ない通路を流れる。ファッシア面はまさしくこの通路を提供する――これは内視鏡手術や、解剖の背景にある原理である。ファッシアの抵抗は非常に低いのだ。ファッシア面にある液体は、イオンが豊富で優れた電気伝導体であることがわかっている。血液を除けば他に類を見ない特徴として、この液体は、健常な状態では何ものにも妨げられずに動いていく。

　これらファッシア面が、我々の身体の中の至る所にあると理解することが重要である。手の小さな筋肉を解剖する外科医はそれに沿って動き、脳外科医が脳に到達するためにはそれを横切り、心臓外科医は胸のファッシアの周辺で仕事する。ファッシアは、あなたの組織を神のごとく細心の注意を払って包装し、つなげる。

　電氣は、組織内の細胞間を通過できるが、そこにはより大きな抵抗がある。ファッシアとは異なり、外科医はこれらの組織を切ったり、こじ開けたりしなければならない。これらの組織は通常密接に束ねられているので、切り離されることに抵抗する。外科医は、目的の組織に到達しない限り、もしくは病状でやむを得ない限り、切り離すことはしない。だからと言って、外科医が通り道を作っているわけではない。彼らは神が決めた身体の設計図に従っているだけだ。

　もちろん、**電氣**は生物学的コミュニケーションを維持するた

PartI 鍼のサイエンス
神が医者に話し忘れたこと

めにファッシアコンパートメントに入る必要があるが、これは、
ある組織が別の組織に変わるファッシアの境目で行われる。そ
こは、発生学的な形成中心が存在する自然のスポットである。
ファッシア自体は体内のほとんどの物を通すことはない。そし
て、これが電氣にもあてはまると考えるとつじつまが合う。

　それぞれのファッシアコンパートメントの端っこに、形成中
心が存在する。この場所では、エネルギーが集中するだけでな
く、より高い抵抗を持つ。リンパ系（ファッシアを通って流れ
る液体を含む）では、これらの場所にリンパ節が見出されるこ
とが多い。リンパ節はリンパ液の通路の合流地点で見つかる。
ここでリンパ液が濾過するため抵抗が生じる。鍼灸のツボもこ
こにあり、高い抵抗と高いエネルギーが合わさる場であるので、
ここでの操作はより強力になる。形成中心の向こう側に別のフ
ァッシアコンパートメントがあるので、エネルギーは移動して
いく。

　電氣はどこかに流れなければならない。内側は高圧で外側は
低圧になっている。より正確に言うと、低圧な部分は最も大き
な比表面積（体積に対する表面積の比）を有する部位というこ
とになる。ここは身体の最も外側の部分となる。指、つま先、
耳、鼻はすべてこの特性を有している。すべてのツボが、ここ
で「始まる」または「終わる」ことは偶然ではない。

　電氣は、発生学における組織化を可能とするために、内側で
生成される。それは、最も抵抗の少ない通路（ファッシア面）
を移動し、内側から外側の四肢の末端（指とつま先）へと移動

する。

これは、東洋で理解されている**鍼灸**の説明であり、電気的な組織化のエネルギーの説明でもあり、身体を貫通する回路を走る**電氣**の説明でもある。西洋は、結合組織面で働くモルフォゲンと電流としてこれらを理解している。

東洋が**ツボ**について話すとき、西洋の発生学者は形成中心について説明する。西洋がファッシア面について話すとき、東洋は**経絡**について話している。

これら2つの見解に矛盾はない。単なる解釈の問題である。西洋は**氣**に相当する力を持っていないかもしれないが、それは、発生学における自己組織化の全体的な力を説明しようとしていないからに他ならない。

経絡とは、懐疑論者が思っているような、想像やごまかしなどではない。**経絡**は、私たちの生命の血と肉を包み込む。驚くべき、最も信じられない事実は、古代中国人が何らかの形で私たちが最先端の生物実験室で発見したつながりを理解していたと思われることだ。どういうわけか、古代中国の賢者たちは、地球と同じくらい謙虚で、年を取った亀と同じくらい賢明であり、彼らの耳は神のささやきに注意を払ったのである。数千年以上も前に、彼らは、現存する最も歴史的に一貫した医学書にまとめた。道の途中で私たちはこの深い理解を失った。現代医学界の魔術師 ——外科医—— がその核心の外套を拾い上げただけだ。

神はふざけていて、外科医に**経絡**とファッシアの通路が同じ

115

Part I 鍼のサイエンス
神が医者に話し忘れたこと

であることを伝え忘れたのだろうか？　鍼灸師と外科医がこれだけの共通基盤を共有すると誰が思うだろうか!?

　東洋の**経絡**は西洋のファッシアのことであり、これを理解すると、**鍼灸**や漢方の謎は、ちょうど真ん中に傷をつけたクルミの殻のように開く。

　パートⅡで説明するが、ファッシアと発生学を考えに入れると、基本的に三千年変化していない**経絡**は、現代医学と解剖学的に完全に一致する。この議論には証拠がちゃんとある。これらのつながりの一部は肉眼ではなく電子顕微鏡の力でしか見ることができないのだが、中国人はそれを完璧に記述している（28章の「サーフィン経絡」を参照。**督脈**に関しては20章を参照）。

　中医学や**鍼灸**はでたらめではなく、そこには科学があり、その科学は発生学として知られるものであることがわかった。単一の細胞から（素晴らしく、雄大な）ヒトという生物になるために必要な旅路を理解するとき、我々は中医学が教えるつながりを理解することができるだろう。

Part II
中医学の発生学

PartⅡ 中医学の発生学

18. 陰陽に関する簡単な紹介
An Introduction…to Yin and Yang

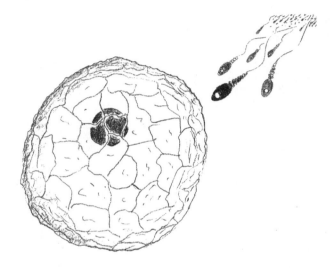

　始まりの前に、ある瞬間がある。空間に浮かんでいるロケットが千個ものミトコンドリアによって火をつけられ、惑星に向かって発進する瞬間である。ロケットは、生涯をかけたレースの最中にある。ロケットは1台だけではない。数百万台ものロケットが存在する。ロケットに搭載されている物は、爆発性の包みに巻かれたDNAの弾頭であり、この惑星の核に向かって驀進する。ここで男性と女性のDNAは結合し、新しい生命を生み出す。ロケットがその弾頭を届けることに成功すると、究極の賞品……「不滅の生命」を獲得する。

こうして、**陰陽**の世界は形づくられる。中国人が宇宙における**陽**の側面を描くとき、それは男性と炎、ロケットと爆発である。宇宙の**陰**の側面を描くとき、それは女性と大地、女流作家ジェーン・オースティンとスコーンと紅茶のセットである。

陰陽は二元性を形成し、宇宙を完成させる。中国の哲学（と科学）を理解するためには、この宇宙論を理解することが必要である。

この究極のレース──精子が卵子に到達するためのレースほど**陰陽**をうまく表すものはない。精子なら**陽**の物質を考えるのは簡単である。急速に動き、エンジン（ミトコンドリア）を積んだロケットのような形をしていて、爆発性の先端さえ含んでいる。陽は急速に生き、若くして死ぬ。しかし、卵子は**陰**の典型である。卵子は不動で、栄養分が詰まって肥えている（卵子は精子よりも数千倍大きい）が、一生漂っていられる。卵子は非常に受動的であるため、ただじっとして、精子が侵入してくるのを待つだけである。どの精子を成功させるかさえ、決めることもできない。

陰はかろうじてではあるが、永遠に生き続ける。精子と卵子の起源も**陰陽**の原理を表している。精子は外側で作られ、卵子は内側で作られる。しかし、**陰陽**は分離したものとしては存在しない。**陰陽**はそれぞれ全体の一部であり、互いがなければ存在できない。**陰陽**が融合するとき、互いを補足しあい、互いを完成させる。そして、**陰陽**の哲学が教えるとおり、互いへと変わり始める……。

119

PartⅡ　中医学の発生学

19. 道(タオ)
The Tao

〝道は一を生じ、一は二を生じ、二は三を生じ、
三は万物を生ず〟

『老子道徳経』第42章、紀元前6世紀

　妊娠するとき、精子は激しく卵子に穿刺する。これはすぐに
細胞全体に伝わり、もはや別の精子が入ることはできなくなる。
このプロセスによって細胞で電気の波が生じる。細胞核は結合
し、泡立ち、微小な電気的閃光とともにきらめく。

　この細胞は素晴らしいことを成し遂げた。新しい生命を生み
出したのだ！　……それから、天地創造の最後に神が行ったの
と同じように……細胞は1日休む。

　1日は長いようには思えないかもしれないが、異常な速さで
進む発生学の世界においては、一生の数兆倍もの長さのような
ものである。

　その後、細胞は働き始める。やる仕事は30億年分の進化を
成し遂げることである。ただし、それを行える期間は12週間
しかない！　赤ちゃんに起こる興味深いことはすべて、この12
週間で起きる。12週以降から生まれるまでの間、赤ちゃんは大
きくなるだけなのだ。

　細胞は分裂し始める。これから向かうことになる旅は、想像

120

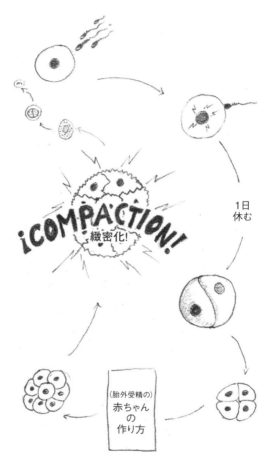

できる中でも最も素晴らしい旅である。この細胞は、あなたを構成する数十兆の細胞を形成する。最初の分裂は2つの細胞を生む。これら2つの細胞は一次元の関係（上下）である。

PartⅡ　中医学の発生学

　それから、2つの細胞は4つの細胞に分裂する。これは二次元の関係を生み出す。これで上下、左右となる。

　3回目の分裂は8個の細胞に分裂する。これは前後を加える。8個の細胞で三次元の関係――上下、左右、前後――を持つ1個のボールとなる。この時点で、上の細胞は頭部、左の細胞は左腕といったように、身体における結びつきの始まりだと言いたくなるだろう。しかし、我々の発生はその想像よりも少し厄介である。この一瞬に関する科学はYouTubeで視聴できるかもしれないが、恐ろしいほど複雑なままなのだ。

　これらの細胞は、どうやってヒトを形成していくのか？

　まずやることは「緻密化」である[1]。これは、細胞が電気で結合することを意味する。ボール周辺でラグビーのスクラムを組むようなものだ。内側は柔らかくなり、外側は硬くなる。*

　緻密化した細胞のボールは、この時点でまだ浮いている。細胞のボールは、子宮の壁で居心地のよい峡谷を見つける必要がある。生命の旅に出る前に落ち着ける場所である。ここで、ボールは成長を続けていく。

　胚は我々の進化の青写真をそのままなぞる。つまり、他の動物と同じく、卵を形成する。しかし、この卵は少し特別である。1つではなく2つの「卵黄」を持つ。これら2つの「卵黄」が2つの泡のように合わさる場所で、「平らな円盤（胚盤）」が形成される。この平らな円盤は2つの泡の間にある。これは、**陰**

＊　これは最初の2つの**奇経**――**陽維脈・陰維脈**――の起源かもしれない。

陽の境界を表す。これは肉体で形作られる「太極図」（一般的には「陰陽」の象徴としてよく知られる）である。これら2つの泡は「卵黄嚢」「羊膜」と呼ばれている。

「卵黄嚢」と呼ばれるのは、胚に栄養を与え、胎盤から血液をもたらし、栄養によって将来の臓器を形成するからだ。卵黄嚢に沿って並んでいる細胞は、内胚葉（endoderm）と呼ばれる（ラテン語 "endo-" は「内部」、"-derm" は「皮膚」を意味する）。これらの細胞は消化管と腺の内側の内壁となっていく。

発生学的な用語である「卵黄」は、中国人が陰と呼ぶものととてもよく合致する。単純化するために、胚のこの側面（卵黄嚢と内胚葉の内壁）を「卵黄」と呼ぶ。卵黄に侵入し、囲もうとするのが、外胚葉であり、外胚葉の内側を覆うのが羊膜である（外胚葉は「外部の皮膚」を意味する。これは後ほど見ていくようにとても適切な意味である）。羊膜腔とは、赤ちゃんがこの中で泳ぐことで、おなじみの場所だ。妊娠女性が破水するときの水は、この羊膜腔から漏れ出る羊水である。

羊膜腔（外胚葉）の細胞は卵黄を囲んで、途中で皮膚を生じさせる。さらに、「陥入」のプロセスにより、この細胞は脳と脊髄も作る（150ページのイラストを参照）。

卵黄は「陰」の側面である。それと同様に、羊膜腔とその内側を敷きつめる細胞（外胚葉）は、「陽」の側面である。これらは、我々を保護する皮膚と、我々を制御する脳を作る。我々の身体の外側にあり、身体で最も高い部分にある。これらの性質は、本質的にすべて「陽」である。

123

PartⅡ　中医学の発生学

　「**陽**」がどんなものかを単純化して強調するために（発生学者をイライラさせるかもしれないが）、外胚葉の内壁と羊膜腔を「羊膜外胚葉」と呼ぶことにする。**陰陽**（卵黄と羊膜外胚葉）の境界には平らな円盤がある（私はこの平らな円盤から、『スター・ウォーズ』のハン・ソロが炭素冷凍で凍らされるときの場面を想像した。平らな円盤の方はハン・ソロほど明確な形を持ってはいないが、ハン・ソロよりも生命で活気づいてはいる）。

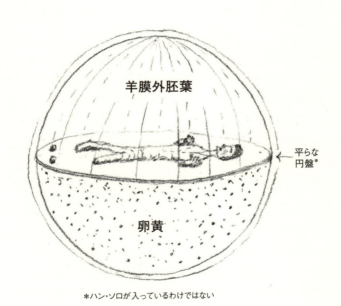

＊ハン・ソロが入っているわけではない

この平らな円盤は魔法が起こる場所である。我々が赤ちゃんとして捉えているものを形作っているものすべてはこの円盤の両側の細胞から生じる。接着双生児はこの時点で結合する。これより前に分離すれば、ただの双子となる。

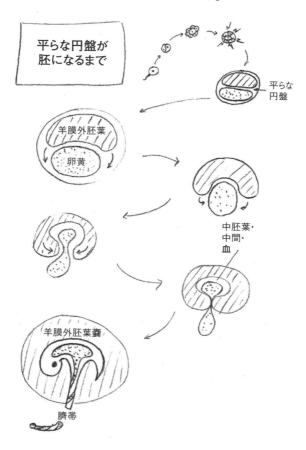

PartⅡ 中医学の発生学

　しかし、平らな円盤はずっと平らではない。ほとんど間髪入れずに、羊膜外胚葉は卵黄を囲み始める。

　まるで、大きな風船が小さな風船を囲んで飲み込むようである。まだ見える小さな風船のしっぽの部分は臍帯になり、小さい風船は赤ちゃんになる。赤ちゃんが羊膜の中で泳ぐのはこのためだ。

　陰陽（内胚葉と外胚葉の層）の間では別の層が形成される。この層は、中胚葉（mesoderm、"meso-"はラテン語で「中間」を意味する）と呼ばれ、筋肉、骨、血、腎臓、心臓、結合組織を形成する。

　この層は、中医学が**氣**（第6章を参照）や**血**と考えるものに対応する。したがって、身体は三位一体から構成されている。それらは外側、内側、中央。外胚葉、内胚葉、中胚葉。羊膜外胚葉、卵黄、**血**である。

　中医学において、この三位一体は**太極図**の記号で表される。

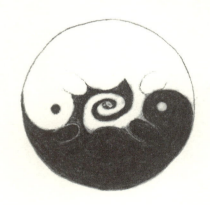

126

ほとんどの人々がこれを二元性として理解しており、多くの
人たちはこの記号には3つの要素があることに気づいていない。
陰と**陽**、そして、これら2つの間にある空間である。この（潜
在的）空間がなければ、**陰陽**は動くことができないはずだ。中
国哲学において、この空間は**氣**と考えられ、三位一体の動的側
面である。

　実際、**太極図**は別の根本にあるエネルギーからの原理的進化
を表す。初期の**太極図**はらせんの形であり、興味深いことに、
らせん型の重要性は他の多くの古代文化においても見られる[2]。
中国哲学において、らせんエネルギーは宇宙の究極的なエネル
ギーとされる。

　道教の哲学は次のように言っている。

　「**一は二を生じ、二は三を生じ、三は万物を生ず**」。1つのも
のから**陰陽**が生まれ、**陰陽**は互いに動いて**氣**が作られる。これ
ら3つは創造におけるすべてを生む。

　古代と現代の宇宙論の類似性は印象的である。初めに、ビッ
グバン（一）が物質と反物質（二）を生む。物質と反物質は互
いを打ち消しあい、エネルギー（三）を生む。そして、創造は
形となる。

　では、このエネルギーはビッグバンによって、どんな形で生
じたのか？

　最も大きな望遠鏡で大宇宙を見たり、最も強力な顕微鏡で内
なる宇宙をのぞき込むと、らせんがあらゆる所に存在している
ことがわかる。我々が知る宇宙で最も大きな構造に銀河がある。

127

PartⅡ　中医学の発生学

銀河の 60% 以上はらせんの形状となる。銀河は円や正方形など、たくさんの形になりうるが、らせんエネルギーがエネルギーの基本形であり、最も主要なエネルギーだからこそ、銀河はらせん形となった。

「万物」創造の驚異において、このらせんエネルギーは物質を異なる形状に変える。しかし、シダとフィボナッチ数列、渦と鯨鬚、オウムガイの殻とイッカクの角のように、繰り返し同じ形状が現れ続ける。我々は皆、らせんにより生きている。デオキシリボ核酸（DNA）の二重らせんは非常に小さく、50 億個の DNA を一本の髪の毛に組み込める。実際、地球上のあらゆる生物、北米の巨大な木から、細菌の中に住む最も小さなウイルスまで、このらせんエネルギーにより存在している。

創造において最も大きなものと最も小さなものが、らせんの力の証拠となっている。

らせんは非常に強い力である。なぜなら、2 つの完全に不釣り合いな力を表すからだ。仲良くできない 2 つの力が、数学的な正確性で、互いに動いていく。この数学的な正確性は、それ自体が別の力と考えることができる。中国人はこれを氣と呼んだ。

ビッグバンに関する科学では次のような数学的正確性が話題にされる。創造の瞬間に、100％の物質に対し、反物質が99.999999％存在した。すべての創造はこの反応——同等ながらも反対の存在である物質と反物質の間における小さい不釣り合い——によって生み出された。

128

陰陽は**氣**を生み出す。

欧州原子核研究機構（CERN）の粒子加速器でビッグバンの条件を再現すると、生み出される未来的（原始的？）な映像には多くのらせんが含まれている。

身体の形成も全く同じである。外胚葉が皮膚を作るために内胚葉へと動くと、乱流を生み出す。この乱流を抜けると、乱流は文字通り、らせん形になり、3番目の原始的細胞（中胚葉）を生み出す。このらせん形は成人期まで続く。デルマトーム（神経が皮膚を支配する領域）が、らせんパターンを示すのはこのためである。

ここで**氣**に関して、注意しなければならないことがある。科学が電磁気学において、電気と磁気（その両方）を全く矛盾なく記述するように、中国のものの考え方において**氣**は、大自然にあまねく行き渡る力としても、体内で働くより特異的な力としても記述される。

氣は運動を可能にし、**氣**は運動であり、**氣**は幽かなものである……しかし、身体は幽かなものではなく、固体である。身体において、中胚葉は内側と外側の間に空間を形成する。**氣**と同じように、この空間は運動を可能にし、運動を生じさせる。この空間は心臓、血液、筋肉、ファッシアを介して運動を行う。下記の通り、これらすべては運動を可能にしている。

・心臓は血液を動かす。

・血液はエネルギーと栄養を動かす。

・筋肉は身体を動かす。

PartⅡ 中医学の発生学

・ファッシアは、内臓を互いにスライドさせ、互いに成長させる。3番目の層（中胚葉）は細胞で構成されており、**氣**でできているわけではない――**氣**は物質的な基盤を持たないのである。むしろ、3番目の層は中医学の**血**と見なせる。

　これで、身体の三層ができた。羊膜外胚葉、卵黄、血の三位一体である。羊膜外胚葉は保護し（皮膚）、支配する（脳）。卵黄は栄養分を与える（消化管と腺）。**血**（筋肉、ファッシア、血液）は運動を可能にする。

20. 羊膜外胚葉 Angmion
―美貌と知性―

　平らな円盤に話を戻すと、平らな円盤は2つの側面を持っていたことを覚えているだろうか。平らな円盤の羊膜外胚葉側は外胚葉、つまり「外側の皮膚」で覆われている。外胚葉は逆側も包んで、あなたの身体の外側――実際の皮膚を形成する。

　この時点で、あなた（あるいは原始的な初期の胚）のサイズは約1ミリメートルとなる。「,」（カンマ）のサイズと形はほぼ同じである。進行するすべてのことは、信じられないほど正確に起こっていく。

　発生の3週目において、間もなく外側になる場所で、平らな円盤は特別なことをする。

平らな円盤は、その正中線の両側で、細胞の波を形成し始める。これらの2つの波は互いに向かって動き、正中線で接近するにつれて、急勾配になっていく。最後に、これらの波が正中線で出会うと、互いを完成させ、管を形成する。この管は羊膜から完全に切り離される*。

　この、**陽**の細胞の管は内部へ掘り進み、神経管になって、原始的脳と脊柱を形成する。

　あなたの脳と皮膚は異なるように見えても、同じ場所に由来する。あなたの脳と脊髄は、内側に入ってきた「皮膚」細胞なのである。

　発生学は多くの場合、見かけと違って単純である。しかし、誤ることはありうる。神経管は完全に閉まらないことがある。その場合、二分脊椎のような病態を引き起こす。二分脊椎では、下部近くの皮膚で小さな穴が空く。これは脊髄が外側にさらされることを意味する。二分脊椎は尾骨近くで生じることが多いが、神経管は尾骨から眉間の間（頭蓋脊椎披裂として知られる）ならどこでも開く可能性がある。

　つまり、羊膜外胚葉は以下の2つの主要な組織を形成する。

・皮膚

・脊髄と脳

　これらに加えて、身体全体に点在する奇妙で多様な組織がある。それは（神経）管が成長していくにつれ、管からサーフィ

＊ その通り。背部の細胞は発生学的なサーフィンのために完璧な波を生み出している……。

131

PartⅡ　中医学の発生学

ンで離れていく組織である。これは神経堤細胞と呼ばれ、発生
学の気難しい世界において、カレーの中のキュウリのようにと
てもクールな細胞である。

　羊膜外胚葉は**陽**の原始的細胞層である。太陽のように、**陽**は
外面的で、高い場所にある。**陽**は動的で動いている。男性的で
ある**陽**は支配的で、制御する！　この層によって形成される部
分は、首尾一貫している。身体の**陽**の部分として存続するのだ。
皮膚は外面的で、硬く、保護することから、**陽**である。脳は**陽**
である。脳は最も高い場所にあり、制御して、支配する臓器で
あるからだ。これらすべては陽の性質である。

　中医学において、**陽**エネルギーの**経絡**は**督脈**と呼ばれる。
「督」は、行政区の監督者の意味で「統治する」と訳せる。この
漢字は「叔父」と「目」が組み合わさって描かれ、家族の尊敬
されたメンバーが物事に気を配っているさまを表す。それゆえ、
その英語訳は "governing channel（支配する**経絡**）" である。こ
れはかなりよい英語訳と言える。

　督脈は肛門から走行して、背部の正中線を上がり、頭上を越
え、**陰経**とつながる上唇で終わる。身体が平らな円盤であった
とき、**督脈**は外胚葉の中央を上がっていく。身体が球体になる
と、背部の中央を上がっていく。

　西洋医学において、これは神経管が自らを閉じることによっ
て形成される線である。開いたままの神経管が二分脊椎を引き
起こすことが、この**経絡**を証明している。神経管が閉じるのに
失敗すると、まさに**督脈**——肛門から眉間のどこでも——の線

132

に沿って破裂が起こる。閉まらない理由は発生学的な面がくっつかなかったからである。身体の両側の間にある糊が作用せず、神経管が外側に露出する。

　この線に沿って鍼を刺すことは、この発生学的な面に接触することである。**督脈**に沿った**鍼灸**はこのようにして作用する。

　督脈はまさしく、内臓を支配し、制御している。これは栄養分を与える前面の**経絡（陰経**または**仁〈任〉脈）**とは違う。脳と脊髄の制御は、各臓器の生存で必ずしも必要というわけではない。臓器は制御する「脳」がなくてもうまくやっていける。しかし、臓器がどのようにふるまうべきかを伝えるためには脳が必要となる。脳と脊髄から伸びる神経は、消化管には速く・遅く動くように、膀胱には排尿・弛緩をするように、直腸には空にするように、他にも様々な命令を伝える。こうした支配を行うのは脳と脊髄だが、**督脈**は発生学的な制御のレベルでこのシステムにアクセスしている

　西洋医学も**督脈**を用いている。脊柱に沿った**督脈**のツボは背部の骨の間にある。これらのツボは硬膜外麻酔と腰椎穿刺で用いる場所と全く同じである。ここでは、鍼は簡単に刺すことができ、脊髄周囲の空間に血液を流さずに入っていく（血液を流さないというのは重要である。**鍼治療**の**経絡**には血液が存在しない）。局所麻酔の注射により、**督脈**が妨げられる。これ（硬膜外麻酔）を行った患者は、膀胱と腸の感覚を失うだけでなく、それらを支配できなくなるのだ！

PartⅡ　中医学の発生学

21. 身体の卵黄
The Yolk of Our Body

　我々が卵黄を持つことは理にかなっている。卵黄はすべての卵にあり、胚を養う。すべての動物の胚は、最初の数週間で同じ進化をたどる。我々の身体も全く変わらない。

　最終的に、卵黄は分解する。その残留物は臍帯を形成する。ご存じの通り、臍帯は胎盤から血液をもたらして、成長する赤ちゃんに栄養分を与える。そのときまで、卵黄の中身が、成長する胚に物理的に栄養分を与える。しかし、卵黄は栄養分を与える以上のことを行う。将来の栄養のために、すべての臓器を生じさせるのだ。

　4週目までに、卵黄は胚の反対側にある羊膜外胚葉にほぼ完全に囲まれる。こうすることで、卵黄を袋から管に変える。この管は胃腸管全体（消化管として知られる）を形成して、膀胱を経て臍帯に戻る。

　卵黄が消えていく過程で、胚は消化管と膀胱を通して卵黄の中身をゆっくり吸収していく。卵黄は5週目で完全に消え、これが栄養になる。

　しかし、卵黄によって形成される管は単純なままではない。頭部の近くで、卵黄は膨れ出て、胸部へと拡大していき、肺を形成する。

　「12インチの力（245ページを参照）」が見つかる管の中間部は周囲の組織へと拡大していって肝臓と膵臓を形成し、神秘的

134

な**命門**の部位になる。

卵黄の下部は環状になり、曲がって、折りたたまれ、腹部を満たす腸管となる。

最後に、卵黄は巻き上がって、膀胱の大部分を形成する。そして、臍を通って抜け出す。

卵黄は発生学的に**陰**である。**陰**の袋と言ってもよい。**陰**は栄養と関係している（中国哲学において、**陰**は生命の女性的、母性的側面）。初期の卵黄はこの栄養を提供し、後に卵黄は、栄養を生じさせるすべての組織を作り出す。卵黄は、食物から体によい成分を吸収する消化管と腺を作り出し、空気からの栄養を使用可能にする肺を作り出す。

さらに、卵黄は胎盤から血液を持ってくることにも関与する。胎盤は発達する赤ちゃんの栄養のための重要な器官である。

内胚葉と卵黄の「**経絡**」は**仁（任）脈（卵黄脈）**、**陰経**である。この**経絡**は口から身体の前面に沿って尿道、肛門まで走行する。それぞれの端で**督脈**に接続して、身体を一周する軌道を形成する。

仁（任）脈は多くの場合、英語で "Conception channel（妊娠の**経絡**）" と訳されるが、これは悪い英語訳である……中国語の翻訳は問題だらけだ。中国語で書かれた言葉はアルファベットとは違い、漢字には文字通りキャラクターが込められている。中国語の書き言葉はたいてい複雑であり、表意文字を用いて概念を描いている。音声に基づいて書かれた言語に文字以上の意味はないが、表意文字はより多くのニュアンスを含んだも

のとなる。意味が重複する場合があり、たやすく誤解してしまう。

「仁」の文字は2つの部分から構成される。左側のパーツは人間を表し、右側のパーツは水の入ったバケツが両端についた竹の棒を表すと考えると、水が入った2つの大きなバケツを運ぶ人間である。

この意味は様々な形で翻訳される。「持ちこたえる」「供給する」「栄養分を与える」のように。しかし、「妊娠する」という意味にはならない。"Conception channel（妊娠脈）"は妊娠において臨床的重要性があるために名づけられ、実際の機能に基づいてはいない。

「妊娠」という誤った名前で呼ばれたのは、栄養に関係するためである。妊娠の場合、「仁」は卵子（女性の卵）の栄養と胎児のことであり、身体においては臓器のことである。実際、発生学の言い回しで言えば、「卵黄脈」のほうがずっとよい名前であり、私はそのように呼ぶつもりだ。

鍼灸は、身体におけるエネルギーの線のつながりに関する学問である。このつながりの線は最小の抵抗となる線、つまり、「ファッシア」を流れる。そして、変化が生じる場所である「形

成中心」にたまる。初期の内胚葉（消化管・腺・肺の内壁）はどのように、身体の背部に固定され、身体の前面の**経絡**で終わるのだろうか？

　もちろん、すべては発生学にある！

　羊膜外胚葉が卵黄を囲むとき、小さな脱出ルートである「臍帯」を残す。この臍帯はイラストのように卵黄に接続する。

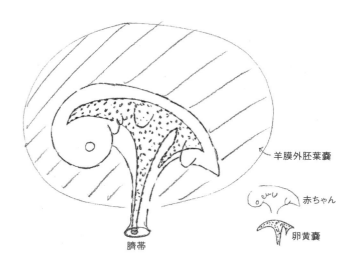

　臍帯から出てくる先端部分は、肝鎌状間膜（falciform ligament："falciform"はラテン語で「鎌状」を意味する）として知られる。肝鎌状間膜は誰しもが持っていて、これが問題を起こすことはめったにない。肝鎌状間膜は、臍帯から血液を心臓へと運ぶ。これは正中に位置しているが、出生後にほとんど消えてしまう。

PartⅡ 中医学の発生学

これこそ臍より上にある「**卵黄脈**」のつながりである。

尾部近くの小さな派生物は尿膜管と呼ばれる……。

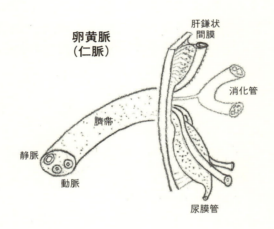

おっと、私は尿膜管にあまりいい印象を持っていない。私は自分の尿膜管がおかしくならずによかったと思う。

不運にも尿膜管がおかしくなれば、臍からおしっこをすることになる……本当である！　これは尿膜管開存症として知られる。*

尿膜管は卵黄の残りであるため、膀胱を臍につなぐ。これは臍の下にある「**卵黄脈**」（**仁脈**）と完璧に一致する。この理由

＊ ありがたいことに、外科医はとても簡単にこれを治すことができる。

で、ここには中医学の**膀胱**（と**腎**）に用いる多くのツボがある。

　中胚葉の層は胸部と口の間へと入るが、つながりはわずかである。身体のパーツが非常に近いところで生じても、身体は動いていくので、互いに遠く離れることがある。それらの部品は同じ場所で始まっても、運命は非常に異なることもある。

　これらの細胞の間にあるつながりの線は残り、卵黄の筒は中医学の**仁脈**となる。

　これを理解するのに、例えが役立つ。**卵黄脈（仁脈）**は、我々自身の最奥面との原始的なつながりである。この最奥面は宝のようなもの、あるいは、紙で包まれたプレゼントのようなものだ。

　プレゼントを紙でしっかりと包むと、紙を破かずに入り込むためには包装の境目を狙うしかない。境目は最後に包装される場所である。つまり、境目は我々にもある。皮膚でしっかりと包まれているため、最も重要な宝に接近できるのは皮膚の発生学的な境目だけである。この境目は前面の正中線で生じる。ここは皮膚（陽・外胚葉）が最後に一体となる場所である。

22. 血 Blood
―中間層―

　中胚葉は、最後の胚細胞の層である。中胚葉は、羊膜外胚葉からららせん状に出てきて、羊膜外胚葉と卵黄の間にある空間を

PartⅡ　中医学の発生学

占める。中胚葉は、多くの人々が身体と考えるもの、つまり、筋肉、骨、血液、脂肪を生じさせる。

　中胚葉はこれらを生じさせるものの、栄養分を与える能力はない。栄養については卵黄の生成物に任せることになる。それから、中胚葉は制御・支配する能力もない。羊膜外胚葉嚢に任せるしかない。それにもかかわらず、中胚葉は身体を構成する大半を占める。

　中胚葉は運動を可能にする。身体の外側で、全身を動かす筋肉と骨を形成する。中胚葉は栄養分とエネルギーを動かす血管と血液を形成する。消化管の周りと横隔膜で内臓を動かす筋肉を形成する。血液を汲み出す心臓の筋肉を形成する。

　中胚葉はファッシアも作り、ファッシアは協力する知的な物質、言い換えれば、鍼灸の理論で氣と呼ばれるものを動かす。中胚葉は身体の軸となる腎臓と心臓を作りだす。心臓は、胚形成と生命において最も重要な臓器として認識されている。中医学において、腎は心と同じく重要とされており、心の陽に対して腎は陰である。このように考えられるのは、腎が貯蔵するものに理由がある。それは中医学が我々の生命内部にある「三宝」の１つと考えるものの起源「精」である。

140

23. 精 Jing
万物たるもの

精は生命の源泉、両親から受け継いだ**陰陽**の錬金術であり、我々の肉体を構成するものである。**精**は身体から湧き出て、花開き、実を結ぶ生命の種である。このエネルギーは**腎**内部に貯蔵される[*]。**精**は身体を作り、その発生を導き、成人期にその変化が現れる。**精**の低下は老化を導く。

あなたがもっと欲しいと願うものが１つあるとするなら、それは**精**かもしれない。一日18時間働けて、昼食時にも山を登ることができるような（うっとうしい）人は、病気に悩まされることなく、永遠にこんなことを続けることができるかのようにみえる。このような人は大いなる**精**を宿している。道教では**精を三宝（精、神、氣）**の１つとする。これらは長い人生で育んでいく必要がある。**精**は遺伝学に似ているが、究極的には異なる。

遺伝学は素晴らしい科学であるが、これから見ていくように、いくつかの欠陥がある。

遺伝学は正確ではなく、確率を与えてくれるだけである

「不完全浸透（ペネトランス）」と呼ばれる遺伝子の特性がある。これは遺伝学

---

[*] この理由については「扱いにくい臓器」（185ページ）を参照。

PartⅡ　中医学の発生学

者にとって、とてもしんとーい（しんどい）ものである（つまらないダジャレで申し訳ない）。遺伝子のためにあなたがどれくらいひどい目に遭っているかに関して、遺伝学者が正確な情報を与えられないのは、これが理由である。

　不完全浸透は、医師と遺伝学者以外にはほとんど知られていない。ある人の癌になる確率が「57% です！」となるのは不完全浸透のためである。現実として、個人が癌になる確率は 0% か 100% であっても、だ。これはおそらく遺伝学で最も重要な点である。そのため、遺伝学はいつまでたっても統計科学の域を出ない。

　どの遺伝子を持っているかと、どの遺伝子が表に現れるかの違いには「顕性★（dominance）」が関連する（遺伝学者は明らかにヘンタイであることはごまかしようがない）。表現型は顕性の形質である。目に見えて、把握できるものだ。一方、遺伝子型はあなたが持つすべての遺伝子であって、それが用いられているかどうかは関係がない。この違いは、なぜ兄弟が非常に異なるのかを説明するうえで、いくらか助けになる。

　誰でも体格や体質、能力などを決める遺伝子を少なくとも 2 つ持っている。一つは母親、もう一つは父親からである。これらの遺伝子が同じであれば、青い眼のような結果が単純に現れる。だが、これらの遺伝子が異なる場合、身体はどちらか 1 つを選ばなければならず、片方の遺伝子が顕性となる。眼の色の例で

───────────────────────────
★［訳注］以前は「優性」と呼ばれていた。「顕性」を表す英語 "dominance" は「女王による調教」を意味する。

142

言えば、青い眼と茶色の眼の両方の遺伝子を持っている場合、茶色い眼となるはずである。これは、茶色の眼の遺伝子が顕性であるためである。ところが、茶色の眼の遺伝子を持っているのに、青い眼となる場合、茶色の眼の遺伝子は「不完全浸透」と呼ばれる。

　眼の色の特性、または表現型の遺伝子コードは単一であるため、単純であるが、他の表現型はもっと複雑である。例えば、身長には複数の遺伝子コードがある。すべての遺伝子は他の遺伝子によってオフにされる場合がある。つまり、顕性の遺伝子であっても、表れる機会を持てないことになる。

　遺伝学のうさぎの巣穴はまだまだ深くなっていく。ヒトのDNAが持つ60億の塩基のうち、90％は「ゴミ」であるとされる。

　遺伝子の科学が発展するにつれ、この「ゴミ」DNAは決してそのようなものでないことも理解されてきている。いろいろな働きがあるが、そのうちの1つは、DNAのある部分を作動させなくし、別のある部分を作動させる、と考えられている。DNAは完璧なフラクタルである。小さい単位は大きな単位を模倣し、全体は折りたたまれる。DNAにアクセスできるようにして、DNAを働かせるためには、DNAが展開される必要がある。

　コンピュータにあるすべての構成要素は、プロセッサを助けるために不可欠であるのと同様に、ゴミDNAは「お助け」DNAのように作用するのかもしれない。

143

PartII　中医学の発生学

　ゴミ DNA は決してゴミなんかではない。正確に言えば、ゴミ DNA に関する我々の知識のほうがゴミなのかもしれない。
　つまり、遺伝コードをわかっていても、大きな問題があることになる。コードそのものが信頼できないのだ。顕性の遺伝子は必ずしも顕性ではなく、遺伝子は互いに影響しあい、予測するのが難しくなる。そして、DNA の 90％にはまだ理解されていない機能がある。

遺伝学は人格にはあまり関与しない

　人格は遺伝子[*]に巨大な影響を及ぼす。しかし、遺伝子は人々の人格を部分的にしか説明できない。同じ遺伝子と全く同じ遺伝子型をもつ双生児が、人格において非常に異なることもある。人格はすべてのものの中で最も微細で、最も霊妙で、最もとらえどころのないものだ。もし、人格が遺伝子の微細な発現から生じるなら、奇妙である。人格は遺伝子にはるかに強くフィードバックするからだ。命知らずの人が命をかけたり、色情狂がセックスを求めたり、修道僧が修道女になったりする（そんなことが実際にあったと私は確信している）理由が人格である。
　人格は、遺伝子をまとめて危険にさらしたり、ジワジワと死ぬように導いたり、あるいは自由奔放に子孫を増やすように導いたりする。一卵性双生児の研究によると、同じ遺伝子を持っ

* 遺伝子特性の「発現」に対して。

ているにもかかわらず、生殖と性欲に対する気質でさえも異なる。片方の双生児が同性愛者である場合、もう片方が同性愛者である確率は50%未満だ[1]。遺伝子が生命で最も重要なものであれば、子孫を残すかどうかの決定権くらいは遺伝子が握っているんじゃないかと思うかもしれない。

究極的に、遺伝学はとてもぼんやりした科学である。そのため、初期の遺伝学のパイオニアが示した壮大な約束と展望がまだ実現されていない。私の予測を言えば、遺伝子がどのように疾患を生じさせるかに関しては、20年後でも初歩的な理解しか持っていないだろう。

遺伝子は隠れることができて、「選択肢」のようなもので強制されるなら、遺伝学の理論はこれを考慮しなければならない。一部の人々が病気になり、他の人々が病気にならないのはなぜか。それに答えるには、どんな遺伝子コードを持っているか、ということのみならず、それらがどのように相互作用しているかも問わねばならない。相次ぐ研究により、精神状態と健康がつながり、遺伝子はその一部でしかないことが確認されている。この側面は研究において「生活習慣」として語られるが、「人格」と言ってもよい。

中医学の精と神はこれに近い。神は人格や霊性であり、生まれつきの力、精と相互作用する。精は受動的ではない物質であるので、そういう意味では、精は遺伝子のようにふるまう! 精は他を圧倒し、栄えるために身体に生まれつき備わった能力である。

145

PartⅡ　中医学の発生学

　精とは多様な遺伝子のセットではなく、全体論的な意味の力である。映画『ガタカ』（Gattaca は DNA の塩基、グアニン〈guanine〉、アデニン〈adenine〉、チミン〈thymine〉、シトシン〈cytosine〉に由来）の主人公は、遺伝的に劣った存在として烙印を押され、そこから立ち上がる。遺伝子の統計が何を言おうと、主人公には素晴らしい**精**があるのだ（素晴らしい**神**を持っているからでもある）。

　遺伝子は統計にすぎないが、**精**は本物である。

　中医師は人が良好な**精**を持っているかどうか確認するのに遺伝子を用いない。むしろ、人が持つ特定の身体的属性を見る。中医師はバランスと力強い顎を見るために顔を見る。髪の毛と白髪の状態を確認する。歯と虫歯について尋ね、聴覚を確認する。

　驚くべきことは、これらすべての身体的属性が単一の細胞集団から生み出されるということだ。厳格な発生学の世界において、それは剣を用いるユマ・サーマン、宇宙へと向かうイーサン・ホークと同じくらいセクシーな細胞のグループである。サーフィンさえも行う、とてもクールな細胞のグループでもある。

　次の章では、発生学のサーフィンを行うスター「神経堤細胞」を紹介しよう。

24. 発生学のサーファー
Embryological Surfers

　「神経堤細胞」と同じくらい医学生に恐怖を感じさせる言葉は

ほとんどない。例外は「口述試験」「ドラッグの押収」「学部長があなたに会うそうです」くらいだ。

　まず、その名前である。ゴテゴテした医学用語に慣れていない者にとって、その名はギリシャ語で書かれているように思えるかもしれない。もちろん、ギリシャ語なのだが。「神経堤細胞（neural crest cell）」のギリシャ語 "neural" は「脳組織」を意味する。神経堤細胞は、神経管を形成する細胞で生じる波の堤防（crest）を形成する。そのため「神経堤細胞」と呼ばれているのである。

　第2に、神経堤細胞は細胞の中でも最も動的で、興味深い。神経堤細胞は発生学の最高のサーファーである。神経堤細胞は一見ランダムで、大きく区切られた身体の部分に、滑らかに、そして楽々と入り、多様で重要な役割を担う。

　しかし！　医学生にとって不幸なことに、他の三層（内胚葉、外胚葉、中胚葉）と違い、神経堤細胞が行うことには論理が全くないように思える。神経堤細胞は奇妙で、しかも不可欠となる多様な機能を持っている。

- 神経堤細胞は歯の象牙質（エナメル質形成で重要となる層）を形成するが、歯の他の部分は形成しない。
- 神経堤細胞は、顔を構成する頭部の軟骨を形成するが、軟骨のみしか形成しない。
- 神経堤細胞は、腎臓（副腎）においてアドレナリンを作る細胞を形成する。そして、心臓の伝導路と中枢を作る。

PartⅡ　中医学の発生学

・神経堤細胞は副甲状腺を作る。副甲状腺は甲状腺深部に隠れており、甲状腺を手術する外科医とロボットにとって面倒な難題である。
・神経堤細胞は脳全体と神経系の支持細胞を形成する。

これにより、現実では何の役にも立たないが、見事な医学生の試験問題を作ることができる。

「交感神経系の神経叢はどこから発生するか？　a: 神経堤細胞、b: 中胚葉」

　神経堤細胞が遊牧民のような生活をする理由は、医学生を苦しめるためというわけではないだろう。しかし、医学生をさらに苦しめるような事柄が他にも……。

　神経堤細胞は脳、脊柱、皮膚が生じるのと同じ部分である外胚葉から生を受ける。神経管を形成する外胚葉の波は正中線で合流する。そして、この波の波頭にいる神経堤細胞はサーフィンをする。

　そのように書いてある発生学の教科書はない。しかし、神経堤細胞は本当にサーフィンをする（不活化プラスチック・ビーズを神経堤細胞と同じ場所に挿入すると、神経堤細胞と同じ場所にたどりつく）[1]。そして、いつでもサーフィンをするわけではない。神経管が正しく「波の空洞」を形成するときのみである。

　神経管は非常に重要である。神経管は続けて、脳と脊髄を形成していく。しかし、神経堤細胞はあまりにクールすぎてとど

148

まることがない。神経堤細胞が行うことは、発生学においてユニークである。正常な発生学的成長は秩序だっており、規格化される。モルフォゲンは形成中心から広がり、整然とした成長線を作る（パートＩを参照）。細胞が線から外れ、必要とされなくなると、とてもいい人が気落ちするかのように自殺する。これはアポトーシスとして知られる。サーフィンの例えをまた用いるなら、我々に指があっても水かき_{パドル}がない理由である。

　しかし、神経堤細胞はこのプロセスを無視する。実際に、神経堤細胞はアポトーシスの影響を受けずに難攻不落の組織を移動していく。クールすぎて学校にはあわず、見つけるのが困難な場所に滑り込む。神経堤細胞は最も重要な場所で最高にクールなことを行う。あるものは耳で最もちゃちな（「ちっちゃな」ではない）骨を作り、あるものは神経の周りのシュワン細胞、またあるものは心臓の弁膜を作る。

　これらの組織は間隔がかなり離れていて、特別な意味をもつ領域にあるだけでなく、どれも極めて重要である。神経堤細胞が形成する組織の量は、身体ではそれほど多くないことを考えると、神経堤細胞の持つ影響は大きい。

　実際、これらの細胞は、我々が複雑になっていった進化の時点で出現している。神経堤細胞は複雑になるために必要な知性の現れと言える[2]。この細胞がなければ、我々はまだクラゲ、またはよくても三葉虫のままであっただろう。

　この点は強調される必要がある。神経堤細胞がなければ、我々は原始的な無脊椎動物であっただろう。神経堤細胞は、文

149

PartⅡ 中医学の発生学

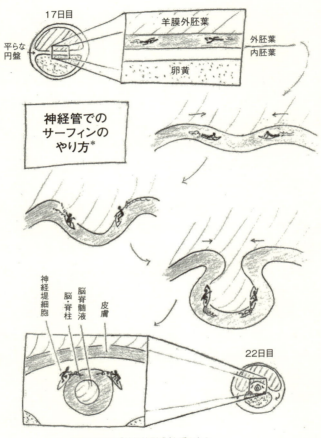

*発生学者が「神経管形成」と呼ぶもの

字通りの意味でも、比喩的にも、また発生学的にも、胎児期に根幹となる背骨を通してくれた！

神経堤細胞は背部の中央にある薄い線から始まるが、完璧な正確さで身体中に点在していく。神経堤細胞はどこに行くのか、着いてから何をするのかを、どうしたらわかるのだろうか？

　誰にもわからないだろう。発生学が解読しようとしている謎である。発生学的な面、またはファッシア面では神経堤細胞の運動を説明できない。むしろ、神経堤細胞は細胞分裂してから、どこへ行く必要があるか探すようだ[3]。しかし、神経堤細胞はサーフィン狂ではない。成長を導くのを助け、臓器の形成において重要なものである。例えば、神経堤細胞がなければ、心臓はたるんで、役立たず、消化管は動くことすらできないだろう*。

　ある意味で、神経堤細胞が示すものは、大きな組織的エネルギー、または**氣**である。この強い**氣**はカオスから秩序を生じさせる。発生学的なレベルで、力強い**氣**は**精**の発現である。

　強い**精**は強い歯に反映される。そして、神経堤細胞はこれらの歯を作る。弱い**精**は白髪、難聴として反映される。神経堤細胞は色素細胞と耳の骨を作る。**精**は下垂体（神経堤細胞はこれを作る手助けをする）によって制御される少年から成人男性への発達を表す[4]。**精**は見事なファッシアの構造と力強い顎として示される。これらすべて神経堤細胞によってつくられる。

　神経堤細胞と生まれつきの力、**精**の間の類似はまだある。神経堤細胞は、我々の寿命を決める心臓の結合組織を作る。十二指腸において神話的な**命門**に灯された火でもある（245ページ

＊　これはヒルシュスプルング病として知られる。

151

PartⅡ　中医学の発生学

の「12インチの力」を参照）。

　良好な**精**を示す指標と神経堤細胞の間には類似はあるものの、それらは異なったものである。神経堤細胞は**精**というよりも、生まれつき持っている組織化エネルギーの力を示す。発生学者は神経堤細胞について、我々を複雑にしてくれる細胞と説明する。中医師はこれらの特徴を強い**精**を示すものとして説明する。

　組織化のエネルギーが弱いと、神経堤細胞が生じないか、または生じても、うまく機能しないことになる。多くの組織は影響を受けると生きていけなくなる。顔、顎、耳が影響を受けると、弱くなり、形成が不十分となる。顔の異常な発生だけでも、少なくとも700の遺伝子異常が存在する[5]。

　医師はかつて、顔の特徴から、原因未解明の遺伝的問題があると思われる児童のことをFLKと記していた。これは"Funny Looking Kid（おかしな顔の子供）"の略語である。患者が医師の記録を閲覧できるようになり、その略語は消えたが、顔の異形症、神経堤細胞と、弱い**精**の関係は残っている。

　中国人が弱い**精**を示すものとして、これらの指標を選んだ理由は、これらの特徴が組織化のエネルギーの不足を示すからだ。医学生にとってよい知らせは、神経堤細胞には確かに論理があるということだ。神経堤細胞は発生学的な知性、いや、天才性の象徴である！　トカゲから鳥、哺乳類へと脊椎動物の生命に関するすべての驚異は神経堤細胞の力を表すものだ。それはカオスから秩序を生じさせる力である。このエネルギーが弱い場合、発生のもととなる土台も弱くなっている（ロスリン研究所

152

がスパークと奇妙なセックスに取り掛かったとき〈第7章を参照〉、最初の276回の試みは機能しなかった。それらの失敗は試験管内部では収まらなかった。多くの動物は多すぎる手足、複数の頭部を持って生まれた。これらの突然変異したクローンは異常な遺伝子〈定義上、クローンは同じ遺伝子を持つ〉によるものではない。それは異常な**精**によるものである。神経堤細胞が乱れてしまい、違いが生じたのだ)。

神経堤細胞は組織化の究極的な知性である。そのため、生まれつき抱える健康問題を示す良い指標となる。

なぜ、神経堤細胞はこのような遊走をする必要があるのか？例えば、顎を覆っている細胞はすべて、骨細胞を形成するのに必要なDNAを含んでいる。しかし、進化はこの顎の細胞が、神経堤細胞を生じさせる背部の特定の部位から来るように定めた。たまたま周りにいる細胞ではだめなのだろうか？

心臓の刺激伝導系と消化管にある神経系の細胞、そしてアドレナリンを作る副腎の細胞でさえも、すべて、神経系と密接な関連がある。これらすべては、神経細胞と神経伝達物質を生み出すので、脳と同じ貯蔵物から生じる必要があるのは理解できる。

ではなぜ、顎の細胞、歯の象牙質、内耳の骨がこの広大で難しい（細胞）移動をわざわざ行うのだろうか？　繰り返すが、すべては進化にある！

私は、神が我々を創造した、と考えるのが結構好きなのだが、神は世界の要素をまとめて配置して、さてどうなるか……とい

ったなりゆきで我々をつくられたのだろうか？　神は自由放任の無秩序主義者……なのだろうか？

無秩序からこの驚くべき秩序が現れた。胚が成長する順序は、我々の原始的な先祖の進化を反映する。

神経堤の発達で見られるこれらすべての移動は、重要な進化の飛躍である。顔の構造は、空気と水から食物を濾過するための喉を生じさせた。心臓の結合組織が重要な役割を果たし、心臓は強くなった。発生学的に水生から陸生へと発達し、腎臓は変化した。

神が聖書の教えと全く同じ形で我々をつくったのなら、神は恐竜をわざわざ捏造しただけでなく、DNAの証拠も捏造したことになる。一体どれほどめちゃくちゃな神なのだろうか？　神経堤細胞は進化のかなり遅い時期に現れたが、その存在は世界にいる脊椎動物の生命の驚異をすべて説明する。神経堤細胞が通る通路は広大な進化の飛躍を表す。論理的な進化の道行きが非論理的な飛躍に見えるのは、進化の歴史が何百万もの世代交代の上に営まれてきたからだ。

発生学者は、神経堤細胞が4番目の胚葉なのではないかと思案するかもしれない。しかし、道教はさらにその上を行く。ただし、道教は大きさの階級を少し間違っている。三は「万物」を生じさせるどころか、世界における脊椎動物の生命種「一千万物」を生じさせるのだ。

神経堤細胞は組織化と複雑性のピークで生じる。神経堤細胞の力はいわゆる**精**である。

中医学は**精**が**腎**に貯蔵され、**腎**は脳と脊髄を生じさせると記述する……それがなぜかを理解するためには各臓器を見ていかなければならない……。

Part III

命門と6本の経絡

PartⅢ 命門と6本の経絡

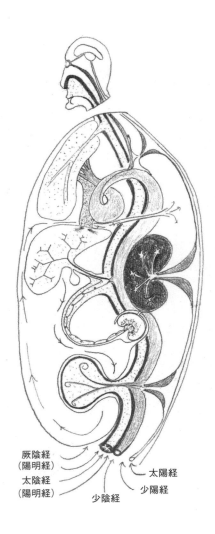

厥陰経
（陽明経）
太陰経
（陽明経）
　　　　少陰経

太陽経
少陽経

158

三陰経
The Three Yin Channels

　胚はより複雑さを増す準備ができた（あなたの準備はできているだろうか？）。1つの細胞がたくさん増えて、ぎっしり詰まって卵黄を形成し、「平らな円盤」を作り、円盤自体が巻き上げられて、卵膜の中に浮く小さい胚が形成される。

　この段階の胚には、背中と脊髄がある。次は臓器を形成し始めなければならない。これは身体を縫うようにして進む6つの大きな空洞を通して行われる。この6つの大きな空洞は鍼灸で**経絡**として用いられるものだ。

　これら6つの空洞はすべて、上部と下部、**陽**と**陰**を持つ。そして、これは中医学が主張する12個の臓器の基礎となる。

　さらに言うと、6つの空洞は、後から前へと配置され、その配置も別の**陽**と**陰**の現れである。

　身体における空洞の配置は、中医学でいうところの6層を生みだす。これから見ていくように、これら6層はあまりに見事に、解剖学的・発生学的な意味で、完璧に理にかなっている。

・太陽経（TaiYang）

・陽明経（YangMing）

・少陽経（ShaoYang）

・少陰経（ShaoYin）

・太陰経（TaiYin）

・厥陰経（JueYin）

159

PartⅢ　命門と6本の経絡

　これら6層を158ページの図で示す。
　なぜ6層なのか？　これは単純に組み合わせの問題である。3層（「羊膜外胚葉」「卵黄」「血」）はそれぞれ分裂する。発生学者と解剖学者がこれらの空洞のイメージを描くと、大きな空間を描くこともあるが、実際のところ、空間はほとんどない。**「太極図」**の絵★や開いていないスーパーマーケットのビニール袋のように、空洞の間の空間はほとんど見えない。
　空間は潜在的空間である。これらの潜在的空間が**経絡**となる。

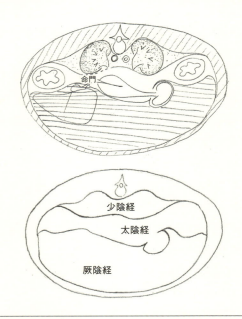

★　［訳注］太極図の黒い部分と白い部分に全く隙間がないことを示しているのであろう。

経絡において「臓器」は2つ1組になる。

- **少陰経**（西洋医学が「腹膜後腔」と呼ぶもの）では**心**と**腎**
- **太陰経**（西洋医学が「前腎傍腔」と呼ぶもの）では**膵・脾**と**肺**
- **厥陰経**（腹膜、横隔膜、心膜）を通る**肝**と**心包**

これらの**経絡**または空洞は、西洋医学でも知られている。しかし、西洋医学では「コンパートメント」として語られる。パートⅠで述べたように、コンパートメントは住宅の部屋に似ている。部屋の壁はファッシアでできている。唯一出入りする方法は窓かドアだ。ファッシアは非常に力強く、部屋の壁のように通過することはできない。住宅では通路を用いる必要がある。

あなたの身体は住宅全体のようである。あなたの家と同様に、部屋はすべてつながっている。例えば、上下の階段、あるいは隠れた戸口（これは**命門**にあてはまる）もあるかもしれない。

もう一つ、住宅と似ている点は、これらの配置は見ようによっては非常に単純であり、これ以上踏み込んで難しいことを考える必要はないということだ。住宅の部屋に異なる役割があるように、身体も同様である。しかし、住宅はその構造を変えない。

これらの変わった西洋医学的な名称（前腎傍腔、腹膜腔、後腹膜腔）は、ダイニング、キッチン、勉強部屋など部屋の名前のようなものである。つまり、名前はそこまで重要ではない。重要なことは、これらのスペースが家の異なる部屋、コンパートメントを表すことである……これらは**鍼灸**の**経絡**の一部となる。

本書と**鍼灸**は、部屋の移動方法と各部屋の役割に関して説明

161

するものである。ダイニングルームを台所につなげて、食事を楽にするのと同様に、身体も様々な臓器をつなげている。

前述した西洋医学の用語も示す必要がある。本書の核心は西洋医学がいかに中医学を実証するか説明することにあるからだ……私ができるのは、仲間の医師がこれらのコンパートメントを説明するのに馬鹿げた名前を用いたことを謝るしかない……。

臓器と**経絡**は、胸部と腹部の間にある筋肉の脂肪層、横隔膜を通してつながなければならない。臓器と**経絡**は横隔膜において、わずか３つの開口部を通してつながっている。

- 大動脈（**心**と**腎**――**少陰経**）
- 食道（**脾・膵**と**肺**――**太陰経**）
- 大静脈（**肝**と**心包**――**厥陰経**）

好都合にも、これら３つの開口部の配置は、中国人が**経絡**を配置するのと同じ順番である。

- 大動脈は後面（**少陰経**）
- 食道は中央（**太陰経**）
- 大静脈は前面（**厥陰経**）

これらの通路は、血液と食物だけでなく、エネルギーと情報の通路も表している。

これに関する東西医学の一致は見事であるが、**経絡**を本当に理解するためには、臓器自体を理解しなければならない。

中医学の臓器は、西洋医学の臓器よりもずっと興味深い。第一に、中医学の臓器は個性を持ち、これらの個性を（適切に言えばホルモンを介して）伝達している。

25. 少陰経 ShaoYin (Lesser Yin)

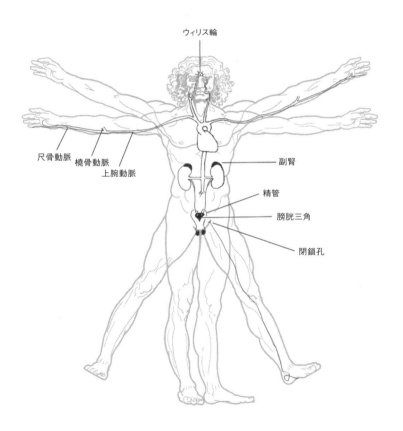

皇帝

〝心は君主の官なり。〟

『黄帝内経素問』第8章、紀元前2世紀

心は我々人間の中心である。ここは我々の感情が住み、ホルモンが鼓動し、命を「感じる」場所である。

心は最初に現れる（固有の）臓器である。その鼓動は神経堤細胞に含まれる神経エネルギーによって組織される。それは物質の中にある精神（「**精**」の中の「**神**」）を表す。

心臓が止まる瞬間、人は死亡する。酸素とブドウ糖の細胞供給が消えるまで数分間あるのだが、身体が生き続けることはない。つまり、心臓発作の患者が床に倒れて、助けを求めて叫んだり、心臓が止まったことを訴えたりすることはない。

なぜなのだろうか？

すべての組織には酸素とブドウ糖が数分間分は残っている。脳の細胞は機能できるはずだし、筋肉もまだ収縮できるはずだ。しかし、心臓が止まった瞬間、これらは死ぬ。心停止が起こったばかりの人は動いて、救急車を自分で呼べるはずなのに！

しかし、心臓死とはそのようなものではない。それは明かりのスイッチが切れるように瞬間的なものだ。生理機能的な血液供給の中断という生理学的な理屈で説明するのは意味が通らない。そういうことなら時間がもっとかかるはずだ。

心臓が鼓動するのをやめることは、ポンプの故障などではな

く、破滅である。中医学は、心が単純なポンプであるとは全く考えなかった。『黄帝内経素問』には以下のように明白に記載されている。

「心は君主の官なり。神明これより出づ。（心は君主に相当する。心は人間という存在の中心にある火であり、ここから神が放出される）」

詩人と芸術家はこの永劫の真理を理解していた。ここ 400 年間でこれを否定したのは、冷たい、合理的な科学だけである。文学には**心**の優越性を言及する文がたくさんある。

「Follow your heart（心に従え）」
「Listen to your heart（心の声を聞け）」
「A heart-to-heart（心と心で通じ合う）」
「Have a heart（情け深い心を持て）」

詩人は、我々の中心にある**心**の役割を理解していた。心の役割がただのポンプ機能に格下げさせられたのは、我々の文化が頭でっかちで感じることが少ないものになったから、ということに尽きる。ウイリアム・ハーヴェイによるポンプとしての**心**の発見は、決して感情の重要性を退けるものではなかった[1]。

思考は我々の脳で生じる。そして、西洋社会は思考、演繹的推論、論理に極度に支配されている。感情と情動は、非科学的であてにならないものとして締め出された。それらは反科学的であり、突き止められないものであり、再現できないものであ

PartⅢ 命門と6本の経絡

る。ある日には何かを好きになり、翌日は嫌いになる。そんなことにどのような意味があるだろうか？

西洋医学は、我々の精神の中心は脳であると考える。人が残虐行為を行うと、心臓ではなく、その人の頭で何がおかしいのかと考える。私に言わせれば、そういう場合、たいてい心臓に問題がある。同様にまた、科学者は愛がどこにあるのかを説明するために、脳機能のPET画像やMRI画像を詳細に調べる。しかし、私がこれから示すのは、愛は頭部で処理されるだけで、愛を感じられるのは心臓であるということだ。

皮肉にも、心臓が感情にどれほど重要なのかを示したのは現代医学である。

人間関係と心臓発作に関する研究はとても目ざましく、愛し合っている人たちの間で生じるものを瓶に詰めて、薬剤として販売できれば、世界で一番のお金持ちになれることだろう。

研究が示したのは、実際のところ、心臓発作を回避するための最も重要な要素の1つは（喫煙をやめ、運動することに加えて）、愛情のある関係を持つことである！[2]

さらに言えば、あなたが心臓発作を起こしたことがあるなら、薬を飲むことを忘れていい。本当に必要なのはあなたを愛し、聞いてくれる夫や妻である。このような人がいれば、発作から15年間生きる確率が3倍高くなる！[3]。

悲しいかな、愛する人が死ぬときは気をつけることだ。傷心は本当にある。死別後の最初の日には、残された人が心臓発作にかかる可能性は21倍高くなる[4]。突然の死別を経験した人が

罹患する「たこつぼ心筋症」*という病態があり、治療できずに心不全や、死にいたることさえある。医師はこれを「ブロークン・ハート・シンドローム」と呼んでいるが、それはおそらく、「たこつぼ」という日本語を発音できないからだろう。不思議なことに、その治療は「本物の」心臓発作を起こした人への治療と同じである。感情に関して時間をあまり割かない西洋医学でさえ、その原因は傷心であると認めている。

　女たらしも、次のことを知っておくべきだろう。最近の研究は、男性が妻ではなく、愛人と一緒のときのほうが突然の心臓発作で死ぬ可能性が2倍高いことを示している。不貞行為をしている心臓は、病気の心臓でもある。

　しかし、これだけでは終わらない。現在、多くの外科医が行っている心臓移植後の人格変化に関して非常に多くの症例報告がある。心臓移植を受けた患者でよくある話として、心臓から新しい記憶を受ける。ドナーのかつての恋人に恋する。ドナーの趣味を始める。好みがそれまでと全く変わってしまう……これらのことは、まるで心臓が保持しているかのようである。性的指向が男性から女性に変わることさえあるのだ[5]。

　その通り、これらは偶然の一致、または薬剤の副作用であろう、ということで片づけられている。しかし、ひとと愛で結びついた心臓の話を聞いても信じないのは、あまりに冷たい人間

---

*「たこつぼ」とは、たこを捕獲する壺を意味する日本語で、心臓がこの壺のように膨らむことに由来する。これは心臓が弱くなりすぎて、物理的にポンプ機能が働かないことが原因となる。

PartⅢ　命門と6本の経絡

だろう。

　母でもある医師が、自分の小さい息子の魂を移植した患者に感じた、感動的で胸がはり裂けそうな物語がある。

《もう最初から、ジェリー（ドナー）の胸の鼓動が聞こえるところの話ではありませんでした。私はジェリーをはっきりと感じたのです。カーター（心臓を移植された患者）は私を見るなり、私のところに駆け寄り、鼻を私に押し付け、何度もこすりました。それはジェリーとしていたことと全く同じでした。ジェリーとカーターの心臓は今、5歳になります。カーターの眼はジェリーの眼でした。彼が私を抱きしめたとき、私は息子を感じることができたのです。私は本当に彼を感じることができたのです。ただ、彼がいたというあかしのようなものを感じた、ということではありません。ジェリーが現にそこにいました。彼のエネルギーを感じました。

　私は医師です。鋭敏な観察者であるように訓練され、常に天性の懐疑論者です。でも、これは本当です。

　私たちはその夜、［カーターの家族］とともに過ごしました。夜中に、カーターが入ってきて、夫と私と寝たいと頼みました。ジェリーがしたのと全く同じように、私たちの間に寄り添いました。私たちは泣き始めました。カーターはジェリーが大丈夫と言っているから泣かないようにと言いました。

　夫と私、両親、ジェリーをよく知った人たちに疑いはありません。息子の心臓には息子の多くが含まれ、カーターの胸の中で鼓動しています。あるレベルで、息子はまだ生きています》

168

カーターの母親は次のように言っている。

《私はカーターが彼女［臓器提供者の母］の所へ行くのを見ました。カーターは決してそのようなことはしません。とても内気なんです。でも、カーターが赤ちゃんだった頃、私の所に駆け寄ったように彼女の所に行きました。「大丈夫だよ。ママ」とささやいたとき、私は泣き崩れました。カーターは彼女を母親と呼んだのです。ジェリーの心臓が話したのかもしれません。

　私たちが一緒に教会に行ったときのことです。カーターはジェリーの父親に会ったことはありませんでした。私たちが遅れてやってきて、ジェリーの父親は集まった人々の中で座っていました。カーターは私の手を放して、その男性に向かって走りました。カーターはその男性のひざの上に登って、抱きしめて「パパ」と言いました。私たちは仰天しました。どうして父親を知っていたのでしょう？[5]》

　別の幼い臓器提供者の父親は（彼は精神科医なのだが）、事故で自分の息子が心臓を提供した後、このように言っている。

《これはまだ、誰にも言っていないことなんですが、私たちは、息子が生前私たちに見せたことがなかった詩の本を見つけました。そのなかの１つの詩に、私たちは感情と魂を揺さぶられました。その詩は彼が自分自身の突然の死をわかっていたことを物語る内容でした。彼は音楽家でもあり、「ダニー、僕の心臓は君のものだ」というタイトルの歌も書いていたのです。自分が死ぬ運命にあり、心臓を誰かに与えることについて、息子がどう感じていたかが綴られていました。》

PartⅢ　命門と6本の経絡

　彼から心臓を移植された患者★（18歳少女）は次のように報告している。

《ご家族に写真を見せていただいたとき、私はすぐに彼のことがわかりました。どこに写っていたとしても彼をみつけられたでしょう。彼は私の中にいることがわかります。そして彼は私を愛しています。おそらくどこか、前世で、彼はいつも私の恋人だったのです。死ぬ何年も前に、彼は自分が死んで、心臓を私に与えると、どうしてわかっていたのでしょう？　どうやって私の名前がダニエルであることを知ったのでしょう？　ご両親が彼の音楽を少し弾いてくださったとき、私はその歌のフレーズを最後まで歌うことができたんです[5]》

　60歳の人間がドナーの未亡人に恋に落ち、全く同じ方法で自殺したという悲劇的なケースさえある。かわいそうな妻は一度だけでなく、二度までも同じ心臓のために涙を流すことになった[6]。

　これらの物語が伝えていることは偶然の一致ではない。心臓がポンプの機械以上のものであることを、ドラマチックに証明するものだ。さらに、現在の技術では心臓を機械で置き換えることができる。だが、その代価はどうなのだろうか？　ピーター・ホートンの場合、7年かけて機能しない心臓を機械のポンプへと段階的に置き換えていった。ホートンは心理療法士として、これが引き起こした変化に対してユニークにも自らを観察

★［訳注］原文は "donor" だが、文意として "recipient" だと思われるので、そのように訳した。

していった。そして、本当に驚くべきことが起きた。これまで愛していた人たちを気にしなくなってしまったのだ。もはや心を通わせることができなかった。文字通り「冷淡な」感情が残った。彼は自分に孫がいることをわかっており、孫を気にかけるべきであることをわきまえていたが、それ以上、心を通わせることをしなかった。あるいはできなかった[7]。

心臓の力の裏にある真理を理解するためには、素晴らしいポンプ機械だけでなく、信じられないほど強力な発電装置でもあることを理解しなければならない。実際、それが発生させる電気力を測定するのは非常に簡単である。医師は心電図で検査するたびにそれを行っている。電磁気であるこのエネルギーは、光速で外へ広がる。あなたがこの文を読み終えるのにかかる時間で、心拍からのエネルギーはこの惑星のあらゆる生物を透過する。

一緒に住んでいる人たちは、同期することがわかっている。共同生活している女性たちは、月経が同時に来る。パートナーが小さなヒントに気づいて、相手の言いたいことを理解する。パートナー同士の身体が鳴らす音がリズムになる（あるいは、リズムにならず、別れることもある）。心臓でも同じことが言える。カップルに関する研究で、親密で共感的な状態にあると、心拍数は一致し、親密な関係から外れると、心拍数は一致しなくなる[7]。

「心臓が頭を支配している」と言う場合、感情が状況判断を支配している人であることを示唆する。これはたいてい、現実を

PartⅢ　命門と6本の経絡

知らない、情熱が常識を上回っているというように、軽蔑的に用いられる。しかし、心臓に論理を打破する能力がなければ、我々は単なる機械にすぎない。私たちの決定は冷たい論理と推論に委ねられるだろう。

　偉大な芸術家、素晴らしいラブ・ストーリー、我々をわくわくさせてくれる物語、いずれも論理を上回ることなくして生まれなかっただろう。それらすべてに必要なのは、心臓が頭を負かさなければならないということだ。

　論理が優先した場合、ロミオはジュリエットを追うことはなかっただろう。すべて理論的に考えるならば、母は亡くなった子供をあきらめるだろう。ピカソは、非論理的にならずして、芸術の不可能性を伝えられなかっただろう。これらの狂気が持つものは論理ではない。絆である。ジュリエットとの絆は、ロミオの頭のなかでは理屈より強力だった。ロミオは結末がうまくいくことはないとわかっていた。それゆえ彼の脳は感情を押しとどめようとしたが、ジュリエットとの絆が勝った。彼の心臓は頭を支配したのである（これは虚構の物語であるかもしれないが、その文化的な力は生来の真理から生じている）。

　もちろん、ふつうは、心臓の物語は悲劇よりも美しいものだ。バーで見知らぬ人と出会い、たちまち恋に落ち結婚する。こういう一目惚れや、再会してすぐにお互いのことがわかりあい、絆を取り戻す家族、偉大な芸術や音楽が生み出す感動……この心と心の結びつきは非常にとらえがたいが、一歩踏み込むと、私たちにとって最も真実である。

172

感情が理屈を上回るから我々は人間らしくなるのだとしても、
心臓が生み出す感情との結びつきは整理される必要がある。複
雑世界についていけないと、この結びつきは意味不明なものに
なってしまう。我々の眼は1杯のコーヒーを見ることができる
が、コーヒーにまつわるすべての連想……友人、パン菓子、消
化不良、胸焼け（必ずしもこの順番というわけではない）を関
連づけるのは脳である。

　脳がコーヒーを実際に見ているとは、誰も言わないだろう。
感じるのは感覚器官であり、脳は処理するためにある。コーヒ
ーを見るのは眼である。眼と同じことが心臓にも言える。『星
の王子さま』の著者サン＝テグジュペリは次のように書いてい
る。

「心（ハート）で見なければ、正しく見ることはできない。大事なことは、
目には見えないんだ」

　サン＝テグジュペリは物質以上のものを感知する心臓の能力
について話していたのだ。

　我々の心臓は、互いの関係を「見る」、または感じるが、状況
判断は頭に処理させる。人に対して2つの明らかに矛盾した意
見を持つことができるのも、これが理由である。あなたはひと
を愛し、同時に嫌うことができるのだ。心臓はひとの心臓と結
びつき、ひとの心臓に開かれている。そうやって誰かを愛しな
がらも、脳があなたの嫌うすべての事柄と関連させることだっ
てある。

　このような理由で、人工心臓の男性は、冷たく感じたのだ。

Part Ⅲ　命門と6本の経絡

彼の脳は、孫と感情を関連させるよう命じ、社会的相互作用の記憶と手がかりをつくっても、心の結びつきは死んでいた。彼には（文字通り）心（ハート）がなかったのだ。盲人がコーヒーを見ることができないように、彼はもはや絆を感じることができなかった。

　しかし、早合点してはいけない。どのように心臓は他の誰かを「感じる」ことができるのか？　人々の間で感情と心臓が一致することは、生物学的現象のかわいらしい例であるだけではない。必要に迫られて進化した結果である。感情が同期している人たちは、成功するために、お互いを一層よく理解するようになり、うまくやっていく。つまり繁栄する。

　感情が同期すると、パターンが生じ、それらのパターンが記憶を作る。記憶は思考が往来する神経の道であり、形ある現実基礎となる。神経学でいうところの"刷り込み"である。

　心臓の電気システムは神経学的性質を持つ。心臓の刺激伝導系は、脳と事実上同じであり、同じ神経エネルギーに依存する。我々の心臓には、「神経堤細胞」から構築された小さい脳がある。神経堤細胞は脳や脊柱と同じ胚葉の層から生じる細胞である[8]。神経堤細胞は記憶を作り上げ──「知性」を持つ。

　ある人がたくさんの時間を他の人と過ごすと、電磁的な心臓活動の絶え間ない相互作用は互いの心臓に微妙な影響を及ぼす。

　この最後の部分は科学的な事実である。電磁気力は他の電磁気装置に影響を及ぼす。このため太陽フレアが衛星を不能にし、携帯電話が飛行機や病院で禁止されるのである（後者は本当の

174

危険に起因するというよりは、口やかましい人間がその力を行使する例なのであるが)。

波が岩を侵食するように、これらの影響は信じられないほど微かである。しかし、これらは存在し、時間とともに強くなり、染み込み、波打つようになる。これらの波動は人の心臓のエネルギーの動きを変え、2つの心臓は絡まりあい、2つの心臓のエネルギーは固定される。

科学には「量子もつれ」という美しいフレーズがある。詩人はそれを愛と呼ぶ。

愛する人が悲しんだり、わくわくしたりすると、心臓のエネルギーの変化は電磁気インパルスとして光と同じ速さで進む。それは中心付近から外へとさざ波のように動く。心臓が量子もつれの状態にあるなら、それは時を置かずして起こる現象なので、さざ波があなたに当たる前に、心が動かされる、ということすらあるだろう。その後、流れてくる電磁気の波は感情の津波——太陽フレアのようなものだ。2つの心臓が「愛して」いれば、それらは共鳴する。何かが起きたとわかるのは、これが理由である。

それは超能力ではない。電子・量子的知覚であり、非常に現実的なものである（心臓を持っている人なら誰でもわかる）。

これが中医学の**心**である。つまり、**火**（電気）の**心**である。

175

手少陰心経

心は**腎**と一緒に、中胚葉から現れる。**心**と**腎**は血液が豊富な少陰の経絡を共有する。中医学において、**心**は**血**の内部にある**火**の臓器である。

右心房の洞房結節で始まった**心**の**火**は、房室結節に移動し、それから心室を発火させる。それは非常に多くのエネルギーを生じさせ、電気インパルスが大動脈を通り、動脈系に移動する。そして、ここ、大動脈で、**鍼灸**の**心**の**経絡**が始まる。

ここで、心臓の発生学の概要を示すことは有益かもしれない。心臓の発生は、信じられないほど単純に始まり、恐ろしく複雑になっていく。

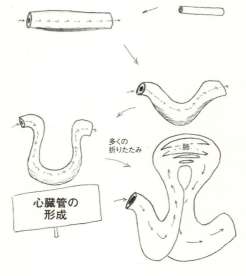

最も初期の心臓は、拍動し始める単純な血管にすぎない。血管は片側で厚くなる。そうすることで、U形になり、心房や心室を生じさせる。

　これが最初となる最も単純な折りたたみであるが、この後に生じる折りたたみは折り紙の名人にとっても難問だろう。血液が静脈側から、肺を通して、心臓の動脈側に、それから身体へと導かれるように、折りたたみは続いていく。これにより、血液は肺でエネルギーを与えられ、きれいにされる。

　このために、心臓は4つの部屋を作る。それぞれに弁がついている。ここまででもう十分複雑なのだが、それから、赤ちゃんが子宮にいるときに、肺を迂回する血液の独創的な短絡路が生み出される。これがうまくいかないときの最もよくある例は「心房中隔欠損症」である。

　このように発生学は非常に複雑だが、理解すべき重要なことは、心臓は本質的にただの鼓動する筒であるということだ。

　いや、実際は2本の筒だが……。

　（心臓の）右側の筒は血液を肺に送り込み、反対側に集まってきた血液は、左側の筒によって身体全体に送り出される。

　心臓は鼓動する筒だが、1つの円形のファッシア面しか持たない。そして、氣は血液と同じ方向に動く。大静脈から、肺を通って、大動脈へと動く。

　心臓の氣は肺と強く相互作用する。肺は、最も細かいクモの糸のような葉を持つ、逆さまの木のようである。この木は空気と優しく漂う血液で満ちた胸部にひたっている。これは少しお

177

かしな視覚化表現だろう。我々は肺を固形物として考える傾向にあるからだ。しかし、肺の物質は非常に細かいため、胸部のほとんどを占めるのは肺ではなく、血液と空気である。肺がつぶれると、手の拳ほどの空間しか占めない。

この逆さまの木は空気（O_2）を引き寄せ、血液から淀んだ空気（CO_2）を除去している。空気は氣の生成に（明らかに）不可欠であり、いわば、中国人が**肺氣**と呼ぶものである。**肺**は**心**との閉鎖ループを持ち、身体へと循環する前に血液がエネルギーを与えられるようにしている。

電気エネルギーは、心臓の各部で絶縁されている。心膜は電気エネルギーが胸部に逃げないようにしており、心臓の結合組織は心臓の他の部分に逃げないようにしている（ここで逃げると不規則な心拍が起きかねない）。心臓の左側で唯一の出口は、大動脈に沿っていくことである。

氣の運動は、ファッシアがすべてである。**氣**は水のように最少の抵抗の通路に沿って動く。**心**の**経絡（心経）**の場合、径が最大となる動脈に沿っていくのが最も抵抗が少ない。**心経**は、径が最大となる動脈——大動脈から始まる。

動脈は3層から構成されている。これらの層は心臓の3層を反映する。

- 内層は血液に対するバリアを形成する内皮細胞の薄い層から構成されている。これは、心臓から全血管システムにわたって連続する。

- 中間層はより筋性となる。
- 外層はファッシアの層である。これは血管を他の部位から
  遮断する心膜の内層と連続する。

　外層のファッシアは、心臓の電気エネルギー（氣）と他の部
位との間で連続的なバリアを形成する。

　心臓からの経絡は、内側を腋窩で現れる腋窩動脈へ走行する。
ここから、上腕動脈に沿って肘まで行き、それから尺骨動脈に
接して前腕の内側に続き、小指で終わる。

　2番目の経絡は、心臓から頚動脈に沿って上に走り、顔面動
脈に続いていき、顔面動脈★と内頚動脈が眼のところで「吻合」
する部分で終わる。

　これは、鍼灸のツボに関する金字塔『A Manual of Acupunct
ure（デッドマンらによる共著)』⁹⁾にある心経の説明ではない
が、非常に似ていて、実質的には同じである。

　適切に名づけられた最初のツボ「極泉」（HT1）について『A
Manual of Acupuncture』の説明は、
「腋窩動脈を穿刺しないようにする。」

　そのツボは腋窩動脈のすぐ隣にある、というもっともな理由
のためである……。

「青霊」（HT2)に関しては、次のように述べている。このツボは
「多くの古典で刺すことは禁忌とされる……おそらく、上腕動

★［訳注］原文では「fascial」だが、「facial」の誤りと考えられる。

179

PartⅢ　命門と6本の経絡

脈に損傷を与える危険性のため。」

　まさしくその通りだろう……。

「**少海**」（HT3）は上腕動脈が尺骨動脈と橈骨動脈に分かれるところにある。「**霊道**」（HT4）から「**神門**」（HT7）まではすべて尺骨動脈側に沿っている（『A Manual of Acupuncture』では「尺側手根屈筋」の腱と説明しているが、**ツボ**は動脈のすぐ上にある）。

　動脈はどこにでもあるため、身体にある**経絡**すべてを説明するのに動脈を用いることができる。しかし、**経絡**はパートⅠでみたように**氣**の物理法則に従う。**氣**は最小の抵抗（最も大きな動脈）に沿って最も外側へと流れようとする。

　本書をご覧の解剖学者の方々へ。上腕動脈は上腕において最大の動脈であるため、**経絡**が上腕動脈に向かうのは明らかである。肘では、**経絡**は明らかにより小さい動脈、尺骨動脈に従う。なぜだろうか？

　政府系科学者デービッド・ケリー★は尺骨動脈で自殺できた人間である。この動脈は手関節にある２本の動脈の小さいほうであるため、これは本当に「特殊」かつ「例外的」な「自殺」であった。しかし、上腕動脈が（HT3「**少海**」で）分かれるとき、尺骨動脈は大きいほうの動脈として第一歩を踏み出す。そ

──────────────────────

★［訳注］デービッド・ケリーは生物兵器の専門家で英国国防省顧問であった。2003 年、英国公共放送 BBC の取材に対し、政府がイラク戦争に関する偽情報を流して世論操作しようとした、という内容を話したとされる。彼は英国下院外交委員会に召喚され事情聴取を受け、その２日後に遺体となって発見された。

180

のすぐ後に、前腕の深部筋肉に血液供給する「前骨間動脈」を
形成するために分かれる。

尺骨動脈は、最初は大きいが、手関節に到達するあたりでは、
橈骨動脈よりも小さく見える。これは、**心経**がやはり、最も大
きな動脈の末梢枝に沿って流れることを意味する。

水のように、**心氣**は、できるだけ速く圧が最も低いほうへと流
れていく。**氣**は最大の動脈を流れることでこれを行う。低い圧
の領域に流れようとするため、腹部に入る大動脈のほうへは**氣**
の流れは続かない（第17章で詳述）。これは最初のツボ "HT1"
が「**極泉**」と呼ばれる理由である。**心氣**（血液）は、下から押
される圧により、吹き出てくる。

同様に、『A Manual of Acupuncture』は眼に向かう副次的な
心経を次のように説明する。

「食道に沿って上昇し、顔面と頬部を越えて眼の組織につながる」[9]

この記述は間違いなく正しいが、その理由は、総頸動脈がた
だ「食道に沿って上昇」し、内頸動脈と外頸動脈に分かれるか
ら、というだけではないのだろう。外頸動脈は顔面動脈へと分
枝し、「顔面を越えて眼の組織につながる」。重要なことに、こ
こで、顔面動脈は内頸動脈の眼の分枝とつながる。

なぜ、**心経**が最後の分枝である顔面動脈に従うのかは謎であ
る。しかし、内頸動脈と外頸動脈の唯一のつながりを形成する
枝に従うという事実は非常に重要である。

この血管のつながり（吻合）は、脳と顔面に対する血液の供
給の間で重要な接合部となる。中国語の「**神**」、精神の力は眼を

PartⅢ　命門と6本の経絡

通して示される。**心**と眼のつながりは最も重要なものとなる。中医学では、**心**として考えられるものの多くが、西洋医学では、脳の機能のもとにあると考えられている。

　ここまで見てきて、**心経**が内頚動脈と外頚動脈、顔面と脳の間の唯一の結合部分に流れるという仕組みの説明は、それほどでたらめとは思えない。

　カタツムリのまばたきしない眼が殻から現れるような感じで、実際に脳が発達して眼になり、網膜を形成する。結果として、あなたの眼（網膜）の後ろ側は実際に脳である。医師が目玉の底をのぞき込んで、脳が腫れていないか見るのは、これが理由である！

　この**心**と脳の合流は、眼がその人について非常に多くのことを語る理由でもある。眼をのぞき込むとき、実際はその人の魂をのぞき込むことになる。眼のきらめきは**心**が精神に与える栄養なのである。

救急症例報告

　心経を説明するとき、**心氣**は最も大きな分枝をたどることを説明した。つまり、動脈に近いつながりを持つ**ツボ**は**心氣**にも、少し異なる形ではあるが、強く影響を及ぼす。例えば、血管などの重要な**ツボ**として知られる手関節の橈骨動脈の隣にある**ツボ**は、**肺経**に属するものの、注目に値する。この**ツボ**は、橈骨動脈を通して、**心**への強いつながりを維持しているので、ファ

ッシアのモデルに一致する。

　このツボの心とつながる力の強さを、私は忙しい救急部で救急医として働いていたとき、悲劇的な形で思い知らされた。

　ある後輩の医師が患者について私に相談してきた。患者は60代、肺癌で弱って死にかけており、普段よりも息を切らしてやってきた。病態は末期だったが、家族は望みを捨てていなかった。患者はゆっくりではあるが、死にゆく状態だった。

　後輩の医師は動脈血ガス分析を行おうとした。これは酸素が血液中にどのくらいあるか確認する検査である。偶然にも、鍼灸のツボと同じ場所に刺す検査である。この検査は専門家が行っても、たいてい痛みを伴い、耐え難いものである。この症例では、この検査を行っても処置が変わることはなかっただろう。無意味な検査であったため、私は後輩に行わないように助言した。

　10分後、私は心停止の現場に呼び出された！　同じ後輩がいたので、患者は肺癌の男性とわかった。心電図は、患者の心臓が停止していることを示していた。心電図には点滅さえなかった。蘇生させるための必死の試みがなされたが、患者は亡くなった。

　後輩の医師は動揺していた。血液ガスの検査を行ったのは、それをしないと入院治療チームから非難されると恐れたからだと話した。通常の部位、手関節と前腕の接合部で採血し、橈骨動脈に直行したと彼女は言った。採血できた瞬間に、心電図の線が平坦になり、患者は文字通り目の前で死亡した。

183

PartⅢ　命門と6本の経絡

　これは悲嘆と後悔で満ちた恐ろしい話である……しかし、重要なポイントも示されている。中医学を理解していないと、医師は偶然にも害を及ぼす場合があるということだ。その医師は、「医原性死亡」（「味方への射撃」を意味する医学界の用語）を引き起こした。しかし、西洋医学はその理由に気づかない。

　このツボは通常、「太淵」（LU9）と呼ばれ、「深淵」を意味する（！）。しかし、珍しいことに、このツボには２つの別名が存在する。その一つは「鬼心」である（!!）これは心によって制御される血脈の重要なツボ「要穴」でもある。

　発生学・ファッシアの視点から言えば、このツボは橈骨動脈を通して心臓と強いつながりがある。ここに沿って流れる氣は、肺経にあっても、動脈のファッシアを通して心に直結している。

　不運な同僚がここに注射の「針」を刺したとき、血液を数滴採血するだけだと思っていたが、エネルギー的な意味では、心と肺の経絡から氣を抜いてしまった。患者は既に消耗しており、耐えられなかったのだ。

　西洋医学は非常に強力である。しかし、多くの場合、それは散弾銃のアプローチで狙いを定める力である。これはその危険性の例である。エツァート・エルンスト教授のような人々は、鍼灸が危険であるというエビデンスを真剣なプロフェッショナリズムをもって調べた[10]。皮肉にも、イギリスでの鍼灸による唯一の死亡例は伝統的な鍼灸師ではなく、片手間に鍼灸を行った医師により起きたものであった。

　したがって、動脈に近いつながりを持つすべてのツボは、心

184

に対して強力な影響を及ぼし、注意して用いられなければならない。動脈を穿刺する危険（実際に意図的に行うのはかなり難しい）というわけではなく、心臓に対する作用のためである。

　私は心房細動で、「**通里**」（HT5）と「**陰郄**」（HT6）のツボをマッサージして成功を収めたことがある。救急救命室の良いところは、自分の目の前にある心電図モニターで心房細動からの回復を見ることができることだ！　救急医療の医療者全員にこの**ツボ**の見つけ方を知ることと、ベッドサイドでそれを用いることを強く勧める。

扱いにくい臓器

　　　　　〝腎は精を蔵し、精は志を舎す。〟

「黄帝内経」『霊枢』第5章★、紀元前2世紀

　心臓は大動脈を通じてすべての臓器につながるが、腎臓とも（中医学と西洋医学の両方で）非常に特別な関係がある。

　腎臓と大動脈は同じ空間（腹膜後腔）に位置する。ここは**少陰経**の合流点を表す。

　氣は最も大きな動脈に沿って心から移動し、上方へ向かい、腕と脳へと出る。下方で最初の大きな分岐は腎動脈である。腎動脈から２本の短くて太い腕と手指のような血管が出ている。

★［訳注］「霊枢」第8（本神）と思われる。

185

PartⅢ 命門と6本の経絡

これらの手指は、**心**から下ってきた**氣**を保持する**腎**の機能を表している。これらの腕の先に、2本の巨大な豆が位置する。それらは豆によく似ているので、「"キドニー"・ビーン」と呼ばれている。

ここで示すイラストは「かかし」のように描くことで、大動脈を解剖学的に驚くほど正しく描写している。

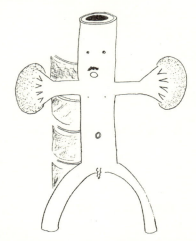

- かかしの眼は横隔動脈（横隔膜の動脈）である。口ひげは腹腔動脈（胃の動脈）である。
- 口は上腸間膜動脈である。
- 乳頭は精巣動脈・卵巣動脈である。
- 腕は腎臓の動脈（腎動脈）で、先にある5本の手指（分岐）で豆を保持する。
- おへそは下腸間膜動脈である。

・このかかしは男性であるため、陰茎──「仙骨動脈」を持つ。そして 2 本の脚は「腸骨動脈」となる。
・その後ろ側では、かかしはロープ（腰動脈）で棒（脊柱）に括りつけられている。

なぜ、私はこのイラストを見せたのか？　私がどれほど賢いかを示すためではない。『Clinical Anatomy Made Ridiculously Simple』[11] からこのアイデアを引用している。このイラストは非常に正確で、医学部の期末テストでも使うことができる……必要であればだが。このイラストはすべての位置が完璧であるだけでなく、血管の相対的サイズも正確なのだ。

これは医学部の期末テストを乗り越えるのに役立てるためのものではない。そんなことはあなたの問題である。これを示したのは**腎**と**心**のつながりがどれほど強いか証明するためだ。ご覧の通り、腎臓の動脈は 2 本の幅広い腕である。そして、これらの腕は幅広い必要がある。これらの 2 個の小さい豆は心臓から全血液の 5 分の 1 を取り入れているからだ！　中国の生理学は、**腎**を 2 個の豆に似ているだけでなく、2 個の豆のようにふるまうと考える。それらの豆は貴重な「**精**」の貯蔵庫である。神経堤細胞が発現する**精**については既に説明した。それでは、これはどのように身体的な腎臓とつながるだろうか？

腎は臓器としての腎臓をはるかに超える存在である。

中医学の「**腎**」は「**精**」を貯蔵するだけではない。「**腎**」は水分を「支配して」、骨を「制御して」、骨髄を「満たして」、脳と

脊髄（「特異な骨髄」で満たされる骨と考えられている）の生成に関与する。

腎は意志の力を動かすものと考えられ、体内における"恐怖の座"であって、我々が適切にリスクを管理するのを助けている。

さらに、「**腎**」は性欲の基礎にもなる。**腎陰**と**腎陽**の相互作用で性的衝動を動かす。性欲が低下するのは、年をとるにつれて、この**腎**のエネルギーが弱まることが理由である。

最後に、右側の**腎**は、不思議な「生命力の入口」であり、とらえどころのない「**命門**」の場所である。

腎の**経絡**がどこにあるかという疑問に答える前に、古代の中国人がこういったことを書いたとき、どんなドラッグをやっていたのか？と自問してみたくなるはずだ。西洋医学が考える腰部で濾過する小さな豆と中国の**腎**は一致するのだろうか？

副「腎」（？）

中医学には、内分泌（ホルモン）系の概念がない。中医学の臓器を太字にしているのは、中医学ではホルモン系の「機能」を主要な臓器と結びつけているからだ。

実際、このことは完全に理解できる。ホルモンは腺と呼ばれる細胞の小さな集まりで産生されるメッセンジャーである。メッセンジャーは、血液を通って身体のあらゆる所に行く。他の臓器に何をすべきか、スピードを上げろ、下げろ、などを命じ

る。この機能は超重要である。ホルモンのおかげで、臓器がその他の臓器に何をすべきかを、瞬時に指示できるのだ。

腎の場合、中医学が想定している腎の機能のほとんどを副腎（adrenal gland）が担っている。

幸いにも、解剖学者は、この腺に "renal" を付けて、関連させやすくした。"renal" はラテン語で「腎臓」を意味し、"ad-" は「付加」を意味する。解剖学者がそれを副腎と呼んだのは、それは腎臓の上にのっていて、腎筋膜によって囲まれているからであった。したがって、鍼灸と発生学の視点から言えば、これは同じ臓器である。なぜなら、同じ氣を共有するからである。

副腎は、腎筋膜だけでなく、「腎動脈」と「腎静脈」への排液路も共有し、腎神経叢からの神経支配を受ける。このように、副「腎」を腎に結びつけることは、語源だけでなく、解剖学的にも正しい。機能は形に従う。腎臓と副腎は同じシステムの一部である——副腎は腎臓のメッセンジャー・システムなのだ。

副腎は、身体で最高濃度の神経堤細胞誘導体を含む点で非常に興味深い腺である。副腎は内層と外層を持つ。神経堤細胞がサーフィンをしてくる所がこの内層、髄質である。正確に言えば、この内層がアドレナリン、その同種のノルアドレナリン、そしてドーパミンと呼ばれるホルモンを産生している。ドーパミンは意志の力を発揮するのに非常に重要である。麻薬常用者の脳では、これが非常に少ない。

中医学が腎は精を貯蔵すると言うのは、この腺が身体で最高濃度の神経堤細胞誘導体を含んでいるからだ。あなたの神経堤

189

PartⅢ　命門と6本の経絡

細胞のサーフィンがケリー・スレーター（サーフィンで11回
も世界チャンピオンに輝いた）ぐらいに上手なら、副腎はかっ
こいい形だっただろう。

　アドレナリンは、主に副腎（アドレナル・グランド）にちな
んでおり、とてもうまく名づけられている。我々がストレスを受
けると（原因が、無能な動物園から逃げ出してうろつくライオ
ンであろうが、暴れまわる反社会的な性格の上司であろうが）、
アドレナリンが副腎より放出される。アドレナリンは血液を巡
って、ご存知の「闘争・逃走反応」を起こす。この反応は、身
体のあらゆる細胞に影響を及ぼす。糖を取り込ませ、ミトコン
ドリアを過剰に動かして、代謝速度を上げる。我々は興奮し、
注意し、行動する準備ができる。これらの機能はすべて中医学
が陽の性質で考えるものである。

　アドレナリンは、救急部の薬剤のなかでも、私の断然お気に
入りである。アドレナリンは喘息とアナフィラキシーを治療する
だけでなく、出血と徐脈（非常にゆっくりとした心拍）も止め
る。わずかな用量、マイクログラムの単位（0.000,001グラム）
で用いるだけで、劇的な効果を発揮し、患者を延命する。アド
レナリンによって無数の命が救われた。少なくとも一度、私の
お尻を救い、そして、歴史を変えたことさえある。アドレナリ
ンがなければ、チェ・ゲバラはバチスタの軍が彼を捕らえよう
とする前に、喘息にやられていただろう。

　アドレナリンは本当に素晴らしい物質なのだ。私はかつて、
アナフィラキシー発作の初期症状ではないかと疑う患者でひど

く誤った判断したことを覚えている。患者は過去にアメリカで
アナフィラキシーの治療を受けたことがあったが、それは、病
院が請求額を増やすためだけにやったことだったのかどうかわ
からないようであった。協力的で病気のこともよくわかってい
る患者であり、差し迫った危険がないと見て、私たちは何もせ
ず観察することに決めた。

　30分後、患者は黒紫色、正確には暗褐色に急速に変わり始め
た。呼吸は困難になり、奇妙なことに、私自身も気分がすぐれ
なくなってきた。冷や汗をかきながら、1ミリグラムのアドレ
ナリンを吸い上げ、水で10分の1に希釈し、再度10分の1に
希釈した。これで、10ミリリットル中に100マイクログラムの
アドレナリンが入った液体ができ上がった。

　患者はこの段階で、非常に不安になっており、心臓が早く鼓
動し、具合が悪いと言った。ひどい顔をしていた。必死に私自
身の心拍数を抑えようとしながら、患者を冷静に安心させ、0.5
ミリリットルの希釈液──0.000,005グラム（5マイクログラム）
のアドレナリン──を静脈に点滴注入した。数秒待って、さら
に5マイクログラムのアドレナリンを注入した。

　0.000,037グラムが注入されて、症状は驚くほど緩和された。
彼の顔は正常な色を取り戻し、呼吸は軽くなり、気分がずっと
よくなったと言った。患者のアナフィラキシーは、数秒とまで
はいかないが、数分で完全に治療された！　私の激しい頻脈は
しばらく続いた……。

　その日、いくつかのことを学んだ。患者が以前の発作を本当

PartⅢ　命門と6本の経絡

のアナフィラキシーじゃなかったかもしれない、と思っていて
も、それを真に受けてはいけない、ということ。わずかな量の
薬剤が劇的な影響を及ぼすこと。そして、アドレナリンは特効
薬であること、である。

　アドレナリンは、細胞膜の外側（細胞の「**陽**」となる面）に
作用するホルモンである。

　細胞膜は、何が出入りするか決定する。細胞膜を通るには３
つの方法がある。分解して通る。表面のゲートの１つで通して
もらう。または、膜を通してメッセージを送る。

　アルコールは１番目、コルチゾールは２番目、アドレナリン
は３番目の方法となる。

　アドレナリンは受容体に付着し、細胞の外側（「**陽**」）にとど
まる。アドレナリンは細胞に決して入らず、外側で分解される。
細胞の内側では、活性化された受容体が、酵素のスイッチを入
れて、化学物質のカスケード反応、いわゆるセカンドメッセン
ジャー系を開始させる。そして、細胞の外側にあるゲートを開
閉させ、イオンや他の物質を出入りさせる。あるいは、さらに
多くの細胞内メッセンジャーを活性化・非活性化させる。

　心臓や筋肉では、カルシウムを過剰に流入させ、収縮力を増
強させる。肺では、筋肉を弛緩させ、より多くの空気が入るよ
うにさせる。脳では、恐れと関連した情動反応を誘発する。

　陰陽の概念は、信じられないほど強力である。宇宙はこの原
理構造に従うように思える。アドレナリンはその効果において
陽であるだけでなく、性質においても**陽**である。**陽**は外部的で

一時的なものであり、急速に活動的に作用する。アドレナリンは細胞の外部で作用し、信じられないほど迅速で、その影響は一日も続かず、数分～数時間である。

アドレナリンが**腎陽**の側面を示すなら、**腎陰**に相当するホルモンは何だろうか？

答えは明らかにコルチゾールである。両方とも副腎によって産生されるが、発生学的に言えば、2つの非常に異なる部分から産生される。アドレナリンはお似合いなことに、神経堤細胞（発生学のサーファー）に由来する部位から生じる。神経堤細胞は身体の外側からひそかに移動し、内側深くに定着する。

コルチゾールは、副腎皮質（adrenal cortex、コルチゾールの名前はこれに由来）から生じる。副腎皮質は発生学的に中胚葉（**血**の層）の派生物である。

興味深いことに、コルチゾールとアドレナリンは多くの場合、同じ病態で用いられる。大きな違いとして、アドレナリンは急速に問題を修正するために、コルチゾールはよりゆっくりと修正するために用いられる。問題となるのは再び、アナフィラキシーである。

アナフィラキシーでは、免疫系は特定の物質が脅威であると決めて、過剰反応する。ナッツのタンパク質のように、タンパク質は無害であることが多い。しかし、本当に危険であることもある（マーガレット・サッチャーのいくつかの考えのように）。免疫系は、これにほどよい対処ができず、暴走状態に陥る。身体には、感染症に対処する肥満細胞がそなわっているが、肥満

193

PartⅢ　命門と6本の経絡

細胞はこの事態に対処するために、莫大な量のヒスタミンと他の刺激物を送り出し、局所の環境を怒らせ、敵対的にする。アナフィラキシーでは、これがあらゆる所で生じて、身体はかゆくなり、腫れて赤くなる。呼吸はきつくなり、治療されないと、最終的に死ぬことさえある。

　先述したように、アドレナリンは非常に素晴らしい治癒効果を持つが、治療はそこで止まるわけではない。アドレナリンの半減期は短く、数時間ほどである。効き目が切れ始めるにつれて、アナフィラキシーは戻ってくる。アドレナリンによりオフにされた肥満細胞は、アドレナリンが分解され消滅するにつれ、再び目覚め始める。かゆみと赤みが戻ってくる。アナフィラキシーのリバウンドである。このため、コルチゾールも投与される。

　コルチゾールは、アドレナリンとは非常に異なった作用をする。アドレナリンが細胞の外側に付着するのに対して、コルチゾールはまさしくその中心、細胞核に取り入れられる。アドレナリンは既にあるものに作用し、タンパク質を活性化・非活性化させる。一方、コルチゾールは細胞核に新しいタンパク質、あるいは新しい細胞さえも作るよう命じる。アドレナリンは急速に数秒で作用するが、数時間以内に徐々になくなっていく。コルチゾールは作用するのに数時間かかるが、何日も作用し続ける。

　アドレナリンは**陽**のすべての側面（外側、長続きしない、速い）を持つ。コルチゾールは**陰**の側面（内側、継続する、遅い）

194

である。

　コルチゾールはかつて、何のおとがめもなく投与されていた薬剤である。1950年〜1960年代、コルチゾールは副作用のない特効薬とみなされていた。時間とともに、副作用があるだけでなく、一部の副作用は非常に深刻であることが明らかになった。しかし、副作用が現れるのに数年かかる（**陰**の物質に一致する）。一方で、アドレナリンの副作用（心臓発作のリスクなど）はほぼすぐに現れる。

　コルチゾールで最もよくある副作用には次のものがある。

・体液貯留
・骨の弱体化（骨粗鬆症）
・筋肉が細る
・うつと精神医学的な症状
・高血糖（糖尿病）

　実際、コルチゾールは、医学生には悩みの種となる多種多彩な症状を生み出す。ところが、中医学において、これらの症状は単なる身体内部の**陰**機能の障害とみなせる。コルチゾールは、緊急事態に対処するために、身体の**陰**の蓄えを消耗させていると考えられるのだ。

　通常、ストレスの多い状況では、突発的なコルチゾールの使用は適切で健常である。コルチゾールは、身体の蓄えを使うことで、身体がストレスに対処できるように作用する。コルチゾ

195

ールは、身体が必要とする場合に備えて、体液（陰）を保持する。不可欠な修復のために筋肉と骨からエネルギーと物質を引き出す（その結果、筋肉はやせ細り骨粗鬆症になる）。また、血糖を増加させ、十分に利用できるようにし、病原菌と戦えるように骨髄から白血球を放出させる（しかし、逆説的なことにコルチゾールは白血球の攻撃性を下げてしまう。すなわち、より「**陰**」になる）。

コルチゾールは、いずれにせよ毎日、これらすべてを行っている。身体がコルチゾールを産生するのをやめるとすぐに、具合がかなり悪くなるだろう。ストレスを受けるとき、または薬剤により、このプロセスは暴走に陥る。

しかし、コルチゾールは**腎陰**そのものではない。**腎陰**の１つの「側面」である。腎臓の内部には、あまりに多くのホルモンがありすぎて、とてもすべて記載してはいられない。しかし、それらのホルモンの一部は、中国人が記述していることをとても劇的に証明しているため、無視できないものである……。

〝腎は身の骨髄を主る〟

『黄帝内経素問』第61章、紀元前2世紀

エリスロポエチンは、腎臓特有の産生物質である。ドーピングに手を出す競輪選手が選ぶ薬物として最もよく知られている。

腎臓が血液中で酸素が低くなっていることを感知すると、強

力かつ的確にエリスロポエチンが放出される。腎臓は低酸素状態を赤血球が不足しているためだと解釈して、エリスロポエチンを放出する。血液中のエリスロポエチンは骨髄に移動する。ここで赤血球の産生を引き起こす。このホルモンがなければ、たちまちひどい貧血になってしまうだろう。

それゆえに、『黄帝内経素問』の第23章と第61章★には、腎が骨髄を支配すると記載されているのだ。

〝腎は骨を主る〟

『黄帝内経素問』第23章、紀元前2世紀

ビタミンＤは、その産生に消化管、副甲状腺、皮膚、肝臓、腎臓が関わる複雑なホルモンである。これらすべての相互作用を説明しようとすると、この章の最後まで、私自身もますます混乱するばかりであろう。この相互作用は非常にややこしく、それが骨に作用する頃にはもはやビタミンＤとさえ呼ばれない。「カルシトリオール」と呼ばれる。

しかし、ビタミンＤの変換の最後のポイントは腎臓である。そして、骨の健康で最も重要なホルモン、ビタミンＤ（カルシトリオール）の濃度について最終的な決定権を持つのは腎臓だ。ビタミンＤ欠乏症はくる病として知られ、骨の成長不良を引き

★ ［訳注］宣明五気篇第23には『腎主骨』の記載あり。水熱穴論篇第61には記載なし。

起こす。腎臓は、ビタミンD代謝の最終段階を担うこのプロセスを制御する。しかし、骨形成における腎臓の役割はこれにとどまらない。腎臓は、骨の結晶を形成するカルシウムとリン代謝の維持に関与する。

古代の中医学が腎臓と骨という2つの臓器を密接につなげたことは驚嘆すべきことである。中医学の学生に**腎**について尋ねれば、骨形成における**腎**の役割が必ず出てくる。**腎**と骨は非常に密接であるため、実際、1つの臓器と見なされる。骨は**腎**の強さの表れなのだ。中医学の医師は、骨折しやすい人を**腎**で治療する！

中医学では、**腎**は「水」に関連する。これは**腎**が血液からの水を濾過しているため、連想しやすい。**腎**が弱いと、水は身体に蓄積する。

骨はこれと同じエネルギーによって制御されると考えられる。実際、骨は溶液から凝結する生きた結晶である。自然にある結晶は、常にそうしている。塩の結晶は、船のロープ上で過飽和状態となった海水から生じる。大地の圧力は水晶で満たされる「晶洞」を生み出す。身体にある骨芽細胞（osteoblast：osteo はラテン語で「骨」、blast は「建築者」を意味する）は、コラーゲン線維の中にカルシウムとリンを過度に飽和させることで結晶を生じさせる。これらの結晶が、骨にその硬さと非圧縮性を与える。骨と**腎**を関連づけ、骨を「水」から生まれる物質とする中国の概念に最初に直面したとき、私は当惑した。骨は硬く、水は柔らかいのだ！　この関連は筋が通らないように思われた。

198

しかし、時間とともに、この関連性は、非常に説得力を持つようになり、自明であるように思えてきた。

　骨は密度の高い、乾燥して、死んでいるお墓の骨ではなく、生きた結晶として考えるべきである。この結晶はビタミンD、カルシウム、リン、コルチゾールの濃度により、溶液から結晶化したり溶解したりする。これらすべては「腎」で制御される。そして、この結晶（骨）は骨髄の中に魔法の物質を含んで保護しており、そこから血液が補充される。骨と腎は同じエネルギーを共有している。腎が病気にかかるとき、それが骨の慢性的な弱体化を引き起こしたり、骨粗鬆症を予防する薬剤が腎不全を予防したりするのはそのためである[12]。

ヘビ毒と腎火

　腎臓から生成される別のホルモンに「レニン」がある。レニンは、存在する薬理学的製剤で最も成功した種類の1つ、ACE阻害薬を生み出したホルモンである。

　非常に軽症の心疾患を抱えている人を知っているなら、その人はACE阻害薬を服用している可能性がかなり高い。ACEは"angiotensin converting enzyme"（アンジオテンシン変換酵素）を表す。これは腎臓と心臓の間で重要な連絡を果たし、心臓にさらに働くように伝える。このつながりには、正当な理由がある。腎臓が十分な血液を得ていないと心臓に伝えることを可能にしているのだ。腎臓で血圧が低下すると、ネフロンのわずか

199

PartⅢ　命門と6本の経絡

な領域にある細胞（緻密斑と呼ばれる）はレニンを産生することで応答する。

レニンは、アンジオテンシン変換酵素を活性化する場所となる肺へ血液を巡って移動する。これにより、血管（angio-）を緊張させる（tense）ホルモン、アンジオテンシンが生成され、心臓のポンプ機能をより強くする。さらに、アルドステロンと呼ばれる別の副腎ホルモンを介して腎臓に水分を保持させる。その結果、血圧が増加して腎臓は再び楽になると、レニンを産生するのをやめる。

このつながりが異常になると、腎臓は心臓を鞭で打ち始める。心臓はさらに懸命に働くものの、腎臓はまだ楽にならない。血圧は上昇し、心臓はより硬く、大きくなり、追加のストレスに打ち勝とうとする。最終的に、心臓は疲弊して、壊れてしまい、心不全を発症する。

なぜ、これが健康な人でも起きるのかは謎であるが、わかっていることは、このサイクルを切れば心不全を予防できる、あるいは少なくとも遅くできるということだ。

再度言うが、中国人は**心**と**腎**の間にあるこのつながりに気づいていた。実際、中国人はこれを生命で最重要なものとした。**腎**は精を貯蔵し、**心**は**神**（または霊性）を宿す。**腎水**は**心火**を制御し、**心火**は**腎陰**に活力を与える。

中国人は、腎臓がレニンと呼ばれるホルモンを産生することを知らなかったし、レニンが肺内部で作用して、別のホルモンを産生して、心臓にストレスをかけることも知らなかった。中

200

国人はこれが副腎を介して腎臓にフィードバックされ、より多くの水分を保持するように伝えることも知らなかった。

　代わりに、中国人は**腎火**について話した。それは上方へと燃え上がり、心臓に損傷を与える、そう**命門**のことである！　この説明も西洋医学と同じように妥当である。違うのは、薬草や**鍼灸**を使用する場合、これらの用語をさらに正確に定義する必要がなかったということだ。薬草は**腎**を「調律」し、**水**で「うるおす」ように用いられた。

　漢王朝の偉大な医師たちが現代医療に驚嘆することは疑いない。彼らが薬草や鍼と同様に、抗生物質やステロイド、外科手術や麻酔を使いこなしていたらどうだったであろうか。西洋医学が**肺**を介して**腎火**を**心**につなげる物質そのものを精密に同定したことに彼らはさぞ驚くことだろう[*]。

　西洋医学がその物質の解毒剤（ACE阻害薬）も分離したと言えば、彼らはさらに驚くだろう！　しかし、どこからそれを得たのか言えば、「そりゃそうだろう」という顔でうなずくだろう——それはコブラの毒から得られた。彼らは天然の薬物類すべてを用いていた医師であった。

　腎臓はそのホルモンで心臓に大きく影響を及ぼすが、心臓も同じぐらいの力で腎臓にフィードバックを返す。心臓は主にポンプの力を通してフィードバックするが、心臓が産生し、腎臓に影響するホルモンが少なくとも2つある。ANP(atrial natriu-

---

[*] 五行思想の5つの要素にある相剋の関係で、「心」の「肺」への抑制作用。

retic peptide、心房性ナトリウム利尿ペプチド）と BNP（brain natriuretic peptide、脳性ナトリウム利尿ペプチド）である。

大動脈が間に入ったこのつながりは特別である。血液を拍出する力は、他の臓器にはみられない形で、腎臓を刺激する。これらの２つの臓器の間で直接影響し合うホルモンは少なくとも７つある。それらはアルファベット順に、アドレナリン、アルドステロン、アンジオテンシン、心房性ナトリウム利尿ペプチド、脳性ナトリウム利尿ペプチド、ドーパミン、バソプレシンである。**鍼灸**の理論は、動脈を介した**腎**と**心**の特別な関係こそが**少陰経**を形成することを教えている。

集中治療室の医師に、最も重要と考える臓器は何かと尋ねたら、おそらく腎臓と心臓と言うだろう（その医師が「脳」と答えた場合、少し深く探ってほしい。集中治療の専門家はとても聡明で、通常は好奇心が強い。脳を保護するために何をするか尋ねてみれば、結局、心臓と腎臓を治療すると認めるだろう）。

中国人が**腎**と**心**を身体の主軸として説明するとき、それは現代医学とも一致するのだ。

〝腎は…水液を生じるなり〟

『黄帝内経素問』第61章、紀元前2世紀

腎臓は、多くのホルモンの源泉であるだけでなく、血液を綺麗にする能力が有名である。具体的に言えば、腎臓は水溶性の

毒を血液から除去する。

　血液は、細胞、タンパク質、脂肪、水……と多くの小さな物でできている。脂肪、細胞、ある程度の小さな物質は本来、非水溶性であり、これらの物質は入ってきたときと同じ形で腎臓を出ていく。

　腎臓は、血液の水分の部分を絞り、（健康な人では）水といくつかのイオンしか含んでいない薄い尿を抽出する。

　腎臓が素晴らしいのは、この尿の作り方である。すべてのよい部分を抽出して、イオンと酸の濃度を調整して、それから老廃物を除去する。

　健康であれば、このプロセスで身体の内部環境は非常に正確なレベルに維持される。

・pH は、正確に 7.40 に保たれる。
・ナトリウムは、140 mmols/L に保たれる。
・カリウムは、4.0 mmols/L に保たれる。

　このために、腎臓には 100 万のネフロンが存在する。ネフロンはそれぞれが、小さいながらも知的な濾過システムである。

　発生学的に言えば、これらのネフロンは中胚葉（三位一体の**血**の層）から生じる。これは、心臓と同じ場所からやってくることを意味する。

　腎臓のこのネフロン機能は、『黄帝内経素問』が「**水を主る**」と呼ぶものである。ネフロンは、ちょうど十分な量の水分が身

PartⅢ　命門と6本の経絡

体にあるようにし、その水分には身体が必要とするだけのミネラルが含まれるようにしている。ネフロンは水分内にあるすべてを調整することによって制御を行い、残りは浸透を行わせる。

身体の水は細かく調整された細胞の浴槽とみなすことができる。身体がより多くの水を必要とする場合、ナトリウムを保持する。これにより、浸透で水分を逆流させる。骨にカルシウムが少なすぎれば、腎臓はより多くのビタミンＤを代謝し、ネフロンはすべてのカルシウムを再吸収する。あなたが夜遅くまで起きていて、次の朝、胃酸を抑えるアルカリ性の胃薬を飲んだら、摂取した過剰なアルカリを尿で排出するのがネフロンである。

実際は、ネフロンは水分内にあるすべてを制御することで、水分そのものも制御している。水は身体の65％を占めるだけでなく、本質的に**陰**の物質である。そのため、論理的に言えば、「**腎**」のこのネフロン機能は**陰**エネルギーの基礎となる。ネフロンと**腎陰**は区別できない。ネフロンに損傷を与えることは**腎陰**に損傷を与えることである。

ネフロンが機能しないと、水に溶解した物質を制御することができない。そして、浸透圧は**腎**から水を「あふれさせる」。その結果、浮腫（水分の貯留）を発症する。『黄帝内経素問』第61章では、この結果が非常に雄弁に説明されている。

「其の本は腎に在り。其の末は肺に在り。皆積水なり。」

このようなわけで、ネフロンにさらに仕事をさせるために、レニンが放出される。問題は、ネフロンが既に損傷を受けてい

204

ると、これは機能しないということだ。

　水を制御する**腎**が弱ると、身体も弱くなり、皮膚は皺が寄り、脳は頭蓋内で文字通り縮小する。

　　〝**腎の神（志）**は、意志力と生存本能を支配する〟★

『黄帝内経素問』第5章、紀元前200年

　腎はホルモンの源と体内の液体の制御者というだけでなく、恐怖が生じる最初の場所でもある。

　すべてのホルモンは、感情的および心理的健康状態と深くつながる。臓器から放出されるホルモンはほぼ普遍的に、神経伝達物質としても機能する。

　心房性ナトリウム利尿ペプチド、アドレナリン、バソプレシン、セロトニン、ドーパミン、ブラジキニン、ヒスタミン、コレシストキニンは、おそらくあまり耳にしないホルモンだろう。これらのホルモンは身体に特定の効果を与えることで知られており、多くの場合、その効果はそのホルモンの名前になっている。

　セロトニン（serotonin）は血管（sero-）を収縮（-tonin）させることが発見されたために、そのように名づけられている。今では抗うつ薬または「エクスタシー」のような麻薬の「幸せホ

★ ［訳注］素問・陰陽応象大論第5には該当する文章は見つからないが、章全体の大意を要約したものと考えられる。

ルモン」としてのほうがよく知られている。

神経伝達物質としてのヒスタミンは、人をイライラさせるが、より有名なのはアレルギー反応を引き起こす作用である。

ドーパミンの欠乏はパーキンソン病を引き起こす場合があるが、ほとんどのドーパミンは脳ではなく、腎臓（副腎）にある。

脳性ナトリウム利尿ペプチドは心臓と腎臓をつなげ、血圧を制御する。しかし、これは最初に神経伝達物質として発見されたため「脳性」と付いている。

これらすべてのホルモンには複数の機能があるということだけでなく、ほどんどすべてが神経伝達物質としても作用するということも、現在わかっている。つまり、ホルモンは我々の脳の延長であり、脳と区別がつかないものだ。あたかも臓器が脳から生じたかのようだ（あるいは逆かもしれない）。

脳が終わり、身体が始まる地点は簡単には定義できない。解剖学者さえ、脳、脊髄、末梢神経はひとつながりのようになっていることに同意するだろう。そして、末梢神経の末端は臓器の中に溶けていく。この組織と神経の間の境目はぼんやりしている。神経は臓器に何をするべきか伝え、同じように、臓器は神経に影響するホルモンを産生する。

さらに言えば、白血球たちが情報交換する方法はすべて、ニューロンと同じ化学物質と神経伝達物質が関わる。白血球は、可動式の脳ネットワークのようにふるまう。白血球には、記憶（免疫記憶細胞）があり、学び、情報交換して、決定をする。そして、適応して、危険な細胞を殺すことで身体を制御する。

脳と身体、精神と身体の区別は我々が生み出したものであり、現実にはそのような区別はない。

　アドレナリンはその最たるものだ。それは心臓を早く鼓動させるだけでなく、精神的に警戒させ、たやすく攻撃またはパニックへと駆り立てる。闘争・逃走反応の間、身体にあるほとんどすべてのアドレナリンが副腎髄質から生じている。パニックの感情は脳にあるのか、それとも身体にあるのか？　閉所恐怖症の人が閉じ込められると感じてパニックになると、神経系の暴走は汗をかかせ、動揺させ、心臓を早く鼓動させる。これらは副腎で産生されるアドレナリンから生じる。多くの場合、これらの感情は、どこからともなく現れる。パニック発作では、コワいと意識的に自覚することはない。「コワいと思うのは、すべて頭の中だけのこと」と言うのは無神経なだけでなく、不正確でもある。問題がすべて頭の中にあると考えることは、火事を警戒するのは火災報知器のせいだと言っているようなものだ。

　中医学では恐怖は「腎」によって生み出され、扱われる感情であるとされる。それは正しく思える。

　アドレナリンの同種のホルモンにドーパミンがある。科学が明らかにしたのは、ドーパミンはリスクに立ち向かい、意志力を調整する、脳において不可欠なホルモンであることだ。麻薬常用者はドーパミンのレベルが低く、衝動の制御を難しくさせている。身体のドーパミンのほとんどは、副腎髄質で作られる。詩的な意味で言えば、豆や種が横たわらずに伸びていく力、生命の不屈さを表象する。腎臓が持つドーパミンとの密接なつな

PartⅢ　命門と6本の経絡

がりはこれを反映する。

〝精成りて脳髄生ず……〟★

『景岳全書』、張介賓（1563 ～ 1640年）著

腎は**骨**を制御して、骨髄を満たし、恐怖が生じる場所である。**腎**は少なくとも5つのホルモンを通じて心臓と情報交換し、**鍼灸**の理論が教えるすべてのことを行っている。しかし、まだ説明されていないことがある。それは、「**腎**」がどのように脳の「特異な髄」を満たしているのか、だ。

私の最初の医療職では、マンチェスター王立病院にて「あなたは腎臓科研修医に最も向いていないで賞」というありがたくない栄誉にあずかった。この仕事は新しく医師となった人間にとって、非常に難儀であるように既にしつらえてあった。

私がこの仕事を選んだ理由は、中医学が考える**腎**の重要性に気づいていたためであり、申請書にあるコード "A1" が気に入ったためでもある。それで、私は腎臓生理学に並はずれた興味があるふりをし、病院は私を選んでくれた。

この仕事で、私は死にものぐるいで働いた。当時は 80 時間交替制の時代であり、ある時点で、私は 10 日間で 212 時間働いていた。私は、英語がもはや理解できないほど非常に疲れて

★［訳注］景岳全書にもあるが、「霊枢」経脈篇第 10 からの引用である。

いたのを覚えている。こんな状態の医師に治療してもらいたいだろうか？

　数人の尊敬すべき例外はいたが、腎臓科の専門医は、ひどく冷淡で不平たらたらの人たちであった。彼らは医学の外ではほとんど生活しておらず、サドマゾヒズムが彼らの生きがいであった。しかし、私は多くの素敵な人々にも会った。あるベテラン看護師の言ったことが、今も私の頭からずっと離れない。

「患者が前から馬鹿だったから、腎不全になったのか、腎不全が患者を馬鹿にしたのかわからないけど、腎不全の患者はみんな馬鹿ね」

　彼女は、経験に支えられた率直さと誠実さから、こう言ったのだ。そして、彼女は正しかった！　腎不全では病気の影響に加えて、知性を曇らせる何かが起こっている。そこで浮かぶのは「何が原因なのか？」という疑問だ。

　腎は脊髄と脳形成とは無関係……それとも関係している？

　我々が脳として理解しているものは、実際は２つ一組の臓器である。皆、脳が神経細胞で構成されていることは知っている。しかし、血液と神経の間にあるバリア（血液脳関門）を構成する支援スタッフも同じように重要である。通常、支援スタッフは必須であるにもかかわらず無視される。皆、昔ながらの「灰白質」について話すのは好きだが、グリア細胞、シュワン細胞、星状細胞、ミエリン鞘についてはどうだろうか？　これらがおかしくなると、多発性硬化症やてんかんのような恐ろしい疾患にかかる。これらすべての細胞は神経堤細胞によって産生され、

209

脳が働くために不可欠である。

これらの細胞は血管を包んで、神経に届けるものを厳しく選択する。神経は非常に敏感な生き物で、支援スタッフは神経をきちんと世話している。科学者は、ただのバリアとしてではなく、生きた動的構造、神経血管単位としてこの機能を説明し始めている。

中医学では、**腎精**は脳を「満たす」とされる。これにより、意識状態を清明に保っている。**精**と神経堤細胞がどのような形で実質的に同じなのかは既に説明した。神経堤細胞は支援スタッフを作っている。そのため、これは中国人が言うところの**精**と**脳**の間にあるつながりとなる。

腎との関係それ自体は、少しわかりにくいものではある。中医学は、脳を「特異な髄」で満たされた骨であるとしている（これはよく考えるとそれほど変な説明ではない、脳は骨に包まれているのだ！）。髄が**腎**によって制御されることで、**腎**と**精**は密接につながる。

脳の場合、この「髄」で満たされないことがあることがわかっている。なぜなら、頭部をスキャンすると、縮んだ脳を見つけることがあるからだ。私の妻（たまたま婦人科医なので、ベッドの脚側から頭部を見たことがあるというだけなのだが…）はこれを「小さい脳症候群」と呼ぶ。これは西洋医学の正式な用語 "cerebral atrophy（脳萎縮）" よりずっとよい。しかし、さらに正確にいうと「脳がやせる」だろう。

実質的に、やせた脳は認知症ではありふれた所見であるが、

他の脳の病気でもみられる。これは不可逆的で、常に悪い所見となる。そして多くのことがわかっていない。

腎不全とやせた脳が関連していることを示す、いくつかの研究がある [13]。

腎と脳の関係についてこれ以上言うことはない。中国人が正しかったと私は確信している。腎精は実際、脳を「満たす」のだ。これはおそらく、神経細胞を保護する（神経堤細胞由来の）細胞の能力を反映している。人間の寿命の終わりには疲弊するように、やせた脳は精の弱体化を示している。しかし、やせた脳に関する科学は、西洋ではあまり理解されていない。

〝腎氣盛んにて……精氣溢れ出て…故に子をつくる能有す〟

『黄帝内経素問』第1章、紀元前200年

中医学では、射精するとき、わずかな力、精を放出する。フランス人はそれを "le petit mort（小さな死）" と呼び、古代中国の道教学者は同じく過敏に、種を不必要に拡散することについていろいろと恐るべき警告を発した。道教学者は年齢に応じた量さえ定めた！

中国人は、これに腎の不思議な機能を当てはめて考えており、右側の腎は「命門」の住みかであるとした。中医学で最も不可解な場所である。

「命門」は中国語の発音で「ミン・メン」となるが、映画『フ

211

ラッシュ・ゴードン』に出てくる「ミン皇帝」とは無関係である。これは中国語で「生命力の門」を意味する。

生命力の門を表す文字を大きく示そう。

命門

後の文字は、ゲート（2つの扉がついている）である。最初の文字は、ちょっと複雑である。それは天と地を表す。より適切に言えば、それら2つが出会い、出てくる場所を表す。

命門には多くの機能があるため、全部の説明は第26章「12インチの力」に譲ったほうがよいだろうが、その機能の1つは、性的エネルギーである！

腎臓は、副腎を通して性的エネルギーと密接に関連する。副腎皮質は思春期に性ホルモン（例えばテストステロンとエストロゲン）を放出し始める。これは成人期まで続く。さらに言えば、卵巣と精巣は、初期発生の腎臓から派生する。このセクションの初めに示したかかしで、「乳頭」が精巣動脈または卵巣動脈であることに気づいたかもしれない。精巣と卵巣は初期発生の腎臓から生じるため、腎臓のそばから精巣動脈・卵巣動脈は始まっているのだ。

これが示すのは、腎臓が性欲と生殖を支配するという古代中国人の解釈は正しかったということだ。それらの関係は顕微鏡による発生学とホルモン分析で明らかになったことであり、三千年前の医学の賢人にはどちらも利用できなかったにもかかわ

らずである。

これで、腎が単なる濾過システム以上の存在であることがわかった。身体の水分を管理しており、健常な骨と健常な髄と血液の生成に関与する臓器である。興奮（アドレナリン）や休息の量を制御し、ドーパミンの形で意志の力を貯蔵する。我々の身体で中心的な働きをする複数のホルモンを通して、腎は心とともにダイナミックに動く枢軸を形成する。そして最後に、性ホルモンの陰と陽を生み出し、腰部に次世代を貯蔵する。

実際、腎は中国古代の医学が言ってきたことすべて行っている。西洋のややこしい言語に翻訳されなかっただけである。

中医学では、西洋医学にはないことをもう一つ述べている。腎の氣が足少陰経を流れていると言うのだ。

足少陰腎経

中医学で生命の種と見なされる腎臓は、2粒の種や豆にたとえるにふさわしい。

2粒の種は脊柱の両側に位置し、根の代わりとなる配水管が下方に排水し、上方に伸びる共通の茎を共有しているようにみえる。精巣も2粒の種と形やふるまいが似ており、初期発生の腎臓から生じる。

形状と機能がこのように関連しているという考え方は、中国文化ではよくあるが、西洋科学ではたいてい原始的であると侮蔑される。しかし、単純すぎるからといって、必ずしも間違っ

213

ているとは限らない。クルミは脳に似ているということで、中国では長年、健常な脳機能のために食べられてきた。現在、クルミに含まれるオイルが脳機能に必須であるということが科学的に証明されている。クルミは精巣機能にも非常によく、力強い精子を作る。私は、そのうちにクルミが骨髄の健康にもよいことがわかると確信している。

腎臓の発生はすべての臓器で最も特異なものの1つである。なぜなら腎臓は1つだけでなく、たくさんあるからだ。正式な医学用語の体裁では、たくさんある腎臓を英語で十把一絡げにせず、ギリシャ語の神秘の下に覆い隠される。

- 前腎（pro-nephros）
- 中腎（meso-nephros）
- 後腎（meta-nephros）

わかりやすくいえば、これらは最初の腎臓、中間の腎臓、最後の腎臓を意味する。

最初の腎臓のグループはまさしく、最初に出現する腎臓であるが、これらは肉屋が知っている腎臓とは違う。これらの腎臓は、胚がこのカンマ","より小さく、臓器がなく、身体がヒトよりもイモ虫に似ている段階で現れる。これらの原始的腎臓は発達過程にあるイモ虫のような体節それぞれに隣接し、細胞からの過剰な廃液を排出して卵黄嚢に戻している。

これらの腎臓は心臓より2日前に現れる。これは大したこと

がないように聞こえるかもしれないが、胚の異常な速さの発達において、数億年の進化に等しい。誰がみても腎臓と思えないが、前腎はまさしく、中国人が意味する**腎**の機能を示す。

腎は、腎臓をずっと超える存在である。これまで見てきたように、脳、骨髄、骨、副腎、精巣、そしてこれらの原始的な最初の腎臓は、すべて中国の**腎**の一部分である。この点で、三千年前の『黄帝内経』にある発生学は信じられないほど正しい。『黄帝内経素問』★第 10 章では、どのように脳と脊髄が最初に展開されるか説明している（よって、腎臓は最初に現れる臓器となる）！

我々は、発生学に関するこの古代中国医学の知識がバールベックの巨石、ギザのピラミッド、あるいは、神が予備のあばらで女性を作ることに決めた理由……（きわどいのでここまでにする）と同じくらい当惑させるものであることを受け入れなければならない。我々が持っている神経管形成のイメージは、電子顕微鏡によってもたらされたものであり、粘土の素焼で作った戦士像と一緒に中国で発掘された機械などではわからない。この中医学の知識は、原始的生物を研究し、我々が原始的生物からどう進化してきたかを解明することで、少しずつ集められてきたのかもしれないが……誰にもわからないだろう。

前腎は、後に頸部となる原始的背部に沿った左右 2 本の線として現れる。中腎は小さくても機能する赤ちゃん腎臓が並んで

★ ［訳注］『霊枢』と思われる。「人始生，先成精，精成而脳髄生」（経脈第10）。

215

Part Ⅲ　命門と6本の経絡

おり、これら左右 2 本の線に続く。これらの中腎は後ほど膀胱になる場所に排液し、最後の腎臓が登場するまで腎臓の機能を実行する。左右 2 本の線と赤ちゃん腎臓は、**膀胱経**の位置と機能を完璧に説明するため、**鍼灸**の理論にとって非常に重要である（第 28 章「サーフィン経絡」を参照）。

そしてようやく、後腎が生じる。後腎は中腎の膀胱の端から生じて、周囲の細胞を誘導して、我々がおなじみの、（特にキドニーパイの料理として）愛している腎臓を形成する。

中腎と後腎は実際、お互いにつながっている。中腎は膀胱を形成し、後腎は大人の腎臓を形成する。中腎は、男性では精巣とそれに付随する管を形成する。精巣は腎臓と同じ場所で、その生命を開始する。そのため精巣がずっと下の陰嚢まで動脈を引っ張っていく。

尿管の痛み（例えば、腎結石が通るとき）は多くの場合、腰部から鼠径部、睾丸にかけて感じられる。これは明らかに最悪の痛みでもある。出産とこの痛みを経験したことがある女性は尿路結石のほうが痛いという。男性がこの痛みを経験すれば、出産がどのようなものか知るというありがたくない名誉を得たことになる。その痛みはとても昔からよく知られたもの（極度の痛みで楽になれない）で、ベッドサイドで診断できる。

しかし、患者が説明する痛みは「脳の混乱」が原因ではない（関連痛の科学に関する詳細は付録 3 を参照）。その痛みは単純に、発生によって定められたファッシアの通路に従っている。これらの組織はすべて、1 つのファッシア面に沿って位置して

216

いる。

　このファッシア面は、尿管で始まり、膀胱の後ろ側を通り、前立腺を覆う膜につながり、「精管」から睾丸で終わる。腎臓の集合管が発生する反対側（つまり、少し異なるファッシア面）で起きる痛みは、この通路に従うことはない。代わりに、腰部の後ろ側で漠然とした痛みにとどまる。尿管の痛みがこれほど広がる理由は、非常に激しいからである。

　腎結石の痛みは**腎**と**膀胱**の内部にある通路を示す。しかし、外部の通路もある。外部の通路は外側、つまり手指と足趾に通じる通路である。これら外部通路を見つけるためには、腎臓の外のファッシアが覆っているところに行けばよい。

　後腎が形成されるとき、形成中心が生まれ、どこで止まるかを後腎に命じる。形成中心は通路を通ってそのメッセージを伝え、これらの通路は成人ではファッシアとして存続する。ファッシアは、文字通りに、そして発生学的に臓器の姿を定める。

　腎筋膜は、腎臓を包み、後腹膜を通じて**心**まで行き、肝臓の無漿膜野にまで続き、骨盤内臓器のほうに流れ落ちる……これは中医学が教えている**腎経**の流れと同じである。どうしてわかるのか？　腎臓、副腎、血管は、腎筋膜が覆う腎周囲腔に含まれるのだ。

　氣はファッシアを流れる唯一のものではない。水、空気、あるいは血液さえも流れている。人によっては、腎筋膜の中でおびただしく出血する腎臓を認めることがある。研究でその血液がどこに行くのか調べると、上方に行って肝臓の無漿膜野とつ

217

PartⅢ　命門と6本の経絡

ながり、下方に行って骨盤内臓器を覆うことがわかった[14, 15]。

　肝臓の無漿膜野へと至る上方のつながりは、**腎**と**肝**が中医学で特別なつながりを持つ理由の１つである。他の理由は、**腎氣**が腹膜の骨盤側に流れ、**肝氣**は腹膜側を流れるためである。下方へのつながりは骨盤の臓器——膀胱、膣、直腸——にまで行く。骨盤に流れる血液・**氣**はすべての臓器を覆うが、それらの臓器に入ることはない。骨盤の臓器に対する**腎**の力学は**下焦**を共有することで反映される。

　氣は圧の高い所から低い所へと流れ続けなければならない。**氣**は骨盤の出口を必要とする。そのため、骨盤の唯一の出口となる「閉鎖孔」と呼ばれる小さな穴を通る。閉鎖孔は**腎経**の脚の付け根の場所と同じである。

　大腿の閉鎖孔からの通路は単純に筋肉の筋膜面——内転筋、半膜様筋、腓腹筋、アキレス腱、後脛骨筋、足裏の深部筋肉——に従う（注：私は、身体にある外側の**経絡**に関してほとんど説明していない。古代中国人が、見えない内側の**経絡**に関して正しいなら、見える外側に関しても信用するつもりだ）。

　身体の前面で**少陰経**は、正中臍索（臍動脈の名残）として続く。臍帯は出生時に確認されるべきだ。１つの動脈を見るだけで、心臓と腎臓の病気を示す良い指標になるからだ（これらの動脈は、138ページのイラストにある尿膜管の両側で描かれている）。

218

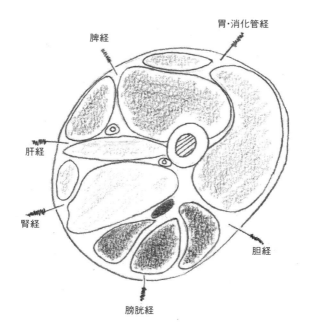

鍼灸で用いる
大腿部の経絡

救急症例報告

　男性（女性もだが）で知られる最も耐え難い医学的痛みは、腎結石だと思われる。通常では、尿がカルシウムで過度に飽和されると、小さい結石が腎臓で形成される。結石は、最終的に抜け出して、尿管の曲がりくねった道を下へと歩み始める。

PartⅢ　命門と6本の経絡

　尿管は結石を通すようには設計されておらず、逆側から上がってくるもの（例えば寄生虫や細菌）を止めるように設計されている。そのため、非常に細い。結石は直径数ミリしかないが、尿管に関する限り、産道に赤ちゃんを通そうとするようなものである（「結石」という単語を用いているが、私は新石器時代の矢じりに似た石が通過したのを見たことがある！）。

　尿管結石の治療は、結石が通過できるように、尿管をリラックスさせることである。女性が赤ちゃんを生むとき、身体は妥当な量のプロゲステロン、適切なことに「リラキシン」とも呼ばれるホルモンでこれを行う。医師は、同じことを行うために、鎮痛剤と（ノル）アドレナリン受容体をブロックする薬剤を用いる。

　「**大鐘**」（KI4）というツボも用いられる。通常、この病態では大きな圧痛がある。この**ツボ**は**絡穴**なので、「**腎**」から「**膀胱**」までの過剰なエネルギーを移動させる（この表現は、腎結石が生体に対してどんなことをやっているのかをとてもうまく説明している）。通常、痛みは非常に激しく、患者はいつも他の治療も同時に受けているため、この**ツボ**がどれくらい効いているのか確信が持てない。

　背部痛の治療で**腎経**は**膀胱経**をサポートするのによく用いられる。特に、足裏にある「**涌泉**」（KI1）でマッサージを行う。この**ツボ**をマッサージして嫌がる人はいない！

26. 太陰経 TaiYin (Greater Yin)

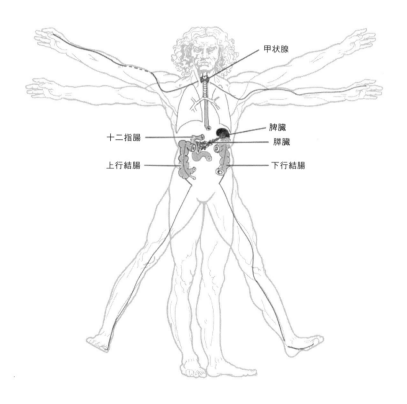

息を吸い込む、霊感を与える臓器

〝肺は相傳之官なり〟

『黄帝内経素問』第6章★、紀元前2世紀

　息を吸い込むことは単なる動作を超えた意味がある。存在そのものである。

　呼吸は存在の中心にあり、１日のペースを設定するリズムである。夜はゆっくりと鳴り響き、朝は静かに動き、バスに向かって走れば慌ただしく働き、朝のコーヒーを飲みながら落ち着いてリラックスする。夜の営みさえ、肺を通して表現される。

　生命の高い次元とつながるために呼吸が用いられるのは偶然ではない。息を吹き込まれる、というだけでなく、我々の霊的な生命は密接に呼吸、つまり肺とつながる。"respiration（呼吸）"と"inspiration（霊感）"はラテン語"spirare（呼吸する）"と同じ語源からできている。霊性と肺のつながりは、ラテン語が元になる言語すべてに広まっている。霊性は、身体の一時的な側面、より高い所にある力とのつながりと考えられている。そして、スラブ語、バルト語派、中国語、スカンジナビア語が、この力と呼吸を関係させていることは注目に値する。もちろん、ヒンズー教徒は、呼吸で精神と霊性を変容させるというヨガを通した長い歴史を持っている。すべての大陸にあるすべての文化を見ていけば、社会のより高い所にある霊的側面が合唱、呼

★［訳注］『素問』第８章と思われる。

吸、肺と関連することがわかる。

　肺は、最も高い所にある内臓であるというだけでなく、最も高尚な物質、空気を扱うため、身体と霊性の間でつながりをつくるとされる。科学と西洋医学の世界において、このつながりは霊的な重要性をほとんど持たないが、我々の生活では計り知れない重要性がある。インスピレーションを欠く人は鈍く、やる気がない。偉大な発明者、最も勇敢な探検家、現状に挑戦して、変革を成し遂げた人々は皆、別の世界を心に描くことができたため、霊感を持っていた。そのような感動的な人々がいなければ、人間社会は淀んでいるだろう。我々自身のミクロレベルでは、人生で意味、目的、変化を見つけることは、世界の内にある高度な理想とつなげる能力に左右される。

　霊性を説明する方法が１つあるとすると、避けられない死を越えて上昇しようとする生命の側面と言えば事足りるだろう。霊性がなければ、存在の最後にくる性質が我々を押しつぶすだろう。霊性は空気（上昇する物質）に関連づけられるにふさわしいと言える。

　肺が実行する最も重要な物理的次元の機能は、二酸化炭素を酸素と交換することである。肺は効率よくこれを行う。肺が虚脱すると縮んで拳サイズのボールのようになるが、肺の表面を伸ばして広げるとテニスコートを覆うほどになる。これほど巨大な面積がこれほど小さい空間におさまる理由は、肺が途方もなく薄いからである。肺はテニスコート全体に引き伸ばせるかもしれないが、その厚さは紙の厚さの200分の1となる。「生

PartⅢ　命門と6本の経絡

命」という元祖のナノテクノロジーで形成された 500 ナノメートルの厚さのナノフィルムである。

このナノフィルムは本質的に、逆さまの木についた葉っぱを形成する。この木の幹が我々の気管であり、枝は主気管支、小枝は細気管支で、最後に、葉っぱは肺胞となる。

この例えは物理的な類似性では終わらない。機能的な類似性も共有している。繰り返すが、自然は機能のために形態を利用する。葉っぱは膨大な表面積を生み、日光をとらえて、二酸化炭素と水を糖に変える。我々の肺の肺胞は広大な表面積を生み、血液をとらえ、血液に貯蔵した炭酸イオン[1]を二酸化炭素と水に変える。

木と肺はいずれも、二酸化炭素を内部へ拡散させ、酸素を外へ（血液へ）放出させる。

もちろん、身体におけるこのプロセスは、多くのトリックによって増幅される。ヘモグロビンは遊離酸素を貪欲につかむ構造をしており、肺の層の薄さは酸素が簡単に横切れるようになっている。二酸化炭素は炭酸イオン[1]に変わることにより、血液中で飽和する。コカ・コーラを泡立たせるのと同じである。

信じられないことに、木もほとんど同じトリックを用いる。葉にある葉緑素はヘモグロビンと全く同じ構造である。どちらも中心に金属イオンを持つ「ポルフィリン環」を少し変えた構造である。ヘモグロビンでは、イオンが鉄に、葉緑素ではマグ

★1 ［訳注］原文では Carbolic acid（石炭酸）となっているが、炭酸イオン / 炭酸塩（Carbonate）の誤りであろう。以下の同用語の訳注についても同様。

ネシウムとなる。しかし、残りの構造はほぼ同一である！　ヘモグロビンは酸素を貪欲に閉じ込め、葉緑素は二酸化炭素を貪欲に閉じ込める。肺胞膜のような葉っぱは、酸素と二酸化炭素を横切らせるために非常に薄い。

　葉っぱでは、日光がこのプロセスを動かす。身体では、霊性である。

　木の小枝、枝、幹は、肺に類似した多くの機能を有する。それらは互いにサポートし、栄養分を葉っぱへ運んで、糖と他の物質を根に移す。同様に、肺では、気管と気管支は、肺胞に構造を与えて、酸素を肺胞まで運び、二酸化炭素と水を鼻に戻す。

　したがって、肺と木は類似した物質が関わる類似したプロセスがあり、類似した形になることは驚くことではない。実際、肺は、非常に繊細で、美しいクモの糸のような葉っぱをもつ樹木が逆さまになり、血液のプールに沈められているとみなすのが最もよい。血液は心臓の右側から左側までゆっくり送られ[2]、最初は川として始まり、それから三角州のようになってくる。肺動脈から始まり、末流が1つの赤血球と同じ大きさになるまで、絶え間なく枝分かれしていく。

　ここで、肺胞の葉を覆い、血液をきれいにし、再活性化させるプロセスは完了する。炭酸イオン[1]は二酸化炭素として泡立って、放出される。ヘモグロビン分子は酸素を貪欲につかむ。

★2［訳注］「心臓の右側」は静脈系であり、「心臓の左側」は動脈系である。右
　　　　心室から出た血液は肺動脈を通って肺に行き、肺でガス交換されて
　　　　から肺静脈を通って左心房に帰る。肺に向かう血管は先にいくほど
　　　　枝分かれしてどんどん細くなる。

血液は青から赤に変わり、エネルギーを与えられる。

　それから、三角州は再び川へと再形成され始める。毛細血管は合流し、静脈を作る。静脈は肺静脈を作り、心臓の左側へと流れる。

　したがって、肺は、肺組織以上に血液のほうが多い。真夏にそびえ立つ木を想像してほしい。葉っぱの間、枝の間にある空間は、空気と光が循環するために必要である。この空間がなければ木は窒息してしまう。肺も同じである。肺の周りにある空間は空気ではなく、血液で満たされる。

　血液中に浮遊する非常に薄い膜から成るという肺の性質は、中医学で「繊細な臓器」とされる理由と考えられている。繰り返すが、これは木の葉に似ている。肺は乾燥で容易にダメージを受ける（肺気腫を引き起こすプロセス）が、これは乾燥で肺の膜が焼けるためである。液体も肺の空間を容易に満たす。肺は潜在的空間ではなく、実際に身体に存在する空間であるからだ。

　まるで木のように、肺は土の性質をもつものを、すぐに消え去ってしまう何かに結合させる。木の場合、日光と空気を土の要素につなげる。木は、大地の微量ミネラルを太陽エネルギーに結合させ、炭素のブロックを作り、緑のまばゆい世界を生み出す。日光と空気だけでは何かを作るのには十分ではなく、すぐに消え去ってしまう。作るためには物質が必要であり、その物質は大地から提供される。いったん組み合わされば、生命の驚異のすべてが可能になる。

このプロセスを動かす日光は、生命の霊的側面と同じである。イギリス人なら知っているように、イギリスの日光ははかないもので、現れるのと同じくらい早くに消えてしまう。つかむことはできず、その輝度でしか測定できない。日光と木は我々の霊性と肺に相当する関係である。しかし、究極的には、いかにしても「証明」されることはない。ただ、存在するのみだ。人生では、「証明」なしで、ただそうであると受け入れなければならないときがある。

　どのような証明があるのか……それは、主張されている本質的な真実の中に存在する。生命は大切である。科学が、我々の生命が惑星規模の時間尺度では惑星の一日のわずか1ナノ秒で、有機物の一瞬の異常現象にすぎないと言っても、生命の大切さに変わりはない。音楽は、音響波の数学的表現にすぎなくても美しい。感情のない機械で作ったとしても、芸術は何かを意味している。木と日光の関係のように、肺はすぐに消え去ってしまう、より高い存在、神的な特性と我々をつないでくれる。しかし、私がここで提示できるような客観的な証明はない。

　もちろん、「証明」はある。主観的な証明だが。瞑想のレッスンを何回か受けてほしい。呼吸を鎮めることがどのようにして、身体を超えたところに存在する場所にあなたを連れていくのかがわかるだろう。反対に、しばらく過呼吸してみれば、それがいかにしてあなたを閉じ込められたような、パニック的な感情にするのかがわかるはずだ。このような感情は物理現象を超えたものである。それらの感情は超自然的であり、したがって物

Part Ⅲ　命門と6本の経絡

理現象よりもさらにリアルである。物理法則というものは、い
つも間違っていると反証されてきた。ニュートンの法則はアリ
ストテレスに勝ち、アインシュタインはニュートンに勝ち、そ
してこれからアインシュタインもそれほど正しくなかったと証
明されるだろう……科学は常に改善されている。このことは本
質的に、この世界の科学的な説明はあまり正しくないことを告
白している。

　それでも、精神世界は自分自身でしか発見できない場所であ
る。したがって、それはどのように体験しても本質的に正しい。
多くの哲学モデルでは、唯一の、本当の現実は、心的に体験す
る現実であり、デカルトの名言「我思う、故に我あり」はここ
から生まれた。

　精神世界を探索する習わしは、ほとんどすべて呼吸やドラッ
グを用いて目的を達しようとする。そして、そのようなドラッ
グはたいてい、肺を通して服用するのだ！

肺と血液

　肺はすぐに消え去ってしまうもの——酸素と霊性が入ってく
るのを調整するだけでなく、胸部の血液の運動も調整している。
逆さまの木として肺は位置し、この血液に対して非常に大きな
制御を行う。

　呼吸するたびに、胸部の圧力は変化する。息を吸うとき、空
気が吸い込まれるために圧力は下がる。この圧力の減少は、空

228

気を吸い込むだけでなく、心臓からの血液を吸い込む。心臓の血液量の変化は実際、少し遅れる。心臓は満たされるのに時間がかかるため、鼓動するのに時間がかかる。

　息を吐くときは、逆のことが起きる。胸部では、圧力が上がって息を放出し、血液は肺から心臓へと押し出され、心臓はさらに速く満たされ、結果、心臓はさらに速く鼓動することになる。

　酸素で血液にエネルギーを与える際、肺も血液の性質を量的に変えている。このプロセスは、炭酸イオンを酸素のために動かすだけではなく、血液をきれいにするように働く。酸性の血液は赤血球の組織にダメージを与える。酸はタンパク質と細胞壁と結合し、変形させてしまうのだ。この破壊は赤血球の最も重要な特性の１つである細胞の柔軟性を奪う。破壊の程度が極端だと、この酸は酵素を形成するタンパク質をつぶし、酵素が働かなくなってしまう。このプロセスが持つ血液浄化の側面は、**肺**と、そのペアとなる**太陰**の臓器「**脾**」を関連づける。これは、中医学で言うところの変容した「**湿**」の例である（252ページを参照）。**肺**は、毒素を放出する作用によって**湿**を絞り出す。この場合、具体的な毒素は炭酸イオンである。身体は大部分のCO_2を血液中に炭酸イオンの形で貯蔵し、その結果として血液は浸透効果を持ち、液体を引きずり込む。肺は二酸化炭素を放出することによって、同時に水分も放出する。

　しかし、特に西洋の考え方から言えば、肺が胸部の血液を調整する最も重要な方法は、血液をフィルターに通すことだ。

229

PartⅢ　命門と6本の経絡

　心臓の1回の鼓動ごとに、すべての血液は心臓の右側から肺を通って心臓の左側に流れる。肺はこの点で独特である。他の臓器は全部の心拍出量を受け取ることはない。心臓の左側は他の臓器に血液を送り出すが、それらの臓器はその心拍出量の一部だけしか受け取らない。肺は心臓が鼓動するたびにすべての血液を受け取る。それだけでなく、この血液はよどんで、重く、凝固しやすい静脈血でもある。

　肺は、酸と二酸化炭素を含む血液をきれいにするだけでなく、凝血塊と泡ができてしまったらそれも浄化している。こうしたことが肺で起こるのはとても好都合である、なぜなら、川のデルタのように、側副血行路★がたくさんあると、小さい凝血塊が引っかかっても問題を引き起こさないからだ。脳や腎臓、そして心臓の左側から流れる冠状動脈の血流で同じことが起きたら、凝血塊はなんらかの「発作」を起こすだろう＊。もちろん、肺が扱える凝血塊のサイズには限界がある。肺動脈を詰めてしまうような大きな凝血塊は、肺塞栓と呼ばれ、息切れを引き起こす。肺の血液に対するこの作用は、肺を心臓と密接に関連させる。

★　[訳注] 血管が網目状になっていると、その一部が閉塞しても、他の血行路を介して血流が保たれる。その迂回路のことを側副血行路という。

＊　こうして、肺は（中国人が呼ぶところの）心包のようにふるまい、（中国人が呼ぶところの）「風」の「発作」から身体を守る。このため、中国人は脳卒中を「風痰」の発作と呼ぶ。肺が胸郭の中で育っていくとき、心臓から結合組織が分かれてくる。この結合組織は胸郭内で、胸膜と心嚢膜というファッシアを形成するだけでなく、肺と心臓を隔てる膜となる。基底膜と呼ばれるこの結合組織は極めて強靭であり、肺の基底膜は血の塊を補捉して、左心系の循環に入って血栓症の発作を起こさないよう防いでいる。

230

中医学では、**心**は「皇帝」「君主」、そして**肺**は「宰相」とされる。宰相は皇帝を守り、皇帝の行動を制御する。制御できない皇帝は、帝国を荒廃させ、破壊へと導く。宰相の役目は、皇帝を皇帝自身の暴走から守り、皇帝が家臣から受け取るものをフィルターにかけることである。呼吸には精神を制御する能力がある。ゆっくりと深呼吸をすることは、皇帝の機嫌を心配する国民からの処方箋となることが多い。国民が皇帝に宰相の話を聞くように訴えているのだ。

手太陰肺経

信じがたいかもしれないが、あなたの肺は実際のところ、消化管と同じ場所から発生している。あなたの口腔と鼻が同じ空間と結合し、喉頭で再び分岐する理由は、両方とも同じ発生学的な場所から生じるためである。肺は、原始腸管の喉頭が終わる場所から生じる。

発生学者は、肺と消化管は摂食のため、同じ場所から発生すると考えている。多くの魚は、口から入ってえらを通る水から、食物の粒子を濾し取っている。魚が血液で十分な酸素を得られるように、えらは洗浄される必要があるのだが、そのとき同時に食事もできることに利口な魚は気づいたのだ！ 魚でこの相互作用が生じる場所は、ヒトでは喉頭となる。

肺は卵黄嚢から生じる。

また、肺はいったん成長を始めると、自身で成長し続けてい

PartⅢ　命門と6本の経絡

くというユニークな面を持つ。初期の肺芽を取り出しても、身体と分離していることに気づかないで、分裂して、成長していく[1]。他の臓器ではこうならない。この事実から、肺は他の身体とは1つだけのつながり——喉頭しかないことを象徴している。

ほとんどの臓器は、発生において他の部位から一定の「誘導」を必要とするが、肺は違う。**肺経**を考えるとき、これは非常に重要である。

肺は心臓から来る血液と深く関係しているが、血液と空気が混ざるのを防ぐ、強固なファッシアのバリア、血液空気関門が両者の間にはある。

喉頭と**氣**の関係は、特に中医学において、声の状態が**肺の氣**の質と密接に関連するという理由の1つとなっている。人は死別や喪失を経験すると声の大きさも声色も変わってしまうのは、この関係のためである。

悲しみは喪失に関わるため、肺に影響を及ぼす。肺は我々自身の霊的な側面を繊細に保持するが、喪失は人生のはかなさに気づかせ、肺はこれに対処しようと苦闘する。

肺は胸部の血管と密接に関係しているものの、その主なファッシアのつながりは喉頭を通る。ここから**経絡**は興味深くなる。というのも、**肺経**はなぜか、腕で終わるからだ。なぜそうなるのか理解するためには、二千年前の「聖典」ではなく、21世紀のロボット外科手術の世界を見る必要がある。

喉は非常に複雑で、特に手術する際、怖い部位である……気管（不可欠）だけでなく、頚動脈（不可欠）、食道（あるほう

232

がよい)、迷走神経（非常に重要）、喉頭（役立つ）があり、さらに、かなり重要な腺——甲状腺と副甲状腺もある。

甲状腺は代謝における温度制御装置（サーモスタット）のようなものである。甲状腺の機能を上げれば、身体にあるすべての細胞はさらに速く働くようになり、温かくなり、さらに多くのエネルギーを手に入れる。細胞の働きが速すぎれば、躁病的になり、眼は突出し、髪の毛は抜け始める。遅すぎれば、ベッドから出たくなくなる。副甲状腺は小さな腺で甲状腺の内側深くに埋まっており、他の重要なことを行っている（に違いない。副甲状腺は神経堤細胞に由来するからだ）。

外科医が大事に思っているファッシア面の部位があるとすれば頚部である！　頚動脈と頚静脈は、軽率には扱えない。外科医は昔から甲状腺に到達するのに皮膚を切断していった。皮膚から甲状腺までとても近いのだが（飲み込むときに甲状腺を見ることさえできる）、多くのファッシア面が関わってくる。外科医は筋膜面を横切っていくのは好まない。そのやり方ではうまくいかないからだ。

よい外科医はファッシア面を大切にする。これは手術ロボットでも同じである。違うのは、手術ロボットは手指の長さに制限されないことだ。たとえそのファッシア面が腋窩の近くで始まり、喉まで続くとしても、手術ロボットならファッシア面に沿って動くことができる。

そして、これこそまさしく、ロボットによる甲状腺手術の方法である。ロボットによる甲状腺手術は喉で切らず、腋窩の近

233

PartⅢ　命門と6本の経絡

くで行う。この場所、胸筋筋膜の下は古代の中国医学が**肺経**の
「始まり」を示す場所とほぼ同じである[2]。

　ロボットは小さな穴をここで開けて、内側に沿って動いてい
き、その小さな「くぼみ」——前頚筋膜に到着する（中国人は
そのくぼみを「**経穴**」と呼んだ）。手術ロボットはファッシア面
に沿って動くことができる。

　このテクニックは面倒なように見えるが、実際は、いったん腋
窩の下にある空間に入ったら甲状腺までファッシア面を切断する
必要がないため、ずっと簡単になる。よりきれいな手術で、患者
にとっても望ましい。患者の治りは早く、出血は少なく、副甲
状腺へのダメージも少ない。ロボット手術は甲状腺の外科手術
に革命を起こしており、すぐにゴールドスタンダードになるだ
ろう。

　ロボットは甲状腺を手術するために進入していくだけかもし
れないが、甲状腺を覆う前頚筋膜は喉頭（**肺経**の始まり）も包
んでいる。喉頭と甲状腺はとても密接に関連しているため、頚
部にある塊が甲状腺の中のものであるかどうかを調べる検査は、
飲み込んだときにその塊が動くかどうかをみる、というもので
ある。それどころか喉頭と甲状腺は、同じところから発生して
きたもの同士である。

　甲状腺自体も、意気（息）と肺に関係している。この腺から
放出されるホルモンが呼吸数に直接影響するだけではない。サ
イロキシンがない人々は本当に「意気」が阻喪しているように
見える。副腎が腎臓に関係しているのと同様に、甲状腺は他の

234

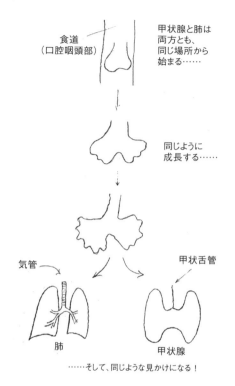

……そして、同じような見かけになる！

身体と情報交換する点で肺のホルモン的な側面を反映しているかもしれない。甲状腺も肺と同じように、同じ空間に、同時に成長する。つまり、肺の「盆栽」のよう！

　事実、肺は「マクロ」の呼吸——身体を出入りする空気の運動——を制御し、甲状腺ホルモンは「ミクロ」の呼吸または細胞呼吸を制御する。細胞呼吸は、細胞がミトコンドリアでどれくらい速く糖と酸素を燃焼できるかを説明する医学用語である。

PartⅢ　命門と6本の経絡

言い換えれば、甲状腺は肺の盆栽のように見えるだけでなく、肺のようにもふるまう——小さい細胞が「呼吸」する速さを制御している。

　甲状腺ホルモンは肺のようにふるまうだけでなく、肺が完全に発達するうえで極めて重要である[3]。

　肺経の説明（例えば、ピーター・デッドマンの本[4]を読むと、**肺**から喉仏、それから鎖骨の下、腋窩（具体的には鎖骨と大胸筋胸肋部の間にある隙間）へ行く**経絡**を示している。**肺経**は「**中府**」（LU1）で現れる。

　驚くべきことは、二千年前の教科書が最先端のロボット手術でわかってきたファッシア面を完全に説明していたということである。

　肺は身体とのつながりが１つのみ、喉頭しかないため、**肺氣**は上昇しなければならない。そのため、肺は自身で成長し続ける。**肺氣**が喉頭でつながる。

　氣は、葉っぱから小枝、小枝から枝、枝から幹へと上昇していく。幹（気管）で、肺は喉頭に出会い、ここで**氣**は放出される。その**氣**は**氣**物理学の原理に従って、放出される部位を探し求める、それが手指である。**氣**は鼻にも流れる。だから、**肺経**は鼻血の治療に使うことができる。

　なぜ、ここで**氣**は腹部に流れ落ちないのか？　これは**氣**物理学の基礎である（パートⅠで探っている）。**肺氣**はそのペアとなる**経絡**、**脾**と相互作用するが、圧力がかかっているために上に流れていく。これは山で湧く泉と変わらない。自然法則におい

236

て、水は下っていくが、システム内にある圧力により、吹き出るのだ。

救急症例報告

肺と鼻の関係は、直観的に明らかなうえに解剖学的にも真実である。鼻は消化管の長い管の一部であり、それを包むファッシアは下方へと、喉頭まで伸びている。

肺と鼻がつながっているということは、**肺経**を鼻血の治療に用いることができる、ということを意味する。私はこれを何度も用いてきた。近所の人が鼻に詰め物をするという「野蛮な治療」なんか受けないと主張したときに、自宅で1回、そして救急部では何回も行っている。多くの場合、結果は蛇口を閉めるように劇的であった。最初に用いたとき、私は王居易医師の素晴らしい教科書にある文章を誤解してしまい、「**天府**」（LU3）の代わりに「**尺沢**」（LU5）を用いてしまった。しかし、この**経絡**をじっと触診してみると、肘にある滑りやすい小結節が**痰**を示すことに気づいた。二人の隣人（患者と患者を連れてきた隣人）はツボをマッサージして数秒で鼻血が止まったのを見て仰天していた。その後、患者はツボが作用したと思うかを尋ねてきた！

救急部で2回目に用いた**ツボ**は「**天府**」（LU3）という、あまり用いられない**ツボ**で興味深かった。「**天府**」は、三角筋の停止部と上腕二頭筋の間、腕の側面にあり、鼻と腕が出会う**ツボ**

PartⅢ　命門と6本の経絡

になる。鼻血の場合、この**ツボ**にはたいてい圧痛があり、ここを**経絡**に沿ってマッサージすると血を止めることができる。患者は左の鼻孔を水で洗い流しており、患者を私の所に連れてきた研修医は、鼻に詰めものをするテクニックを行いたがっていた。私がマッサージで血を止めたとき、研修医は少し気を悪くしたようだった。しかし、患者はかなり感動していた。繰り返すが、これは蛇口を閉めるようなものである。ただし、このときはマッサージをやめると血が出てきてしまうため、5～10分間ずっとマッサージをする必要があった。

　西洋医学的な視点では、三角筋と上腕筋の間にあるツボが鼻血を止める理由は全くない。しかし、ファッシア面と三千年におよぶ医学の教えを考えると状況は変わってくる。

　他にとても役立つ**ツボ**に「孔最」（LU6）がある。この**ツボ**は「一番大きな穴」とも訳せ、テレビのリアリティー番組のタイトルにありそうな名前だが……誰か知っているだろうか？　この**ツボ**は「郄穴」といい、**経絡**では狭くなり、**氣**が引っかかる場所であるため、急性の息切れに非常に役立つ。この**ツボ**を用いることは狭くなっている部分を広げて**氣**を通すようなものである。私はこの**ツボ**を何度も用いており、問題が肺のみにある場合、特に役立つ。

「**鍼灸**は心身相関によるものなのかどうか教えてくれ」と人から尋ねられることがある。そんなとき、喘息の悪化で訪ねてきた女性の症例を話している。看護師は硫酸サルブタモールとステロイドを既に取りに行っていたが、私は患者が気づかないま

238

ま、このツボをマッサージした。数分後、硫酸サルブタモール
が到着したときには、患者の喘息は完全におさまっていた。患
者は私が腕をマッサージして治療していることに気づくことさ
えなかった（喘息に興味がある人に詳しく説明すると、マッサ
ージ前の最大［ピーク］呼気［フロー］流量は 320ml/ 秒、マッ
サージ後は 550ml/ 秒であった）。私は**鍼灸**・指圧が患者に気づ
かれなくても作用する例としてこの話をする。

奇妙な臓器

　脾臓は奇妙な臓器である。そのため、その特徴は好都合にも
覚えやすい。医学生は、脾臓を「厚さ１インチ×幅３インチ×
長さ５インチ、重さ７オンス★、第９〜第 11 肋骨の下に位置す
る」と覚える。
　しかし、奇妙なのはこの臓器の数字だけではない。ふるまい
方も少し奇妙である。西洋医学によると、脾臓は消化にはほと
んど関係がないが、

- 消化管から生じる
- 消化器と同じ所から血液供給を受ける
- 消化に関与していない血液が肝臓に流れる唯一の臓器である

★［訳注］大きさは厚さ 2.5cm ×幅 7.5cm ×長さ 12.5cm で、重さ 200 グラム。

PartⅢ　命門と6本の経絡

　脾臓がまた奇妙なのは、明らかな害がすぐに起きずに、まあまあうまく取り除ける唯一の固形臓器であることだ。脾臓を破裂させた人々は多くの場合、脾臓を取り除かなければならないが、患者の健康状態を損なうことにはなっても、直接致命的になることはない。

　これら患者に対する長期の影響を調べた研究は驚くべきことに、ほとんど影響が確認できず、特定の細菌による感染症と長く続く嗜眠傾向を示した。しかし、探されなかっただけで、他の影響があるかもしれない。例えば、2010年と2012年の2つの研究では、これらの患者が血栓症、粘度の高い血液[5]と糖尿病のリスクが高いことを示した[6]。

　この臓器の奇妙さはまだあり、取り除いた後に完全に再生できる唯一の臓器でもある[7]！

　当惑するほど奇妙なことに、中医学は、正気の医師なら賛成しない役割を脾臓に与えている。
「**脾**は意を蔵す」（『黄帝内経素問』[★1]）
「**脾**は、血を裹むことを主る」（『難経』[★2]）
「**脾**は（食物の）変換と輸送を制御する」（**脾**に関するあらゆる出典！）……など。

　西洋医学は、はるかに実用主義である。この臓器に変わった役割はない。西洋医学は脾臓の役割を血液中の細胞の掃除に関与するだけだと考える。脾臓は血液中の赤と白の部分をフィル

[★1]［訳注］『黄帝内経素問』宣明五気篇第23
[★2]［訳注］『難経』42難

240

ターに通し、古い赤血球を除去し、白血球のコントロール・センターとして作用し、途中で若干の細菌を破壊する（非常に重要なことに、中医学的な**脾**の役割も血小板を貯蔵して、血液循環から古いものを取り除くことである）。

脾臓のミクロ構造は微細な網の目のようで、赤血球がこれを通過すると、古いものと不完全なものは除去される。古い赤血球は人間のように、シワシワで乾燥して、もろくなる。細胞壁はたわまなくなり、細胞は脾臓の網の目の中で動けなくなる。そして、脾臓にいる白血球が、その細胞を分解して、中身を再利用する。ヘモグロビンは不可欠な鉄分を含むため、肝臓に送られて胆汁に変えられ、細胞の残りくずは部品として使われる（身体で無駄にされるものはない）。

正常な赤血球は、両面がへこんだ円盤で、真ん中が埋まったドーナツのようだ。これは細胞を弾力的にし、狭い隙間に入り込むことができるようになる。アニメ『ザ・シンプソンズ』の主人公ホーマー・シンプソンのお腹のように、ドーナツはたわむのだ！

一部の人では、赤血球の先天性の虚弱が、このたわみをなくしてしまう。「鎌状赤血球症」では、異常ヘモグロビンはマラリアから赤血球を保護するが、ストレス下で赤血球が変形する原因にもなり、鎌または槍のような形になってしまう。変形した赤血球は、毛細血管では動けなくなる。「球状赤血球症」の患者では、ドーナツ形に引っ張るのに必要なタンパク質が失われているため、球体に似た赤血球が認められる。円盤にならず

241

PartⅢ 命門と6本の経絡

に、細胞は球体となり破裂する傾向がある。これらも血管に詰まってしまう。

原因はいずれにせよ、これらすべての赤血球は異常な形をしており、脾臓で除去されるようになっている。このような疾患では、膨大な量の異常細胞が脾臓を圧倒し始め、脾臓は余分な仕事に対処しようとするために増大する。赤血球が一定して破壊されることで、骨髄は新しい血液を十分つくれなくなり、患者は貧血になる。さらにまた、肝臓に送られ再利用されるヘモグロビンは過剰になり、肝臓をも圧倒するようになる。患者は黄疸のため黄色みかがってくる。

脾臓は、欠陥がありボロボロの赤血球を掃除するのに非常に重要である。ただ、このような場合では、脾臓は適切にその役目を果たしているのであって、赤血球自体に欠陥があるだけなのだ。脾臓が赤血球の欠陥品を掃除しない場合、それらは他の部分で詰まり、深刻な害を引き起こすだろう。

このように、脾臓は赤血球の品質管理センターとして機能する。

脾臓は、免疫センターとしての重要な役割も果たしている。血液が脾臓を通過していくとき、白脾髄という白血球の塊も通過していく。これらの白血球は、厚い細胞壁を持っていて攻撃に抵抗力を持つ被包性細菌などを検出し濾し取る。

現代の軍隊は、身体が感染症と戦って、秩序を強化するのに用いるのとほぼ同じ組織化の原理に基づいている。軍隊用語では、脾臓は兵舎と指揮所が1つになったものに相当する。

打ち負かされた敵は脾臓に連れてこられ、B細胞に尋問され

弱点を暴かれる。敵の弱点が明らかになれば、B 細胞は敵に正確に照準を合わせる弾道ミサイルや熱追跡ミサイル、敵を正確に自動追尾する化学物質（抗体）を製造する。ここから、この軍隊はやや SF 的になる。B 細胞は自身のクローンを作り、敵を破るために正確な抗体で血液をあふれさせる。抗体は敵をロックオンすると、歩兵隊が敵を見つけて攻撃できる誘導フレアのように作用する。

　免疫系は、侵入する細菌にとってはかなり厄介で恐ろしい場所である。免疫系によって、最終的には敵は過酸化水素で燃やされ、皮は切開され、生きたまま食べられることになる。細菌に対して申し訳なく思うかもしれない……。

　指揮所と兵舎の役割を果たす部位は他にもある。例えば、リンパ節、胸腺、骨髄である。リンパ節は主にファッシアで機能する。しかし、脾臓は血液を循環する特定の細菌も物理的に捕まえる。だから脾臓摘出をすると、血液の感染症にかかりやすくなるのである。こうした細菌にはすべて、金属板の鎧に相当する厚い外壁を持つ特徴があり、免疫系は困難な戦いを強いられる。

　脾臓が不完全な赤血球を捕まえるのと同じように、これらの太った細菌もフィルターにかける。脾臓で捕まれば、これらの細菌は、免疫系の歩兵――マクロファージ（ラテン語：「マクロ」は「大きい」、「ファージ」は「食べるもの」を意味する）の格好の獲物となる。

　脾臓を失い、これらの微生物と戦う能力が弱まった人は、肺

243

PartⅢ　命門と6本の経絡

炎と髄膜炎のリスクにさらされる。このため、生涯にわたって抗生物質を投与される★。

　血液中の細胞で最後に紹介するのは、血小板である。血小板は細胞のほんの小さなかけらである。最初、血小板は巨大血小板と呼ばれる巨核球から生じて、ガラスのように小さいかけらへと砕ける。血小板は、血液凝固に不可欠であり、凝固作用を防ぐ薬剤は血小板に作用する。

　脾臓は古い血小板を破壊するので、血小板の病気は脾臓を圧倒することがある。脾臓は、（骨髄で産生された後の）血小板にとって、体内で最も重要な臓器と言える。

　臓器としての脾臓はまさしく2つの臓器が1つになっている。免疫系の細胞を蓄え、制御する免疫の指揮所と兵舎、そして、不完全なものを除去し、その中身を再利用する赤血球と血小板の品質管理センターである。西洋医学の脾臓を一語で要約するなら、血液である。

　脾臓のこの見方を中医学の説明と一致させることは難しい。中医学の脾の主な役割は、食物の血と氣への変換と輸送を制御する。

　言い換えれば、「消化」である。

　中医学の医師が治療する脾に関する問題はいつも、下痢、便秘、食欲低下、腹部膨満、嗜眠、吐き気といった消化器系の愁訴が関わる。公平に言うと、中医学の考え方では、脾が血を造

★［訳注］脾臓摘出を受けた患者がすべて生涯にわたって抗生物質を投与されるわけではない。

244

るプロセスにおいても、同じように重要な役割を果たすとされているが、それは食物の栄養分を吸収することからきている、という面がより重要視されているのだ。

　これらの2つの見解を両立させるには、膵臓もこの構図に取り入れなければならない。そして、さらに混乱させると思うが、**命門**について話そう！

12インチの力

〝右は命門となす〟

（『難経』第36章、1世紀）

　命門は中医学で最も不思議な力である。**命門**は次のように表される。
「原気の繋がる所（生命力の入口）」（『難経』）
「精神の舎」（『医旨緒余』、1584年）
「神秘の谷間、天地の起源」（『中和集』、1200年）
「命門は十二経の主と為す」「命門は先天の火なり」（『石室秘録』、1690年）
　命門で最も奇妙なことは、それが左側でなく、常に右側に位置することだ。古典は以下のように明確に記述している。
「腎の両つは、皆な腎に非ざるなり。その左は腎と為し、右は命門と為す」（『難経』）

PartⅢ　命門と6本の経絡

　パートⅢの最初に示したイラストに戻って、見てほしい（158
ページ）。

　腹部のコンパートメント・モデルは、外科的な理論と実践の
大黒柱である。その精密な解剖学的切開により、身体にある主
要臓器は３つのコンパートメントまたは領域——後腹膜腔、前
腎傍腔、腹膜腔——に分けられる。我々はそれらを**少陰**、**太陰**、
厥陰と呼ぶ。これら３つのコンパートメントは混ざることはな
い。このことはコンパートメント・モデルの中心となる教義の
１つである。混ざるようなコンパートメントでは感染を広げか
ねない。

　そして、CT スキャナーが発明された。別の誰かが内視鏡的逆
行性胆道膵管造影（endoscopic retrograde cholangiopancreatog
raphy）を発明した。本当に、こんな名前で呼ばれていて、ERCP
と略される。これは口を通って膵臓や肝臓を見る方法であり、
そのとき「十二指腸」を通過する。

　CT スキャナーと ERCP の２つを一緒に用いれば、ERCP を
行っている人物がうっかり十二指腸に穴を開けてしまったかど
うかがわかる（弁護士も知りたがるだろう）。

　暗室に座り、生命の抽象的な細部に関して、もったいぶって
話すことに時間をかける放射線科医は、ガスが右側の腎臓の空
間に入っていくことに気づいた。左側ではなく、右側のみであ
る。それで彼らは調べ、実際に、十二指腸の下行部には右側の
腎臓との非常に細いつながりがあることがわかった[8]。

　なんと奇妙なことだろう。これは起こってはならない。コン

246

パートメント・モデルによれば、身体は感染などが広がるのを「止める」ために分割されている。

このモデルはどうやらあまり正しくなかったようだ。ファッシア面は感染を防ぐ（これは有益な副作用である）ためだけではなく、成長を導くためにもある。ファッシア面で行われるコントロールのレベルは壮大なものであり、信じられない。これはまさしく身体のピカデリー広場である。「12インチの力」は計画されたカオスをこの場所で構成する。

この場所は解剖学者によって発見され、愛され、外科医には恐れられている。ラテン語で "duodenum digitorum"、つまり「十二指腸」の部位である（ラテン語で "duodenum" は「12」、"digitorum" は「指」または「インチ」を意味する）。人間が生命力であふれた門に近づくために必要となる12インチ（約30センチ）だ！

小腸は9メートルほどあるが、解剖学者は十二指腸にラテン語で12インチを意味するこの名前をつけることにした。それだけでなく、より厳密にするために、解剖学者は十二指腸を3インチごとに分けた。

腎臓から十二指腸への細いつながりは、神経堤細胞を伝達している[9]。**精**は**氣**になり、この十二指腸の腔に流れ込み、完全なる騒乱を引き起こす。12インチの腸では、**氣**は肝臓、脾臓、膵臓すべてに管をつけさせ、**氣**はすべての血管を十二指腸に供給させる。「目に見えない靭帯」——トライツの靭帯——に吊るさせることで、十二指腸を右後方へ捻じ曲げさせている。

PartⅢ　命門と6本の経絡

　十二指腸は食物を受け取ると、**肝陰**（胆汁）と**脾陽**（アミラーゼなど）を流入させ、正確に混ぜ合わせて、最後には吸収される準備ができた完璧なスープを作る。例えれば、これまで開発された中で最も独創的なミキサーのようなものである。

　目に見えない靭帯は、十二指腸が出て来る端についている。この靭帯は非常に微かなので、最高のスキャン装置でも見ることができない。解剖のみがそれを明らかにする。この靭帯は、首にひもをかけて腕をつるすように、十二指腸の最後の部分を持ち上げ、食物がどれくらい速く後続の腸に入るか決める。その反対側では、大動脈（心臓）にきつく巻き付き、背部の椎骨に入り込む。

　この目に見えない靭帯は、中医学が**小腸**と**心**につながりを持たせる根拠となる。

脾陽──膵

　目に見えない靭帯の指示に従い出て来るスープは、これらすべての相互作用による産物であるが、それにチャージするのが膵臓のアルカリ性の火である。中医学は膵臓を無視している……これは少し奇妙である。

　膵臓が存在していることは疑いようがないが、それに関する唯一の文献が『難経』で「脂ぎった臓器」としか書かれていない。

　その場所が……**命門**である。しかし、膵臓は**命門**ではない。**命門**はここにある**精**（神経堤細胞）であり、大いなる組織化を

248

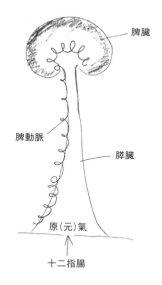

可能にする。

　実際のところ、膵臓と脾臓は1つの臓器である。イラストで示すとおりである。

　膵臓と脾臓は十二指腸から生じる。膵臓が先に生じ、それから脾臓が帽子のように覆う。膵臓は、前腎傍腔（**太陰**）に位置し、その先端は腹膜腔（**厥陰**）に位置する。

　これは火山爆発のようだ。いや、ある意味、爆発そのものである。**命門**は**少陰経**の**血**を沸騰させ、**太陰**の巨大な火山噴火を生じさせた。その頂で、**厥陰**へと押し破るきのこ雲を形成する。

　膵臓と脾臓は非常に密接に関連し、1つの臓器と考えられる。発生学的には、膵臓が形成されるためには脾臓からの信号を必

249

PartⅢ　命門と6本の経絡

要とする[10]。両者は動脈の血液供給である脾動脈を共有し、同じ静脈へ排出する。脾臓摘出が糖尿病を悪化させると考えられる理由は、脾臓が膵臓の幹細胞を含んでいるからである[6]。

　さらに言えば、脾臓は再生できる唯一の固形臓器である。この理由は、脾臓が切除されても"臓器の半分"にすぎないからなのかもしれない！

　さらに証明が必要なら、膵臓内部で別の脾臓「副脾」が見つかることがある。これはなぜなら、この膵臓の線に沿って脾臓は伸びていくからだ！[11]

　脾臓と膵臓をつなげることは、便利さの問題だけではない。これら2つの臓器は、共通の発生、血液供給、ファッシアのつながりを共有し、成人期でも互いに支え合うという強い証拠がある。

　これらは、中医学における**脾陰**と**脾陽**である。消化の**陰陽**でもある。これから見ていくように、膵臓は消化性の火を提供し、食物を料理し、変容させる。脾臓はホルモンのセロトニンを介して、その速度を制御している。

　そういうわけで、中医学の**脾**は混乱を招く。**脾膵**と呼ばれるべきだろう。名前は名前にすぎないが、中国の医療界は全く異なる意味で同じ名前を用いている。中医学が**脾**について話す場合は膵臓も意味している！

　この**経絡**の名前は変える必要がある。多くの熟考の後、私が思いついたのは……

　何も思いつかない……

250

しかし、私は膵臓が間違いなく**脾陽**であると考えているので、そのように呼ぶつもりだ。

膵臓には2つの機能がある。1つは酵素（消化性の**火**）を提供して、食物を細かく分解すること。これは食物の変換である。この**火**がなければ、食物は入った状態と同じように排出されるだろう。

もう1つの機能は、この食物（糖）を「輸送」させるためにホルモン（インスリン）を提供することである。糖尿病は、膵臓が十分なインスリンを産生しなくなる疾患である。医者は、糖尿病を飽食の中で飢える疾患と認識している。糖がふんだんに血液中にあっても、細胞はインスリンなしで糖を取り込むことができない。インスリンは食物のこの輸送を可能にする。中医学がいうところの、変換と輸送という**脾**の機能は完全に膵臓の機能を反映している。

両方のプロセス（特にインスリンの放出）を制御する最も重要なホルモンの1つが、セロトニンである。セロトニンはこのプロセスでは特別な、いや、「奇妙」な役割を持つ。通常、セロトニンは多くのホルモンと同様に、単純なオン・オフの引き金として作用する。しかし、身体で重要な機能であるインスリン分泌において、セロトニンは実際に制御しているように思える[12]。インスリンと関わるすべてのホルモンの役割を見れば、インスリンが身体でどれほど重要かわかるだろう。なかでも、セロトニンとインスリンは非常に密接に関わるため、細胞生物学者はインスリンの放出をセロトニンを測定することでモニターでき

251

PartⅢ　命門と6本の経絡

るほどだ！ 12)

　セロトニンは脾臓、**脾**、膵臓をつなげる。

脾陽は湿を変換する

　湿は水分が多すぎる身体の病態である。

　心不全も腎不全も利尿剤で水分を取り除いて治療することから、水分が身体で蓄積しうることに疑いない。東洋と西洋の両者とも、ポンプ機能不全（心臓）、または水分の排出不全（腎臓）により、水分過剰＝**湿**が生じることに同意する。一方、西洋は無視しているが、過敏性腸症候群（IBS）など多くの疾患で現れる別の種類の**湿**がある。

　この**湿**は**脾陽**（膵臓）の不足で引き起こされ、心臓や腎臓の機能不全とは性質が異なる。**脾陽**（膵臓）の**湿**は液体を動かせないのではなく、代謝障害の**湿**である。

　脾陽の湿は心臓と腎臓の過負荷とは異なる病像を示す。心臓と腎臓の機能不全では、**湿**は下に落ちてきて、足関節で腫脹を生じさせる。**脾陽の湿**は正中線の周りで液体を蓄積させる。例を挙げれば、ビール腹と腹部膨満である。肌色もずいぶん違うことが多い。心臓と腎臓の機能不全は多くの場合、灰色、暗色、または青色になる。**脾陽の湿**の患者は黄色に見える。

　実際、「黄ばんだ顔色」は、ほぼ完全に**脾陽**の不足の特徴を表している。

　脾臓が活動しすぎている人は、黄色くなる。「黄疸（jaundice）」

252

という言葉はフランス語の黄色を意味する "jaune" に由来し、黄疸は黄色い皮膚を示す。この黄疸は、赤血球の欠陥品が破壊されて過剰なビリルビンが生じることによって起こる。**脾陽**の不足における**湿**の黄色い肌は、脾臓の過剰な働きによる鮮やかな黄色とは異なる。

過剰（**実**）と不足（**虚**）に疾患を分類することは、中医学の根本教義の1つだ。**実**の病態は身体に余分な何か（典型的には病原体だが、この場合ならビリルビン）が加わることで引き起こされる。**虚**は身体が適切にその役割を十分に行えないことで引き起こされる。

実の病態はその性質から言って、より劇的で明確である。**虚**の病態は何かが不足していることを意味する。しかも、病像は通常、複合している。

黄疸患者の多くは、かなり黄色くなるため、悲惨なケースでなければ、ちょっとおかしい感じになるかもしれない。それに対して、膵臓の不足（**虚**）によって生じる黄ばんだ顔色はとらえにくい。膵臓の不足を抱える人では、脾臓が活動しすぎて過剰なビリルビンを生じさせるのではなく、元気のない膵臓が毒素とそれに伴う液体を蓄積させる。

この病態が現れる最も一般的な疾患の1つが、過敏性腸症候群（irritable bowel syndrome: IBS）である。IBS は多様な胃腸症状であり、消去法による「除外診断」で成り立つ。医師が検査で何も悪いところが見つからない場合、その胃腸症状は "IBS" というゴミ箱に投げられるというわけだ。

253

PartⅢ　命門と6本の経絡

　IBS が西洋医学の医師により不十分に扱われ、たいてい無視
されるのは不思議なことではない。実際には診断ですらないか
らだ。しかし、中医学は何が起きているかについて、非常に明
確な考えがある。その核心は多くの場合、膵臓の不足により、
「湿」が進行することで生じる。

　膵臓の不足による湿の場合、腎臓や心臓の機能不全のように
液体の除去に失敗する結果では生じず、浸透の結果として生じ
る。言い換えれば、湿は最初に毒素の代謝産物として現れ、そ
れから毒素の代謝産物が水分を引っ張り込む。

　水分が溶けた物質に伴うこのプロセスは浸透と呼ばれる。こ
れはすべての生物の正常な機能において重要である。我々の細
胞は、細胞内部、または細胞外部の液体の量を調整するために
浸透を用いる。

　代謝産物があってはならない所に現れる（毒素）と、バランス
（ホメオスタシス）をひっくり返す。毒素は水を引きつける。身
体は効率的に毒素を処理できないため、水と毒素は長く居座る
ことになる。これは中国人が「湿」と呼ぶものであり、これは
当然、消化管で最もよく見られる。なぜなら、腸は食物を腐熟
する性質を持っているので、「毒素」を熟成させやすいからだ。

　湿は尽きることがない。湿は物質を停滞させる傾向があり、
身体のシステムから物質を掃除する能力を弱める。この停滞の
結果として、代謝が減速し、毒素が形成されやすくなる。

　多くの医者は、この「毒素」という用語を嫌うが、毒素は単
純に言えば、正常値より高い濃度で存在する物質、または細胞

254

機能に害となる物質のことである。毒素が身体にはないかのように装えばウソになる。

　毒素の一例は、膵臓が十分なインスリンを作れなくなるときに引き起こされる過剰な糖である。正常な濃度の糖はあらゆる細胞機能に不可欠であるが、糖尿病では、糖の濃度が上がり、健常ではなく、有毒になる。糖の濃度が高くなると、糖は腎臓であふれて、浸透により水分を吸収する。結果として、患者は頻繁におしっこをするようになり、常に失われた液体を補充しようとして喉が乾くようになる。最終的に、患者は重度の脱水症状を起こし、インスリンだけが患者を救うことができる。

　上記の例は重度の脱水を引き起こすため、乾きの例に思えるかもしれないが、過剰な糖によって生じる浸透性の湿で引き起こされる。糖と水分は組み合わさって、身体からあふれ出し、中身を甘くして、粘っこく、厄介なものにする。

　これは時間が湿に与える影響の例である。湿はより病的で汚らしいもの、中医学で**痰**（固まった**湿**）と呼ばれるものへと変化する。

　皆、痰が何か知っている。風邪を引くと吐き出すものだ。医学の進歩のおかげで、冠動脈疾患を抱える人の動脈で生じるものも痰であることがわかっている。この物質は、専門的には「アテローム硬化性プラーク」と呼ばれるが、チーズに似ていて、粘着性で、硬く、見かけは……痰に見える。痰は、腸運動で粘液としても生じ、臓器に供給している動脈の内側にまとわりつき、臓器内部の働きを妨げる。

PartⅢ　命門と6本の経絡

　石膏の「ギプス」のようなものを生じさせる腎臓の病態さえ
ある。これは腎臓の内側で生じる正真正銘のミニチュア・ギプ
スの痰である（私が落ちこぼれ腎臓研修医としてちゃんと学ん
だことがわかるだろう）。
　痰は熱が作用した湿である。身体において湿は不活発ではな
い。当然ながら、身体は暖かい場所であり、弱火でスープを熱
するかのように湿を変化させる。つまり、湿を煮詰めていく。
そして、どんどん粘っこくなっていき、液体ではなく、粘着性
の糊のようになる。スープの初期の成分により、糊は異なる特
性と外見を持つが、本質的には同じで、粘着性があり、硬くて、
除去するのが難しい特徴がある。
　「いやいや、違う！」と、病理学者が顕微鏡から顔を上げて言
うのが聞こえる。「指摘したすべてのもの——風邪による痰、ア
テローム硬化性プラーク、糞便中の粘液——は煮てできたもの
ではなく、免疫反応の生成物である。痰は、死んだ白血球とそ
の敵でできている」。
　もちろん、これは正しい。粘液と痰、そしてアテローム硬化
性プラークさえ、死んだ白血球がぎっしり詰まっている……し
かし！
　白血球はなぜそこにいるのだろうか？　白血球は病原体や毒
素に反応している。この病原体は、細菌、ウイルス、あるいは
アスベストや有毒なコレステロールかもしれない。白血球は、
この病原体に対処するために、「炎」症を起こす。

256

湿＋熱＝痰

しかし、中医学の痰は、これら肉眼でも見える例よりもずっととらえがたいものかもしれない。風邪や膿瘍における病原菌はわかりやすい。病原菌により病気になり、痰とのつながりは明らかだ。この場合、細菌性またはウイルス性の毒素により湿は膨大に生成され、たちまち熱を加えられて痰となる。一方で、免疫系は痰を局所にとどめようとする。

アテローム硬化性プラークの場合は、よりとらえがたいもので、そのプロセスは遅く、何年もかかる。アテローム硬化性プラークがとても注目されている唯一の理由は、身体に対する影響が非常に破壊的であるからだ。しかし、痰のゆっくりとした形成のプロセスはどこでも起きる。他の場所で生じる痰は、一般にはあまり知られていない病態を起こしている。

- 腹部の癒着：この癒着は白い粘着性のひものようで、腸を縛り閉塞を引き起こす。
- 筋膜炎・腱炎：摩擦の増加と腱が動けなくなることで痛みが生じる。
- 副鼻腔炎：副鼻腔における慢性的な痰の形成。
- 糸球体腎炎：腎臓の炎症。
- 気管支炎。
- 臓器の周りの脂肪（内臓脂肪）は、疾患の深刻なリスク因子であることがわかっている。

PartⅢ　命門と6本の経絡

　実際、あらゆる臓器や組織は、この物質の影響を受ける。痰は至る所で、病気の原因となる。

　痰は至る所に存在するために、その有用性を制限しているように見える。西洋医学は、還元主義に依拠して、治療を導き出すが、もぐらたたき状態では治療を導きだすにも限界がある。

　例えば、アテローム硬化性プラークの正確な原因については、西洋医学による研究がうず高く積み重ねられており、回復とアドバイス、治療と予後の向上を可能にしている。しかし、関わるものの核心を煎じつめると、**湿**と**熱**の組み合わせによる痰形成になる。

　一例を挙げると、心臓のプラークのリスク因子は以下となる。
・喫煙（**熱**と毒素の形成）
・糖尿病（**湿**の形成）
・高コレステロール（**痰**自体）
・家族歴（**痰**の形成に対する傾向）
・肥満（**痰**）
・怒りの抑制（この感情は**熱**を引き起こす）

　脾臓は**湿**の制御を助けるため、脾臓摘出はリスク因子 [13, 14] でもある。

　西洋医学の医師にとって、**痰**の診断は無意味なくらい非常に漠然としている。しかし、すべては解釈の中に存在する。**痰**を診断することは、治療がいつも同じ手順をたどるため、大いに

258

役立つ。つまり、**痰**を除去し、**湿**と**熱**を減らし、**臓腑**を強化するという手順だ。

西洋医学はこれと同じ治療原理に従う。例えば、心臓発作では、冠状動脈を開き（**痰**を消去する）、糖尿病（**湿**を減らす）を治療して、禁煙を助言する（**熱**を減らす）。

中医学では……「彼らの」医学もよいときがあると認めて、西洋医学の病院に搬送し、西洋の心臓専門医に冠動脈ステントを依頼し、糖尿病のインスリンを手に入れるといったところだろうか。

それから……「**湿**」と「**熱**」の個々の原因を治療する。

ここで指摘したいのは、現在なら西洋医学で最高の急性治療を行える冠動脈疾患について、中国人はその原因を既に記述していたことだ。それはエドワード・ジェンナーが1783年に日記で次のように書いたときよりも二千年も前のことだ[15]。

《心臓の重要な部分を調べた後も、彼の突然死、またはそれに先立つ症状を説明するものを見つけられずにいた。心臓の基部にとても近い所を横断面で切ると、ナイフがとても硬い、砂のようなものにぶつかった。古くてぼろぼろになった天井を見上げて、漆喰が落ちてきたのだろうと思った。しかし、さらに調べていくと、本当の原因がわかった。冠状動脈が骨のように硬い管になっていた》

心臓病学のほぼすべての基礎となる、とても優れたメモである。

しかし、中国人は『黄帝内経』に始まって数千年にわたり、患者が青くなり、倒れる「胸部閉塞」の徴候を記述してきた。

PartⅢ　命門と6本の経絡

彼らはどのようにして胸部閉塞が**心**の「側副血管」中にある**血**と**痰**の渋滞で引き起こされるかを記述していた。

これは、今日あなたが知っているのと同じぐらいに簡潔な、冠血管性の心臓発作の説明である……「冠状動脈」を「側副血管」に置き換える必要はあるが。ジェンナーなら中国人のいうことを、私よりよく理解できたかもしれない。というのも、彼の別の発見であるワクチン接種は、彼が生まれるよりずっと前から中国で行われていたからだ[16]。

痰は**湿**から発生し、身体の組織に結合する。しかし、本章は膵臓について、である。**痰**は膵臓とどう関わるのだろうか？　さらに言うなら、いつ**痰**は脾臓と関わるのだろうか。

西洋医学における脾臓は、赤血球を「掃除する」うえで間違いなく不可欠である。正確に言えば、「汚れた」ものを取り除いている。しかし、結果は同じで、脾臓は血液をきれいにし、血液が円滑に動けるようにしている。

血液の円滑な流れは、それほど単純ではない。なぜなら、毛細血管において、血流が円滑であるためには、細胞の変形能力が重要であるからだ。信じられないことに、赤血球は毛細血管の幅より２倍広く、入っていくのに変形する必要がある[17]。

その両面がへこんだドーナツのおかしな形は、偶然ではない。これによって、赤血球は球体へと形を変えて、狭い場所を通り抜けることができる。曲がらない赤血球は動けなくなるか裂ける。裂けた赤血球は悪い知らせとなる。世界で最も小さいあざとなるだけかもしれないが、あざがあってよかったためしがあ

260

っただろうか？

　ひどい咳をしたことがある人は、痰が粘着性であることを知っているだろう。そして、血液もこれにあてはまる。血液における痰は赤血球が粘着性になり、硬くなる。結果として赤血球は詰まる。

　過敏性大腸症候群で非常によく見られる土色の肌の原因は、この粘着性の増大のためである。粘り気が増す、あるいは柔軟性を失った赤血球は嵌まり込んで、滑らかに通過しなくなる。あるいは壊れて、炎症を起こす。その部位は低酸素状態となり、腫れが生じ、血液が見えるはずのところが、粘着性の液体で置き換わっているのが見えるだけである。土色の顔色は、悪い微小循環の症候であり、このような患者は赤血球の数が正常であっても、貧血のように顔色が悪くなることがある。

　線維筋痛症は、赤血球が変形して嵌まり込むまた別の疾患である[18]。中医学では、この病態は、たいてい**湿**によって引き起こされ、**血**の滞りによるとされる。

　多くの医師は線維筋痛症の存在さえ信じないが、実際には、西洋医学がそれを理解するのに十分に進歩していないだけだ。線維筋痛症は、鎌状赤血球貧血と同じ問題がより穏やかになったものである。

　古代中国の文献が「**脾**は**湿**を嫌う」と述べる理由は、**湿**と**脾**の生体流動学（血液の流れに関する学問）的な関係による。しかし、これではまだ、脾臓と膵臓がどのように関連するか十分に説明されていない。

261

奇妙だ！

脾経にはSP4「**公孫**」（「祖父と孫」という意味）と呼ばれる**ツボ**がある。長い歳月を通じて、この**ツボ**は一文字ではなく二文字の名前で呼ばれるようになった。そのうちの一字「孫」は、脈をつなげる細い分岐「孫脈」のことである。この**ツボ**自体は身体で最も重要で、最もよく使われる**ツボ**の１つである。これは「**衝脈**」と呼ばれる**経絡**の開いた**ツボ**（**主治穴**）であるからだ。

「**衝**」は「押し寄せる」、「**脈**」は「**経絡**」を意味する。古典において「**衝脈**」は、「押し寄せる」**経絡**として腹部で感じられるとされる。「**衝脈**」と大動脈・動脈系の類似点はあまりに多すぎて無視できない。どう見ても、それらは同じものと言える。

「**衝脈**」は「**奇経**」の１つである。通常の**経絡**（**正経**）はファッシアで解剖できる実体として存在する。しかし、**奇経**はこれより深いところで生じるつながりとして存在する。**正経**を車が動けるようにする道のようなものとするなら、**奇経**は道を建設するために用いる砂利やアスファルトのようなものである。**正経**が身体を通る川のようなものなら、**奇経**は土壌と植物の根の間を走る小さい水の流れを表す。**正経**が都市で何千もの信号を運ぶ光ファイバーのようなものなら、**奇経**は都市に住む人々の間で話される噂話である。

奇経は**正経**よりも原始的で、重要である。**奇経**は最初の細胞が分裂する瞬間から存在する。**正経**が遮断されても動きを起こ

すのが**奇経**である。

　実際、本当に奇妙なのは**正経**のほうである。**正経**は何百万もの細胞がすべて同じ通路を使っているために驚異的だ。

　衝脈の場合、この（奇妙な）経絡は、血管の通路となる。血管は、我々の身体のあらゆる部分に浸透する。我々が存在するために不可欠な血液を細胞にもたらす。血管は、それ自体が**経絡**であり、**氣**よりも血液を多く送る**経絡**である。

　衝脈の開いている**ツボ**「**公孫**」が「**孫脈**」を意味するのは偶然ではない。身体にある過剰な**湿**は粘着性を生じさせ、そして、この粘着性は最も小さい血管で運動を制限する。これらの小さい血管はふさがれ、血液供給は制限され、組織は土色になる。

　この**ツボ**「**公孫**」が意味する「**孫脈**」は細くて小さい脈にちなんでおり、「毛細血管」と呼ばれているものである。毛細血管は最も小さい血管で、個々の細胞に栄養分を与えている。このツボは、特に脾臓に毛細血管を閉ざすホルモンを除去するよう促進して、毛細血管を制御する脾臓の機能を整えるために用いられる。

　この関係を中国語でいうと一言ですむ。

「脾主統血」（脾は血を統べるを主る）。

　詩的な意味でも、正確な意味でも、**脾**は**血脈**の血液を保持するのだ。

　どのようにして脾臓は、毛細血管に影響を及ぼすことができるのだろうか？　この問いに答えるためには、ほとんどの人々が快い気分となるホルモン——セロトニンを知る必要があるだろう。セロトニンは合法な薬物にもそうでないものにも、プロ

PartⅢ　命門と6本の経絡

ザック★1 にもエクスタシー★2 にも関連があるホルモンである。
（私にとって）好都合なことに、セロトニン（serotonin）とい
う名前は、単純に「血管（sero）」を「収縮（tonin）」させるも
の、という意味である。これで、毛細血管の閉鎖とセロトニン
のつながりが当然のものとなった。しかし、これがどのように
脾臓と関係するのだろうか？

　セロトニンは、幸せな気分にさせるホルモンとしてよく知ら
れているが、あまり知られていないことに、95％以上のセロト
ニンは脳ではなく、腸で見つかる！　実際のところ、セロトニ
ンはイタリア人の発見者ヴィットリオ・エルスパメルが名づけ
たように「エンテロトニン（enterotonin）」と呼ばれるべきだっ
ただろう。この名前は「腸（entero）」＋「収縮（tonin）」に由
来する。

　悲しいことに、「セロトニン」もエルスパメルによる別名も勝
利しなかった。その公式名はかなりドライで、5-ヒドロキシト
リプタミン（5-HT）である。

　現在、医学界で明らかになってきているように、ホルモンと
神経伝達物質は区別がつかないだけでなく、全身至る所で多様
な働きをする。セロトニンも例外ではない。セロトニンは腸と

★1　［訳注］選択的セロトニン再取り込み阻害薬(SSRI)の１つで、シナプス(神
　　経間隙）に放出されたセロトニンが再吸収されるのを妨げ、シナ
　　プスでのセロトニン濃度が高い状態を維持する作用がある。
★2　［訳注］エクスタシーは陶酔作用のある違法薬物だが、本来の成分は「メ
　　チレンジオキシメタンフェタミン（MDMA）」であり、MDMA
　　は前述のセロトニン再取り込み阻害作用、セロトニン放出の持続
　　作用があると考えられている。

血液、脳と心臓で見つかる。膨大な量のセロトニンが腸で貯蔵され、適切な速度で食物を動かすのに欠かせない。腸全体に、セロトニンを豊富に産生する小さな腺がある。腸が病原体または毒素で妨げられると、貯蔵細胞はセロトニンの放出を急増させ、腸にある内容物を排出する。

西洋医学界において、このセロトニン大放出には多くの名前がついている。デリー腹、モンテスマの祟り、カイロ・ツーステップなど。しかし、これらすべては同じ場所★に行き着く……間に合えばだが。

また、セロトニン大放出は血液へとあふれ出し、血小板がそれを吸い取る能力を圧倒する。セロトニンは、脳幹にある嘔吐中枢への道を見つけ、嘔吐中枢で問題のある内容物を拒絶し、放出させる。セロトニンを放出させる結果は、間に合った幸運な人々なら知っている——トイレに急行する——だ。セロトニンの作用に関する知識は、製薬会社に最も成功した制吐薬を生み出させた。この薬剤は脳の第四脳室底（遊ぶのには適した部屋ではない）の嘔吐中枢にある特異的セロトニン受容体（$5\text{-}HT^3$）を遮断することで作用する。

同じ化学物質、セロトニンであっても、異なる受容体を用いることにより、複数の異なる効果を持つことができる。ここでも同じく、その受容体の名前はかなりドライである。$5\text{-}HT^1$、$5\text{-}HT^2$……それからずっと先の $5\text{-}HT^7$ まである。

★［訳注］トイレのこと。お腹を下して、トイレに駆け込むことをここで述べている。

PartⅢ　命門と6本の経絡

　このように、1つの腺によって産生される1つのホルモンは、全身で多種多様な効果を持つことができる。このことは、**脾**が血管で血液を保って、明確な思考力を与え、唾液を生じさせ、変換、輸送を可能にしているという中医学の教えに似ている。

　脳のセロトニンは、嘔吐に限らず、「強迫衝動性障害（OCD）」にも大きく関わる。この病態は西洋医学では脳障害と考えられるが、中国人は昔から消化の問題と考えてきた。"ruminate on（反芻する）"、"digest（消化する）"、"chew over（噛み砕く）"はすべて消化に関するフレーズで、思考にも等しく適用できる。"mull over（熟考する）" は、飲食物を口に合うように、消化できるようにするプロセスから来ている……。

　この語源的な関係は偶然ではない。中医学において、**脾**と膵臓は、明確に考えることを可能にする**氣**の源である。考えすぎ、心配事、勉強のしすぎでさえも、腸に悪影響を与えるプロセスである。IBS患者が神経症的な心配性に見える理由は、同じ疾患の別の徴候であるからだ。彼らのつらい腸症状を引き起こしているセロトニン障害は、明確に考える能力も減少させる。IBS患者の「神経症」は多くの場合、一般医にとって悩みの種とされるが、腸の病変による別の症状とみなすことは役立つだろう。

　OCDは、思考の問題の一例であり、反復する行動や心配といった症状が現れる。我々は皆、ガスをつけっぱなしにしていないか確認しに家に帰ったりすることがある。しかし、OCD患者はこのような考えを払いのけることができずに、身動きがとれなくなってしまう。ある強迫衝動反応は、細菌について心配し

266

すぎて、出血するまで反復的に手を洗ってしまう。

　この症候群は、プロザックをはじめとする 5-HT 薬剤で脳のセロトニン濃度の上げると、素晴らしい効き目を示す。手間暇かけて正確に、かつ厳格に研究された『Obsessive Compulsive Disorder Research（強迫衝動性障害研究）』[19] という本では、次のように記述されている。

「OCDにおける 5-HT^2 受容体の関与は広く受け入れられている。」

　実際、SSRI（選択的セロトニン再取り込み阻害薬、プロザックと同じ種類）の「うつ病」関するデータはかなり怪しいが（うつ患者の SSRI 服用後の自殺はよくある [20]）OCD に効いたというのははるかに信用に値する評価である。

　プロザックでの OCD 治療に関する唯一の問題は、プロザックをやめると、再発することが多いことだ。この時点で、再発の理由がわかったと言ってほしい。

　わからない？

　説明しよう……この疾患は脳で始まるのではない。腸における異常なセロトニン代謝で起こっているんだ！

　この異常なセロトニン生化学は、脳の誤作動の原因になる。確かに、プロザックは効くが、これは真の原因——（脾臓での）セロトニン代謝異常——に絆創膏を貼っているにすぎない。

「あはは！　まともな医者でも間違うらしい！」と生理学者が言うのが聞こえてきそうだ。「セロトニンは脳に入ることができない。神経血管単位（別名は血液脳関門）で封鎖されている。入ることができるのは VIP（とても重要なタンパク質〈very imp ortant protein〉★など）だけで、セロトニンは招待客一覧には載っていない。セロトニンは第四脳室底（この場所は嘔吐中枢としても知られる）には入れるが、誰でもここには入れるのだ！」

これはもちろん、すべて正しい……ただし健常な人の場合。病気の場合、血管と脳の間にあるバリアを越え、セロトニン濃度が上昇し、脳機能を荒廃させるということを科学者たちは発見した[21]。セロトニン濃度が慢性的に上昇すると、わずかにバリアを越える量のセロトニンが、OCDに関与するとされるのと全く同じ 5-HT^2 受容体を活性化させる[22]。

したがって、セロトニンは、腸のホルモンでありながら脳に影響することがはっきりしている。その逆もまたしかりである。

セロトニン薬剤で最も議論の余地がある使用の1つに、IBSそのものが挙げられる。IBSは、その定義からしてほとんど死なない病気だが、薬剤副作用で命を落とす可能性がある[23]。

しかし、製薬会社は多くのお金を費やし、セロトニンとIBSのつながりを調べ、IBSを治療するための2つの薬剤を生み出し、がつがつと売り込んだ。1つ目の薬剤は 5-HT^3 受容体に作用する薬剤で、主な症状が下痢のときに用いられる。2つ目は 5-HT^4 受容体に作用する薬剤で、便秘が主な症状であるときに用いられる。両方の薬剤を使うメリットは疑わしい。なぜなら、両方とも、好ましい効果をもたらすことがあるものの、死亡の原因ともなるからだ。しかし、薬理学的にはセロトニンとIBS

★ ［訳注］おそらく「脳腸ホルモン」として有名な血管作動性腸管ペプチド（vasoactive intestinal peptide）をひっかけた洒落であろう。

の統合的なつながりを示すため、興味深い。

　これら薬剤のおかげで、セロトニンが腸にある細胞で産生され、腸がどう動くべきか導いていることがわかった。これにはバランスがあり、バランスは細かく調整される必要がある。多すぎれば、トイレに急行しなければならない。少なすぎれば、出そうとして一日をずっと費やさなければならない。セロトニンは腸のスピード調整ボタンのようなものである。

　身体の**湿**は毒素により現れる。腸が持つ腐熟の性質が狂うと、毒素は腸で容易に生じる。セロトニンは、食物が腸でどのくらい速く動くか制御するホルモンであるため、現れる毒素の量、つまり、**湿**も制御することになる。

　これは大変興味深いものの、脾臓とどう関係するのかはまだ説明できていない……。

1962年に行われた研究の一部に……

　中医学で、「考えすぎ」「血管の血液を保持する能力」「**湿**」「消化」を関連させる考え方は、薬草、毒素、**鍼灸**の**ツボ**への影響に関する長年の観察と実験から生まれた。中国人は、共通のホルモン（セロトニン）がすべてに関連していることを必ずしも理解していたわけではなかったが、観察を通してその関連に気づいたのだ。

　なぜ中国人は、これらすべての効果を脾臓――奇妙で、小さく、円盤状で、左腎の隣にある血まみれの臓器――に結びつけ

269

PartⅢ　命門と6本の経絡

たのだろうか？　誰にもわからない。しかし、注目すべきは脾臓にはセロトニンと極めて密接な関連があることだ。

• 身体のセロトニンの95パーセントは腸にある。
• 血液にあるセロトニンの99パーセントは、血小板で見つかる。血小板は腸から漏れるセロトニンを貪欲に飲み込む。
• 脾臓は、血小板を貯蔵して、破壊する。

　実際、脾臓は身体の血小板にとって、最も重要な臓器である。脾臓は最大で3分の1の血小板を貯蔵し、血液循環から異常なものを取り除く。

　血小板の障害が見られる場合、脾臓がいつも関わってくる。事実、血小板障害の治療のため、時として脾臓を「摘出」することもある。脾臓が血中の血小板を掃除し、血小板が血液に漏れてくるセロトニンを除去するなら、脾臓にはセロトニンが高いレベルで存在するとあなたは考えることだろう……しかし、事実はその逆であった[24]。

　本当は、1962年に行われた研究[24]しかないのだが、これと矛盾する知見は他にない。この研究では、次のような驚くべき結論を導いている。

「脾臓は血液からセロトニンを（血小板を介して）最も多く除去している臓器と推定される」

　脾臓が血中からセロトニンを除去するなら、セロトニンが関わるすべてのものを調整していることになる。

270

- 脾臓は、食物を「輸送」するために、膵臓にある 5-HT[1] 受容体を介してインスリンの量を調整している。
- 脾臓は、5-HT[2] を介して、血小板と血液凝固に対するセロトニンの効果を調整する。そして脾臓は脳に漏れるセロトニン量も調節しているが、これが同じ 5-HT[2] 受容体を介して脳に作用すると、くよくよ思い悩むようになる。
- 脾臓は、腸管を流れる血液中のセロトニン基礎量を調整している。セロトニンの量によっては、下痢が起こることもあるし……（5-HT[3]）。
- ……または便秘が起こることもある（5-HT[4]）。
- このようにして、脾臓は、その兄弟である膵臓とともに、食物吸収の機能と、その結果としての力強い筋肉の作る能力をつかさどり、引き締まった肉体を保つ（脾臓が持つさらに 2 つの機能）。

　実際、「セロトニン」を「脾臓」に置き換えれば、**鍼灸**の教科書に書かれている内容をほぼカバーする。
　それではなぜ、脾臓が摘出されても、全くおかしな状態にならないのだろうか？
　脾臓を摘出すると、どこかしら具合が悪くなることが多い。血液は、どろどろになり、粘着性が高まる。感染は増え、血糖値は上昇し、患者は毒素と**湿**を貯めこみがちになる。そして、より疲れやすく、ぼんやりするようになる。しかし、患者の生活は概ね、それほど支障なく続いていく。

271

この理由は2つある。第1に、脾臓は脾の半分にすぎない。そう膵臓があるのだ。おそらく膵臓がいくつかの役割を引き継ぎ、脾臓の代わりに調整するための信号を送るのだろう。2つの臓器は、それぞれが双子の片割れである。脾臓には膵臓の幹細胞があり、膵臓に副脾ができるのはそのためである。

第2に、脾臓の機能のうち、いくつかは肝臓によって引き継がれる。数カ月以内に、肝臓が血小板を除去するプロセスを引き継ぎ、血小板の値は正常に戻るようになる。血小板が調整されると、セロトニンの血中濃度は正常になり、**脾陰**の機能は調整される。しかし、肝臓はそこまでうまく機能しないので、糖尿病と血栓症がよく起こるようになる。

脾臓は奇妙な臓器である。ものを取り除く能力というのも変わっているし、他の臓器にとってかわられるというのもとても奇妙である。

実に不思議な臓器だ……。

さらに言うと、私は少しウソをついた。専門的なことだが、脾臓は前腎傍腔にはない。その兄弟の膵臓だけである。

足太陰脾経

膵臓が占める空間は前腎傍腔にある。前腎傍腔からは、食道が上に伸び、肺にまで通じている。

下方は大腿鞘に通じていて、ここ、「**衝門**」（SP12）で**脾経**が始まる。「**衝門**」の名前は2つの意味を持つ。1つ目は、（大腿

鞘の中の）大腿血管が拍動している隣で見つかるため、2つ目は、「**公孫**」に影響を及ぼしていることからこの名で呼ばれる。

　脾経は、脚に向かう動脈に沿っていくように走行する（221ページのイラストを参照）が、それから奇妙に方向転換する。

　この変わった臓器に十分なページを費やしてしまった。そろそろ「護衛」の話に移るときである！　しかし、その前に……。

救急症例報告

　脾・膵経は、治療でどのように機能するだろう？

　私は慢性的な性器出血で救急部にやってきた一人の患者を受け持ったことがある。4週間ずっとしたたっていた。完全に締められない蛇口のように。患者は土色で、弱々しく、やたら要求が多いたちであった。しかし、精密検査はすべて正常。西洋医学の用語で言えば、彼女は「ハート・シンク」な患者であった。患者の臓器としての心臓が弱っていたわけではなく、私の心を意気消沈させるという意味の用語だ。

　患者は閉経期で、婦人科医はなんらかのホルモンをびしっと打って、家に帰らせるように言った。信じられないことに、そのとき、上級医師は鍼を使わせてくれた。そして、もちろん、患者は喜んで**鍼治療**を受けた。

　これは**鍼灸**の素晴らしい所なのだが、西洋医学で煮え切らない最悪の状態に直面すると（何が出血させているのか……？うーん……わからない……とりあえず、これらのホルモンを打

PartⅢ　命門と6本の経絡

とう）、患者はたいてい**鍼灸**を試そうと思ってくれる。インフォームド・コンセントは、西洋医学でこれまでに起こったことの中でも最も素晴らしいもので、患者を運転席に座らせるというものだ。患者に CT スキャンのリスク（2000 回に 1 回の確率で致死性発がんの生涯リスクがある）を知らせる医師は多くない。しかし、説明を聞いてもらって自ら決めてもらうことで、患者が CT を受けないということになれば、責任逃れのための多くの喧嘩をしなくてすむ。病院でこんな喧嘩がたくさん起こるのは、弁護士の過去を見通す視力が左右とも 2.0 であるためだ。弁護士は何があったら次にどうなるのか、いつもわかっているようだ。正確に言えば、医師はすべてのリスクと利益を説明することはめったにないが、インフォームド・コンセントは弁護士や医師ではなく、患者を運転席に座らせる。

　このときの患者もインフォームド・コンセントで同意した。そして、このケースでは、中医学にすべての答えがあった。患者は「閉経期前後の出血」を呈していたのではなかった。「脾臓の**虚**」による異常なセロトニン代謝が現れていた。土色の顔色は弱った微小循環が原因で、やたら要求するのは脳におけるセロトニンの不均衡が原因、出血は「トーヌス」が保てないために血小板が機能しないことが原因であった。
「**足三里**」（ST36）と「**三陰交**」（SP6）への鍼で、4 週間ぶりに出血が止まり、顔色が改善して、実際に患者の気分がよくなった。患者はホルモンを打つことなく、治って去っていった。そして病院はお金を節約した。

27. 厥陰経 JueYin (Returning Yin)

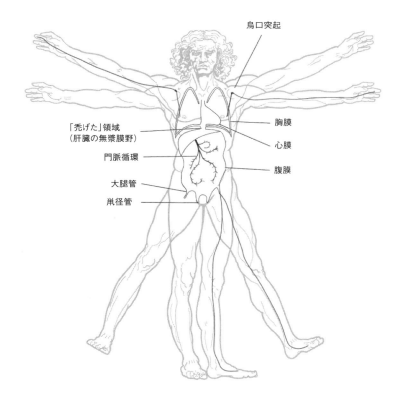

PartⅢ　命門と6本の経絡

皇帝の護衛

　心は非常に重要なため、保護しなければならない。そして、この保護は**心包**で行われる。

　古代の中国医学の原理では、社会の構造は身体内部の力学を反映している。『黄帝内経素問』は**心**を皇帝とし、皇帝には衛兵と宮殿が必要であると記している。誰でも皇帝に自由に近づくことができれば、皇帝は身体的な攻撃だけでなく、精神的・感情的な攻撃も受けてしまうだろう。全臣民の試練や苦難は、皇帝を圧倒してしまうため、皇帝に届けるものが適切か確認するのが宮廷の役目となる。

　心は生命の鼓動をもたらすだけでなく、前述したように、我々が愛情でつながることを可能にする。**心**は、こうした人とのつながりについて、どう考えるかを左右することはない。それは脳の役目である。

　心を通わせるためには、**心**を開く必要がある。**心**を誰かに開く、あるいは誰かを自分の心に招き入れるプロセスは感情レベルで生じる。人は他人を「遮断」したり、「胸襟を開」いたりするが、いずれもそれぞれの状況に適応して起こる現象だ。**心**は他人と心を通わせることを可能にするが、これを適切に行うには門番役が必要である。その門番役が**心包**だ。

　心包は「胸膜心膜ひだ」と呼ばれる胚の一部分から成長する。胸膜心膜ひだは身体の前面から、おおよそ乳頭と乳頭を線で結んだあたりで、内側に向かって成長していく。胸膜心膜ひだは

胸部と腹部を区切り、横隔膜を形成する。横隔膜より上で心囊を形成し、肝臓の成長を誘導する。これが**鍼灸**における**厥陰経**の起源である。

心囊は身体でユニークな存在である。すべての臓器はファッシアで包まれるが、心囊を除いて、このファッシアは2層から構成される。1つの層は臓器、別の層は体壁に付着する。これらの層は、運動を可能にするという機能的な目的と、**氣**を流し、秩序を保つというエネルギー的な目的の両方で役立つ。

ところが、心臓は3層で包まれる。最初の2層は、他の臓器を包むファッシアと似て、透き通るように薄く、エネルギーに満ちた実質臓器として動くことができるようにする。もう1枚の3枚目の層は非常に厚く、強いファッシアで、最初の2層より数千倍も厚く、胸壁から成長する。これは心臓独特の層で「線維性心膜」として知られている。

西洋医学における線維性心膜の機能は、少しつまらない。線維性心膜は心臓を破裂や病原体の侵入から守る。しかし、ほかのファッシアと同様、通常は無視されている。病気になることはめったにない。「心膜炎」として知られる病態でさえ、やや誤った名称であることがわかる。その病理学的な特徴を正確に言うと、心臓の心外膜の炎症であるからだ。心囊欠損で生まれてくると、心疾患になる可能性が高い。これは心囊が正しく心臓の保護装置として役割を果たしていることを示す[1]。

この保護機能は、中医学のいう**心包**の機能に似ている。ただし、中医学の**心包**では、病邪が入ってくるのも防ぐ。**心包**は入

277

口として機能し、愛する人を**心**に入れ、感情的にあなたを傷つけるかもしれない人は入れないようにする。

この機能がなければ、自分の**心**と他人の**心**とが「もつれ合って」しまうだろう。一部の人はこれを行ってしまう。彼らは容易に恋に落ち、おそらくまずいことになる。見知らぬ人を親しい人のように扱い、惜し気なくエネルギーを注ぎ、そして、容易に傷つく。

「心臓を袖につける（感情を出す）」というフレーズは、腕に後援者の色リボンをつける中世風の馬上槍試合の風習にちなんだものだとされる。しかしこれは、近寄ってくる人すべてに心を無防備でさらしている人のことも指す。

極端な状態では、心を開く人は躁病的になり、「狂った」ことをして、すべてのものを手放してしまう。中医学では、これは必ずしも、頭の中で発生する問題ではなく、**心包**が適切に機能せず**心**を開け放ってしまうために起こるとされる。まるで、宮殿が姿を消し、誰でも宮廷に入っていけて、皇帝は隠れず、皆とパーティーを行うような状態である。

開放的すぎるのとは反対に、**心**へのアクセスが閉じられすぎている場合もある。この場合、**心**は他の誰かとつながるために苦闘する。そのような人は「**心**」がないかのように遮断して、遠ざかってしまう（まるで閉店中）。

こうした事柄は非常に興味深いものの、**心包**が実際に、臓器としてこのように機能するのだろうか？

「心には理性で理解できない道理がある」（ブレーズ・パスカ

ル、数学者）

「感情」としての心が持つ働きを確かめることは論理的に不可能であるが、それこそ我々がやろうとしていることである。心が持つ道理を理解するために、科学の最前線に向かう。ここでは科学的事実よりも SF に近い……。

線維性心膜は、コラーゲン線維でできた細胞外基質の厚いマットと言える。コラーゲン線維は電気を生じさせるだけでなく、電気の伝導もする（パートⅠで詳細を説明した）。この伝導は方向づけが可能であり、ナノサイズの絶縁ワイヤーでできた網のように作用する。この細胞外基質の厚いマットにより、心臓は物理的・電気的シールドに覆われていることになる。

各コラーゲン線維は、それ自体電荷を保持し、心臓の拍動で変形するたびに電荷を生じさせる。これは圧電気（ピエゾ電気）のプロセスである。死体の線維性心膜は、堅い布のように、不活発でつやがないが、生きた身体では輝き、活気があり、生きたコラーゲンの液晶となる。この液晶は電気エネルギーを発生させて、伝導する。その際、静電場を生じさせる。静電場は他の電場と相互作用し、他の電場に修飾を加えたり、遮断したりすることさえできる。

この最後の点は全く空想的というわけではない。西洋医学では、電気エネルギーそのものを治療に用いているし、しかも、それを心臓に使用する。心臓を救う電磁気のショックは「除細動」として知られており、心臓のリズムを変えるのに用いることができる。

PartⅢ　命門と6本の経絡

　イヌの心嚢を取り除き、心臓に除細動を行った研究[2]によれば、心嚢は除細動に必要なエネルギーを劇的に増加させ、心臓が回復する回数も減少してしまうことがわかった。心嚢が心臓のとても優れた電気絶縁体またはシールドであることに疑いはなさそうだ。だとすれば、もっと別のことも言えないだろうか……それは、心嚢が、能動的に、意識を持って電磁力から心臓を守っているということである。

　SFは、そのような能動的シールド（「フォース・フィールド」としてよく知られる）が大好きである。フォース・フィールドは心臓を守るというより、光子魚雷や、惑星基地の攻撃から守ることが多い。だが、現実の科学では、そのようなフィールドを作り出すのにかなり難儀している。電磁気エネルギーは封じ込めるのが難しいのだ……そもそも、電磁気エネルギーは光速で移動する。それでも、科学者はナノ結晶粒組織でできた強磁性体金属塗装を用いた「ファラデー・ケージ」を作り出して、磁気遮蔽を実現させた。我々の体内では、ナノ半結晶構造のコラーゲン線維が用いられているのだろうか？

　上記の説明が曖昧に思えるなら、その理由は、それがまさしく曖昧だからだ。ここで議論しているのは、我々の身体、精神、霊が物理的レベルではなく、感情のレベルでどのように他と相互作用するのか、ということである。感情は科学を越えている。生きている人間の感情というものは、その性質からしてほとんど理屈通りにはいかないものである。ならばどうして、感情がどのように働くかについて、科学が理屈に合うよう説明するこ

となど期待できようか？

　とはいえ、科学が完全に合理的であるというわけでもない。カオス理論は、わずかな変化が理不尽なまでに巨大な違いを作り出すという理論である。そして、量子論は極小な物質のふるまい方を説明するのに矛盾をはらむ概念を用いる（例えば、極小物質はフッと現れたり、またフッと消えたりする！）。

　心嚢の電磁気学的構造が、はたして心臓を保護しているのか？　心嚢がこの世の生をいとおしむことができるようにしているのか？　心嚢が感情的なダメージから遠ざけているのか？　もし、そうだとするならば、どのように行っているのか？　それは謎である。しかし、生命の意味にかなり近づきつつある。心嚢は電磁気、つまり、粗削りなかたちの氣から心臓を保護するように考えられるものの、どのようにして我々を守り、我々の人生に意味を与えるように機能しているのだろうか？　これを解き明かす学問は、物理学よりも形而上学であろうし、物理学者よりも哲学者のための問題だろう。なぜ誰かと恋に落ちるのか、それを説明することは現代の科学を超えている。本音を言えば、いつまでも謎のままであって欲しいと願う。秘すれば華、である。

　いずれにせよ、何が起こっているのかについて科学的にわかっていることもある。中医学的モデルでは、**心包**は振動する半結晶構造であり、**心**を包んでいる。**心**からの電磁気エネルギーは**心包**を透過し、**心**に入るエネルギーも**心包**を透過する必要がある。

281

PartⅢ　命門と6本の経絡

　そんなばかな、とあざ笑うわからず屋のために言っておくと、
自分の家のなかで携帯電話の電波が悪い場所があるのと同じで、
そんなばかげたことではない。壁は電磁放射が侵入するのを防
ぐ。つまり、愛する人に連絡できない。

　代わりに、家の壁が、スチールウールのような細い金属メッ
シュでできていると想像してみよう。それぞれの繊維は、有機
的正確さでもって丁寧に織られている。その家は生きていて、
毎秒力強い電磁気の波を生み出す。この波は家と相互作用する
が、どのような相互作用なのかはよくわかっていない。そんな
ふうに想像してみると、携帯電話の電波状況は、その家のふる
まい方、すなわちその家の"感じ方"によって決まっているの
かもしれない、と思えてこないだろうか？

　波形間のこの相互作用は、非常に微細なレベル（科学的には
量子レベルと呼ばれる）で生じている。これは我々の意識が存
在するレベルである。多くの科学者も脳が「量子コンピュータ」
であることを認めている[3]。このレベルにおいて、構造を透過
するエネルギーは、エネルギー同士が複雑に影響し、相互作用
する。とりわけ、それは共振を生む。したがって、誰かの振動、
エネルギーのようなものを受け取れば、エネルギー的なレベル
で実際につながることになる。これは、あなたが他人に対して
ファースト・インプレッションというものを抱くメカニズムの
一端である。

　追記：躁病的行動に対処するための主要な薬剤の１つがリチ
ウムである。中医学では、躁病は心を保護している**心包**に関す

282

る問題とされる。リチウムがなぜ作用するのか、よくわかっていない。しかし、上述のことが正しければ、リチウムはコラーゲンの電気的ふるまいに影響を及ぼしているはずだ。治療で使われる量のリチウムが実際にコラーゲン組織に影響し、コラーゲン原線維をより小さくすることが研究で明らかになっている[4,5]。私は、今後の研究で、これらの変化がコラーゲンの電気的性質に影響を及ぼすことが示されると思っている。リチウムの躁病を抑える効果に関する（少なくとも一部の）説明もなされることだろう。

手厥陰心包経

　心包経を理解するのは、臓器を理解することに比べ、それほどたやすくはない。

　あなたの身体がわずか5週目のとき（おおよそ、「胚」という言葉のサイズのとき）、自身を内部で分割し、原始的胸部と腹部を形成する。横隔膜はこの分割を行う部位である。複雑なことに、横隔膜は横中隔、胞膜心膜ひだ、食道間膜と3つの発生学的部分で構成され、それらすべてが恐ろしく難しい名前を持つ。ただ、名前が重要なのではなく、どう機能するかが重要である。

・横中隔は喉の部位から下がってきて、横隔膜の中心部を形成する。ここを伝って、いくつかの細長い構造物（大動脈、

283

Part III　命門と6本の経絡

　食道、大静脈として知られる）が伸びていく。肝臓を成長
　させるのにも重要で、肝臓と胃の間に靭帯を形成する。
・胞膜心膜ひだは胸壁から生じて、厚い線維性心膜を形成す
　る。つまり、線維性心膜は胸壁の組織から形成される。「**心
　包経**」が胸壁から始まる理由である。
・食道間膜は食道を覆う。

　これら３つは、融合して横隔膜を形成する。つまり、心膜、
肝臓、横隔膜、食道括約筋は、解剖学的につながっているだけ
でなく、発生学的につながっている。
　繰り返しになるが、これは中医学における厥陰経として考え
たほうが、わかりやすい。
　厥陰経は、中指から胸部へ走る**経絡**で、心膜に入って、横隔
膜を横切り、肝臓に入る。ここから、腹部を通過し、大腿管に
現れ、脚の内側を下っていく。
　中国人は実際に「横隔膜」と言ったわけではないが、腹部と
胸部を分ける「脂っぽい膜」があることは知っていた。横隔膜
は**三焦**の一部とされ、**心包**もこの一部である。
　発生学上の横隔膜が形作る臓器と一連の構造物が、**厥陰経の
経絡**とその臓腑に類似しているのは偶然ではない。それらは同
一のものである！
　古代人がこの**経絡**の体系で記述したことは、ヒトの発生学を
知らないと理解できない。まるで、発生学の教科書から抜き取
られたかのようだ。成人期でもこうした発生学的・構造的連関

284

はすべて存在しているが、単にファッシアが接触しているだけなので、明瞭なものではない。心膜は、心膜横隔靭帯（主に横隔神経を伝える）を介して横隔膜につながる。横隔膜と肝臓は、肝臓の無漿膜野でつながる。

心包経の最も有名な機能は、手関節の内側にある**ツボ**「**内関**」（PC6）で吐き気を治療することである。

この**ツボ**はよく研究されている。麻酔医が回復室で、船乗りが荒い航海で、多くの人々が妊婦の体力を奪うつわりに、このツボを用いている。**鍼灸師**お気に入りのツボである。その機能は「**胃氣上逆**」（吐き気）を抑制するだけでなく、より多岐にわたる。

発生学とファッシアを考えない限り、なぜこのツボが吐き気に影響を及ぼすのか納得のいく説明がつかない。

「**内関**」が「内側の門」と呼ばれる理由は、前腕の外側を走る**陽経**につなげるためだ。

このようなツボは「**絡穴**」すなわち「連絡するツボ」と呼ばれ、**経絡**システムの圧迫が**陰の経絡**から**陽の経絡**に伝わる（またはその逆もある）。

三焦経の前腕にある**ツボ**は、外側の門を意味する「**外関**」（TB5）として知られ、鍼を刺すとこの門が開き、**邪氣**を動かすことができる。これは、洪水を緩和するために水門を開くのと似ている。

内関が吐き気に効くことはわかっているが、これまで理由は説明できなかった。このツボに鍼を刺したとき、一体、何が起

PartⅢ　命門と6本の経絡

きているのか？

「**内関**」（PC6）から腕のファッシアを通り、腋窩までつなぐ**氣**の通路は、理解しやすい。ファッシア面に沿っているだけだからだ。

手関節では、この**経絡**は「橈側手根屈筋」と「長掌筋」の腱の間を通過し、肘まで続いていく。

肘では、「上腕二頭筋」の２つの筋頭の間を通過し、短頭から「烏口突起」に続く。２つの筋肉が烏口突起に停止しており、**氣**は２つ目の筋肉、「小胸筋」のファッシア面に沿って進む。小胸筋の終わりまで進むと、乳頭の端に来る。

心膜は胚形成の早期に胸壁から生じる。このつながりは「胸骨心膜靭帯」として存続する。この靭帯は乳頭とは正確に一致しないものの、胸骨を介して心膜と胸壁の間をつなげている。さらに言えば、心膜の発達で欠損が起こると、胸壁の欠損も起こす[1]。つまり、胸壁と心膜の間のつながりは確かに存在するが、そのあたりの細かい解剖はわかりにくい。

「**内関**」（PC6）に鍼を刺すと、胸骨心膜靭帯を通って心膜に達するこの**経絡**に沿って、ファッシアのつながりが生じる。この説明は実は逆さ向きである。なぜなら**氣**は高い圧力から低い圧力に、内側から外側へと逆方向に移動するからだ。心膜とつながれば、横隔膜とそれに接する肝臓、食道括約筋を取り囲む横隔膜の中心部、肝臓と胃の間のファッシア結合へとつながる。

中医学における嘔吐は、多くの場合、**胃**の問題ではなく、機能が亢進した**肝**が**胃**に「侵入」する（**肝氣犯胃**）ことによる。

286

「**内関**」（PC6）に鍼を刺すと、正確なファッシアのつながりが生じる。このつながりは最少の抵抗となるファッシア面に沿って進んでいく。これは地上で断層線の割れ目が連結するのと同じことである。

「**肝氣犯胃**」と「**胃氣上逆**」の経過中に、「**内関**」を通じて**心包経**を開くと、この**氣**に放出口を与え、**氣**は「反逆」しないですむ。

「**内関（内なる関門）**」という名前は、開いて、放出する能力を指す。これは嘔吐を止めるために開く門ではない。他の嘔吐を引き起こす要因も多くあるのだ。**内関**は**厥陰経**で反逆的な**氣**を放出する門である。

　この説明は正しくないかもしれないが、「**内関**」（PC6）が嘔吐に役立つ理由として現在見いだせる最もよい説明だ。

救急症例報告

　心包経は吐き気の治療に素晴らしく役立つ**経絡**である。私は吐き気で何度も用いている。胃炎と胸焼けにも効く。西洋医学では治療が難しい胸膜炎でもこのツボを用いたことがある。

　胸膜炎は、肺のファッシア層の炎症である。胸膜と心膜は胸部のファッシアであり、感染や炎症がこの空間で生じると、痛みは鋭く、耐え難い。患者は、まさしくこの痛みを伴って救急部にやって来た。

　胸部X線写真では、肺でわずかな感染の兆候を示していた。

PartⅢ 命門と6本の経絡

患者が痛みを訴えた部位と一致した。肺は痛みに無感覚であるため、痛みは肺からではなく炎症を起こしている隣接した胸膜から生じていた。痛みは激しく、呼吸するとひどくなった。**経絡**を触診すると、「**内関**」（PC6）で多くの微細な結節が触れた。「**尺沢**」（「肘の沼地」という意味、LU5）と「**陰陵泉**」（「陰の丘の泉」という意味、SP9）で圧痛を示した。

「**内関**」（PC6）と、それに対応する**三焦**の**ツボ**「**外関**」（TB5）をマッサージしたところ、激痛は完全に消え、残るは鈍痛のみとなった（おそらく、肺の感染で生じた膨満感によるもの）。そこで**太陰経**の**合穴**（「**陰陵泉**」〈SP9〉と「**尺沢**」〈LU5〉）をマッサージすると、**氣**が正しい方向に移動し、ほぼ完全にこの痛みも治まった。患者はとても喜び、感染を払拭する抗生物質を持って、帰っていった。

　心膜は胸膜とは別のものであるが、この場合、一体となってふるまっているように感じた。心膜が胸壁から発生するので、この時点で、胸膜と連続することになる [6]。このつながりは、形を変えながら存続していく。したがって、中医学、**鍼灸**、ファッシアの視点から言えば、肺の胸膜も**心包経**の一部である。この理由で、**心包経**は胸膜炎の治療に役立つ。

将軍

　中国人は身体に大自然の構造が反映されていると考えた。小宇宙は大宇宙を鏡映しにする、と。この世界観は、我々の内な

288

る世界が大いなる世界をどう反映しているかを生き生きと、様々に描き出した。

我々の内なる世界で創造が始まると、**命門**の火山は「卵黄」（**太陰**）の原始の川に溶岩（神経堤細胞）を吹き出す。爆発的な炎が膵臓で吹き出し、その頂で、暗い青色のきのこ雲が現れる──これが**脾**である。

次に、**命門**からの「消化性の**火**」は「卵黄」の泡立つ熱い川を生じさせる。この川はあふれて、外側に流れる。ここで、「卵黄」と「**火**」が混ざって、冷やされて、マングローブのじゅうたんのように、**肝**を形成する。そして、**血**がつくられる*。

身体の錬金術は、これでほぼ完成である。陽は陰に押し入り、卵黄嚢の変換を起こす。生命の循環を完成させるために、エネルギーは陽に戻らなければならない。

中国人はこれが身体にある「**厥陰**」の空洞で起こると言う。ここに肝がある。

この「**厥陰**」は2つの単語「**厥**」と「**陰**」から構成される。陰は一目瞭然。生命の、女性的で、暗い、栄養分に富んだ、卵黄由来の側面である。

「**厥**」という字は2つの側面から成り立っており、中医学では大きな混乱のもととなってきた。「**太陰**」の「**太**」は単純で、最大という意味*である。同様に「**少陰**」の「**少**」は単純に小さい

---

* 胚において、肝は血液の成分の多くを作るだけでなく、赤血球も作る。

★ ［訳注］「太古の昔」「太郎」のように、「太」には「ものごとの始まり」の意味もある。

289

PartⅢ　命門と6本の経絡

という意味である。しかし、「**厥陰**」の「**厥**」ははるかに神秘的
である。すべての古代中国語と同様に、実際の文字を見ること
が理解の助けになる。

厥

　第1の意味は山腹の狭く開けた場所で、第2の意味は「不在」
である。「**厥陰**」は、山道が通る山腹の開口部である。これは、
陰を陽に戻す「**厥陰**」の役割を反映する（第30章「リンパの
経絡」で見るように、山道の説明は「実際」の厥陰──乳び槽
の近くにある部位──をとても正確に説明している）。
『黄帝内経素問』によれば、「**肝**」は将軍であり、すべての命令
は「**肝**」から発される。力強い「**肝**」を持っているような人は、
組織化して、リストを作るのを好む……。

　説明リスト：

・**肝**はいかに**血**を貯蔵するのか
・**肝血**はいかに月経を調整しているのか
・**肝**はいかに**氣**の円滑な流れを確保しているのか
・**肝**はどうして**風**を嫌うのか
・**肝**はいかにスジを制御しているか

290

肝は血を貯蔵する

中医学で肝は血を貯蔵するとされる。『黄帝内経素問』は次のように述べている[7]。

> 人臥せば血は肝に帰す★。

西洋医学は、肝臓のこの特性をそれほど強調していないが、心底同意する。休息時、肝臓は我々の血液の約10～15%を含んでいる。しかし、出血や激しい運動など刺激されると、肝臓は収縮し、約500ミリリットルの血液を循環系に放出する[8,9]。

肝臓は身体で最も大きな臓器というだけでなく、姿かたちが大きな血液の塊にも似ている。心臓から肝臓自体への血液供給に加え、消化器系全体の血液が肝臓に流れる。横隔膜から下のすべての血液は、「大静脈」を介して横隔膜を通過する。

肝臓が貯蔵する余分な血液は、運動中に非常に重要である。中医学では、筋肉がつりやすい人はたいてい血の不足（虚）である。

東西の医学において、肝臓は血液を貯蔵する、という点では一致している。

肝血は月経を調整する

女性が月経の問題を抱えると、中医学は肝、特に肝血と呼ば

★［訳注］「素問」五臓生成論篇第10

PartⅢ　命門と6本の経絡

れるものに着目する。

　肝臓は血液にとって非常に重要である。肝臓は血中に浮遊するタンパク質、脂肪、コレステロール、凝固因子を制御・生成する。これらすべてで共通することは、基本的に血液中の水分で溶けず、脂溶性で浮遊している。これは水と油を強く振ると、一緒に混ざって、クリーミーな混合物（懸濁液）になるのと似ている。

　肝臓は、血液中の脂肪成分を制御する。例えば、腎臓でほとんどの薬剤を除去しているが、脂溶性の場合、まず肝臓で代謝されなければならない。コレステロールが原因の身体の異常な「脂肪性」沈着物（アテローム性硬化）はスタチンで治療される。スタチンは、肝臓がこの「脂肪」を処理する方法を変える薬剤である。

　中医学での**肝血**とは、**血**の脂溶性懸濁液成分を意味しており、これは**肝**によってコントロールされる。残りの血液は水分、イオン、赤血球、白血球で構成される。先述したように、これらすべては**腎**の管理下にある。

　凝固因子は、**肝血**と月経の関連をとても明瞭に示す。凝固因子は肝臓で産生され、正常な凝固に重要である。凝固因子の障害で重い出血が引き起こされる。しかし、大量出血を呈する女性を検査をしても、深刻な異常が見つかることは珍しい。医師が異常な月経を治療するとき、第1選択はいつも、凝固因子ではなく月経周期をコントロールするホルモンである。「ピル」で効かなければ、段階的により強いホルモンを用いていき、挙句

292

の果てに人工閉経を誘発する。巨大ハンマーでナッツを砕くようなものだ。

医師が用いる別のアプローチとして、凝血塊の分解を抑える作用を持つ「トラネキサム酸」と呼ばれる薬剤がある。これはよく効くが、他で血塊を生じさせることがある。いずれにしろ、根底にある病理を本当に理解していない治療であるばかりか、そこから目を背けてしまっている。

医師として仕事をするなかで、痛みを伴う、重い生理を抱えた多くの女性を診てきた。私はいつも**鍼灸**を推奨している。「**三陰交**」（SP6）の**ツボ**を単純にマッサージするだけでも非常に効果的である。これが作用するプロセスの一部に「ヒスタミン」というホルモンがおそらく関わっている。

肝臓と関係しているホルモンを1つ挙げるなら、それはヒスタミンである。肝臓はヒスタミンを分解する主な臓器である[10, 11]。ヒスタミンは肝疾患で上昇する[12]。抗ヒスタミン薬は肝不全の症状の治療に役立つ[13]。ヒスタミンはイライラさせる。アレルギー、発疹、じんま疹、虫刺されでかゆくなったり、ヒリヒリしたりするのは、すべてヒスタミンのせいである。中医学では、**肝**は怒りの限界線を適正に抑えて、「感情面」でも制御している。まさに**肝**は怒りの臓器である。ヒスタミンはイライラを感じさせるだけでなく、病原菌や寄生虫に対して過敏にする。ヒスタミンはあなた自身の身体と外界との境界線を定める。

そうなると、中医学を学ぶ者にとって、機能性子宮出血の女性でヒスタミン・レベルが上昇するのは、驚きではないはずだ[14]。

293

PartⅢ 命門と6本の経絡

ヒスタミンは、「肥満細胞」と呼ばれる特殊な細胞の中にある「顆粒」に含まれる。月経で、肥満細胞は「脱顆粒して」、ヒスタミンを放出する[15]（注意深い読者は、これがアナフィラキシーと同じプロセスだと気づくだろう）。読者の 50% 以上を怒らせるリスクを恐れずに言うと、これは一部の女性が……つまり……1 カ月に 1 度、少しばかりイライラする理由の 1 つである。

ヒスタミンは 1 カ月ごとにイライラさせるだけでなく、子宮で赤血球と液体を漏れやすくさせる。女性の「血液」損失の約50% は血液ではない。実際に漏れるのは体液[15] であり、ヒスタミンはこれを悪化させる。

ヒスタミンは、肝臓と女性の月経の問題に関連し、月経前症候群（Premenstrual Syndrome:PMS）にも関連する。月経前症候群の一般的症状の多く、例えば、頭痛、不眠症、疲労、吐き気、腹痛、下痢などは、ヒスタミン不耐性とも関係している[16]。さらに、喘息、蕁麻疹[17, 18]、湿疹[19]、てんかん[20] はすべて、PMS の間、悪化することが示されている。これらはヒスタミンと肥満細胞が核心にある病態である（てんかんは除く。てんかんについては後ほど触れる）。さらに、PMS を悪化させると女性が考える食物の多く（チョコレート、赤身の肉、アルコールなど）は、すべて高レベルのヒスタミン、またはその元になる「ヒスチジン」が含まれる。

月経が周期を持つということを無視してはいけない。この周期にはエストロゲンとプロゲステロンが関わる。PMS の症状の多くは、これら 2 つのホルモン（特にプロゲステロン）の不均

294

衡に起因する（そうでないこともある）。しかし、ヒスタミンとこれらのホルモンが関連している。ヒスタミンはプロゲステロンのレベルを上昇させる[21]。専門家によれば、肥満細胞はこれら2つのホルモンに反応して子宮で活性化し、数が増えると考えられている[22]。

東西の医学を融合した立場でこれを説明すると、東洋医学のいう肝による月経の制御は、その一端がホルモンであるヒスタミンの代謝を通じて行われる、ということになる。

肥満細胞とヒスタミンが女性の毎月の問題の核心近くにあるとはいえ、抗ヒスタミン剤で治るというほど、治療は単純ではないかもしれない。70年間にわたり[23]、これと同じ病理がしばしば喘息の根底にもあることが知られてきた（中医学において、喘息は肝氣の滞りが肺に影響するとされる）。喘息治療がうまくいくと、ヒスタミンのレベルが下がるにもかかわらず、抗ヒスタミン薬自体は喘息にほとんど成果が上がらなかった[24]。抗ヒスタミン薬（例えばMidol™）がPMSで用いられるが、（現在のところ）治療の大黒柱ではない。しかし、月経周期の始まりで抗ヒスタミン薬を投与する治験があるとすれば、興味深いものとなることだろう……。

肝は氣を円滑に流れさせる

西洋医学が氣を無視するため、これについては西洋医学の視点と比較することがほぼできない。

295

Part Ⅲ　命門と6本の経絡

　氣は組織化のエネルギーである。氣が経絡を流れるとき、非常に微細である。氣は身体のあらゆる所に顔を出している。氣を西洋の概念に翻訳すると、やや混乱するかもしれない。異なる西洋の概念が少なからず氣に組み込まれるためだ。神経エネルギーも氣の形であり、感情は私たちの精神を組織するので、氣の表れといえる。

　痙攣性腹痛は、氣が滑らかに動かないためにイライラして落ち着かない例である。我々の霊性と精神は身体に備わっている。

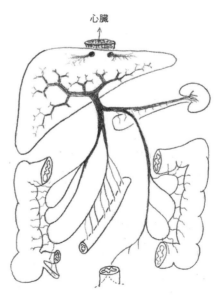

肝臓の門脈循環

身体が落ち着かなければ、精神も落ち着かない。

　肝臓は血液を貯蔵する臓器であるだけでなく、とてもファッシアにゆかりが深い臓器でもある。肝臓は「門脈系」を通じて腹部のあらゆる消化器官に接続し、さらには靭帯を通じて横隔膜、食道、胃、膵臓につながる。肝臓から発生する５つの靭帯がある。これは臓器としては異例である。

　門脈系には、食物から吸収された栄養素が豊富に含まれ、心臓を経ずに腸から肝臓に血液が流れている。通常、すべての血液は心臓へまっすぐ戻って、再び循環に入るが、消化器系では心臓へ行かずに肝臓へ向かう。要は、まず肝臓が食物から吸収するすべてをチェックする、ということである。

　腸から来る血液は、あなたが飲み込んだジャンクフードなど、多くのものを含んでいる。心臓に行く前に、肝臓が血液をきれいにすることが、極めて重要となる。毒は無毒化され、細菌は殺され、脂肪はこなれたものになる。これは**心**を保護する**厥陰**機能の一部である。

　うまく機能すれば、肝臓はこの作業すべてを安定して行う。しかし、肝臓の働きが減速すると、予備システムが働き始める。危機的状況で肝臓がダウンすると、門脈系の血圧がかなり上昇し、肝臓は文字通り汗をかいて体液を腹腔内に出す。

　医療者以外の方にとって、「腹腔」といっても、たぶん「おさるのジョジョ人形」と同じような感じだろう。

　しかし、「おさるのジョジョ」とは違い、「腹腔」は本当に存在する。

297

PartⅢ　命門と6本の経絡

　腹腔は腹部で巨大な（普段は姿かたちのない）空間を作る。事実、腹部内視鏡手術は、この空間で行われる。

　肝疾患では、腹腔は腹水と呼ばれる体液で満たされる。

　腹水は**肝氣血**の滞りが極端になった例である。事態が深刻に悪くなった場合に生じる。腹水に関する主な問題はたいてい、腸から肝臓への血液供給路での圧力上昇（門脈圧亢進）である。中医学的に言うと、**肝**が消化器からの**血**と**氣**の円滑な流れを手助けしていない。

　氣は**血**の指揮官であるため、**氣**は**血**と手に手をとってスムーズに流れる。言い換えれば、組織化のエネルギーは、**血**を身体の必要な所に動かす。**氣**が行く所に**血**は従う。

　肝の**氣**と**血**が極端に滞ることで腹腔内の体液（腹水）が生じるということから、重要なことがわかる。それは、**肝**が腹腔内の体液を円滑に流れさせているということだ。

　実際、**肝**と腹腔は、同じものである。**肝**は腹腔を制御する。これにより中医学の言う「**肝**は**氣**の流れ円滑にする」という主張は理にかなってくる。

　氣はファッシア面を流れる。そして身体で最も大きなファッシア面は腹腔である。**肝**は腸（門脈）の血圧を低くして血液と**氣**が円滑に流れるようにすることで、腹腔に体液が貯まらないようにしている。

　私が外科研修医として働いていたとき（私は外科に打ち込めないと思い、外科の道をあきらめた）、IBSを患う女性の腸を直接見たことがある。外科医は腸管がむくんだり腫れたりしてい

ることを指摘し、腸を押すと、小さな圧痕ができ、体液が絞り出てきた。

外科医は「これは IBS でよく見られる」と言った。だからといって何かするわけではなく、ただ事実を言っただけであった。

西洋医学に関する問題の 1 つはその鈍感さである。これはしばしば、医者の言い草に現れる。「何も悪い所はない」という言葉は、実際には「検査が鈍感なので何もわからない」と言うべきだろう。

「これに治療はない」は「私はこの問題を解決できる薬剤治療や外科手術をあなたに施すことはできない」という意味になる。

IBS はその一例である。腸に浮腫があるかどうかを確かめるために、すべての IBS 患者の腹部を切るのは現実的ではない。それでは何も変わらないし、他の検査をしたとしても何も変わらない。腹部が膨れて腫れているように感じる、と IBS 患者が訴えたとしてもおかしいことではない。腸は本当にそうなっているのだ！

肝氣の滞りが腹水を引き起こすほど深刻になっていれば、かなり病気は進行している。しかし、**肝氣**の滞りにも程度がいろいろあり、少し腫れているだけ、あるいは、腹水が全くない場合もある。

「門脈血流」がゆっくりで、どろどろなら、検査で異常がなくとも問題である。門脈血流がドロドロしてくると、その上流で組織が腫れてくる。結果、腸が肥大する。

これと同じようなことを、中国人が次のように言っている。

299

「**肝氣**の円滑な流れは消化を助ける」。

そのため、中医学は IBS を治療するときに**肝**をよく用いる。

ここでおなじみのヒスタミンのお出ましである。ヒスタミン（正確に言うと、ヒスチジンも）は多くの食品、通常は成熟したチーズ、ワイン、熟成肉のようなごちそうすべてに含まれている。

実際、ヒスタミンは食物が悪くなっていることを示す指標でもある。そのために、熟成した食品にはみな、ヒスタミンが含まれている。ヒスタミンは保存状態の悪いマグロにもある。これを食べると、拍動性頭痛、腹部痙攣、吐き気、下痢といった「サバ亜目の魚類による中毒（scombroid poisoning）」と呼ばれる病態を呈する。中医学ではこれらすべての症状が、**肝氣熱**の滞りで起こると考えられる。このことから、肝臓はヒスタミンの量を吸収しきれないことがあり、その場合、血液へヒスタミンがあふれ出すということがわかる。

東洋医学でも西洋医学でも肝臓は消化を手助けするとされるが、中医学は西洋医学にはない微妙な部分にも気づいていた。**肝**が腸からすべての血液だけでなく、その**氣**も受け取っていることに……。

肝は感情を円滑に流れさせる

肝氣は、消化を円滑にするだけではない。**肝氣**が円滑に流れれば、感情も穏やかになる。我々は皆、短気でイライラする人

を知っている。そういう人は容易に怒りやすく、嫌なことがあれば、そっとしておくほうがよいかもしれない。中医学では怒りをいつも表に出す人は、肝の問題があるとみなす。

怒りを、ホルモンの観点から解釈するのは難しい。オキシトシンは愛情ホルモン、セロトニンは幸せホルモン、アドレナリンは⋯⋯特になくて、アドレナリンホルモンとされる。しかし、怒りはこのように簡単に分類できない。一つの理由は、大きく分けて2種類の怒り――抑圧された怒りと表に出る怒り――があるためだ。これらは社会的な立場の問題と衝動制御の問題に依存する。

社会的な立場を無視されたときの怒りは、欲求不満をきっかけに噴出することが多い。欲求不満と似たものがイライラ感である。今度あなたが自身の怒りに気づいたら、立ち止まって何が起きているか感じてほしい。引き出しが動かない、小言を言う妻（夫）、イングランドがサッカーで数回のパスもつなげない、といった理由はいずれも、ほぼ間違いなく、欲求不満とイライラ感があるだろう。

イライラ感のホルモンはある。それはヒスタミンだ。ヒスタミンは、病原体に対して身体を過敏にする。ヒスタミンは、腫脹を引き起こし、白血球を引き寄せる。病原体を局部にとどめて、それに対抗する反応を引き起こすので、一般的にはよいものである。実際、ヒスタミンは局所的にとどまるホルモンであるべきだなのだが、時にあふれ出して、全身を過敏にしてしまう。アレルギー、喘息、アナフィラキシーはすべてヒスタミン

の過剰である。ヒスタミンの特質はかゆみだ。掻けないかゆみというのはイライラ感や欲求不満とほぼ同じことである。

感情を円滑に流れるようにする**肝**の能力は、ヒスタミンや他の関連物質を血液から除去する能力に左右される。それはヒスタミンとは限らないかもしれない。どういうことかというと、西洋医学は**肝**の中心的役割をヒスタミンに置くのだが、もちろん、イライラ感に関わる他の化学物質もあるわけで、中医学でいう**肝**の機能について説明する際は、ある意味、ヒスタミンそのものよりも「ヒスタミン」的概念というべきなのかもしれない。

肝は風を嫌う

風は中医学における病原因子である。一過性の何かが身体に入り、傷つけるという概念だ。

自然における風は動き、急に方向を変える。身体では、**氣**と同じく、病原性の**風**には実体がない。自然の風と同様に、**風**は熱から生じて、動きを作り、破壊的になりうる。

風は**氣**を容易に動かすため、**氣**の敵である。**氣**は空気のように実体もないため、**風**は容易に**氣**を左右する。中国人は、身体を苦しめる疾患の種類を記述する際、どれも同じように**風**の比喩を用いた。てんかん、チック、振戦、戦慄、じんま疹、けいれんといった身体が動くものはすべて**風**である。

この種の疾患の西洋的解釈を見れば、主に「神経学的」性質

となる。言い換えれば、神経の電気エネルギーの問題と言える。電気の変化を検出する非常に感度が高い検査でしか、西洋医学は病理を見つけられない。てんかんは、脳波図（EEG）で検出されたエネルギーでもって評価される。一方、ほとんどの振戦は"essential tremor（本態性振戦）"のように "essential（本態性）" という言葉がつく。これは「"essentially（本態として）" 何が起きているかわからない」を略したものだ。「チック」はしばしば気づかれにくい。じんま疹は、理解されるよりも治療される疾患である。

　これらの病態すべてで共通することは、身体で大きな器質的変化がないことだ。心臓発作では、傷ついた心臓を物理的に見ることができる。気管支炎、胃潰瘍、腎炎さえ（腎臓組織を採取する手間をかければ）も同様に見ることができる。てんかんでは、脳波で組織の損傷を見ることはできない。異常なエネルギー（風）が動いているのが見えるだけだ。中医学の言う風についての見解に、西洋医学も同意する。それはエネルギーが異常に活動している病態、ということである。

　これらの病態すべて、**風**の発現とみなされる。中医学では、**風**が身体の**血**（身体で最も深いエネルギー・レベル）に入るとき、最も深刻な病態であると考える。**肝**は**血**が豊かで、**血**の貯蔵に関与し、最終的に**風**を除去する。てんかんは、最も劇的で明らかな**風**の病態の一例であり、そのとき、**風**は**血**のレベルにまで入り込んでいる。

　とても興味深いことに、抗てんかん薬で最もみられる副作用

303

PartⅢ 命門と6本の経絡

（医学の専門家は、この単語を中毒の同義語として用いることが
多いが、この場合では真の意味で副作用である）の１つが肝臓
の酵素誘導作用である。この副作用により肝臓は他の薬剤の働
きを減弱させてしまい、時には抗てんかん薬自体も通常よりも
早く効き目を失ってしまうため、特に問題だとみなされる。こ
の副作用がない抗てんかん薬を見つけようと膨大なお金が費や
されたが、限定的な成功のみにとどまった。しかし、中医学を
学んだ者なら、抗てんかん薬が非常に効果的なのは、まさしく
この副作用によるものだと言うだろう。抗てんかん薬は、**肝**に
風をより早く代謝するように誘導しているのだ。

　何がてんかんを誘発するかわかっていることもある。脳の中
で、異常なエネルギーを生じさせる異常な箇所が存在する。理
解できないのは、なぜてんかんを生じさせ続けるのかというこ
とだ。

　ニューロンは、本質的に安定しているはずである。トラブル
メーカーが手当たり次第に他のニューロンをてんかんに引きず
り込むのを防ぐメカニズムがある。しかし、一部の人の脳では
これが起こらない。多くの人は脳を損傷してもてんかんは起こ
らないが、脳が明らかに損傷していなくても、絶えずてんかん
が起きてしまう人もいる。現在示されていることは、有害物質
が脳に入るのを防ぐ膜、血液脳関門の損傷である[25]。血液脳関
門は脳を保護するためにある。厳重に規制された物質だけが通
過できる。

　血液と脳の関係は、信じられないほど密接であるが、絶妙に

離れてもいる。脳には、1000億もの毛細血管があるとされ、ニューロン1本ごとに血管1本がある計算になるのだが、実際の血液はニューロンから離れている。毛細血管の細胞は、何も漏れないようにしっかりと組み立てられているからだ。多くの研究が示唆しているように、てんかんは、脳の病態とするモデルから血液や物質が脳に漏れる病態モデルへと移っている。

「脳」は実際には2つの臓器が1つになっている。脳に血液を供給するが脳とは独立した巨大な血管ネットワークと、電気活動すべてを生み出すニューロンのネットワークである。脳は、血が氣に栄養分を与えている例の1つである。そのため、血の中の風がてんかんのような病態を引き起こす、という中国人の考え方は正しいのかもしれない。それは解釈の問題にすぎない。

血液脳関門にダメージを与えるホルモンとしてよく知られているのは、驚くことに、ヒスタミンである。事実、「ヒスタミンは硬く閉じた血液脳関門を開けさせる中枢神経系神経伝達物質の1つである」と書いている論文がある[26]。ヒスタミンは炎症のホルモンだ。夜に覚醒させ、皮膚をかゆくし、呼吸困難にし、目を赤くし、胸焼けを起こし、通常は人を怒りっぽくする。ヒスタミンはニューロンを警戒させる。しかし、健康な人では、ヒスタミンは血液からニューロンへと通過せず、血液脳関門で作用する。

奇妙なことに、ヒスタミンは、活性化させる受容体により、血液脳関門に対して2つの正反対の効果を及ぼす。H₁受容体（花粉症の薬で阻害される受容体）を活性化させれば、血液脳関

305

PartⅢ　命門と6本の経絡

門の浸透性は低くなる。H_2受容体（胸やけの薬剤で阻害される受容体）を活性化させれば、浸透性は増す[26]。H_1受容体を阻害する薬剤は実際にてんかんを悪化させ、発熱している子供で発作を誘発する。一方、H_2受容体を阻害する薬剤はてんかんを悪化させず、肝臓の働きを加速させる（そして、私は、実際にけいれんを抑制するという仮説を考えている）。

　肝臓と発作（**風**）のつながりはここで終わらない。

　肝不全を抱える人々は脳にも障害をきたす（脳症）。肝臓が機能せず、毒素は増加していき、短気でイライラする。この精神異常の最初の徴候は、睡眠障害だ。抗ヒスタミン薬は、これを治療するのに効果的である[7]。肝疾患がさらに悪化するにつれて、毒性の合成物が血液で増加し、イライラ感を悪化させる。ヒスタミンは脳のイライラ感を引き起こす唯一の化学物質ではないが、肝機能障害のマーカーとなる。脳症になったラットでは（ひょっとしたら、2010年ワールド・カップのイングランドが戦った試合の再放送を見させられたのかもしれない）、脳でヒスタミンが有意に上昇していることがわかった[27]。

　肝不全患者の最大50%にけいれん発作が起きる[28]。けいれん発作が起こりやすくなるのは、他の臓器の機能不全では見られない。

306

肝はスジを制御する

　ありがたいことに、現在わかっている限りではあるが、ヒスタミンとは無関係である……。**スジ**は柔軟性をもたらす身体の一部である。**スジ**は腱と靭帯であり、肉離れを防ぐ筋肉内の結合組織のことでもある。

　スジが弱いと腱の断裂、硬い腱、筋肉の断裂を引き起こす。コレステロール代謝が異常になると、**スジ**は弱くなり、断裂しやすくなるということが研究で示されている [29]。

　したがって、西洋医学の肝臓と中医学の**肝**はさして変わらない。両者は実際に主要なポイントすべてで一致する。西洋医学が肝臓を主に、解毒し、タンパク質と凝固因子を形成し、消化を支援する臓器とみなす一方、中国医学は、**風**を解毒し、**血**と**氣**の流れを円滑にし、消化を支援する臓器とみなす。細かいところの違いはあるが、それは臓器の機能というものをどのように見るか、の違いである。さらにつけ加えれば、ファッシアと発生学を考慮すると、**鍼灸**理論との関連性は明らかなのだが、西洋医学には**氣**の概念が存在しないため、**鍼灸**理論との関連性を認めてくれないのである。

足厥陰肝経

　イングランドサッカー界において、将軍と呼べる選手はこれ

PartⅢ　命門と6本の経絡

までに１人しかいない。スポーツにおいて極めて重要な紳士、国民のプリンス、サッカーの将軍であるボビー・チャールトン卿に乾杯をささげる。

偉大なミッド・フィールダーであるボビー・チャールトンは、ボールを必要とする所に、必要なときに配給できた。競技場の中央から、彼はすべての選手たち——ディフェンダー、フォワード、他のミッド・フィールダーとつながっていた。彼はプレーを導き、将軍のようにふるまうことができた。

肝もこの役割を持つ。腹腔を通してすべての臓器につながり、必要に応じてプレー（氣）を導くことができる。不思議なことに、ボビー・チャールトンは肝の機能だけでなく、解剖学的な姿かたちも似ている。

肝臓の最上部には、ボビー・チャールトンのように、解剖学的に「禿げた」領域（bald area）＊がある。ボビー・チャールトンの頭のようにバーコード頭ではないが、代わりに冠がある。「冠」は冠状間膜（coronary ligament）と呼ばれ（私は "coronary" がラテン語で「心臓」を意味するとずっと思っていたが、「冠」を意味することを知って驚いた）、腹膜によって形成される。

ボビー・チャールトンの堂々とした頭部が静かな湖から出てくることを想像してほしい。彼の眼が現れる前に、冠が置かれる場所が見える……これが肝臓の禿げた領域である。

＊ 厳密に言えば、ここは "bare area（むき出しの領域、無漿膜野）" と呼ばれる。

さて、ボビーが水面の下でまだ息を止められるとしよう。彼の頭部の周りの水は「腹膜反転部」を反映している。そして、反転部全体で円を形成する。この円が「冠状間膜」である。それから、この冠状間膜を横隔膜の下側に移動させよう。これが（横隔膜を介した）肝臓と心膜との関係である。

それでは、ボビーを出してあげて、タオルで温め、ビールを一杯与えよう……信じられない！　何てことを考えてしまったのだろう。彼は伝説の選手なのに！

外科医はこの禿げた領域が重要だと考える。これは感染が腹部から胸郭へ移動するポイントだからだ。身体もここを重要だと考える。ここで横隔膜と肝臓のコミュニケーションができるようになっているからだ。

このコミュニケーションは極めて重要である。肝臓は横隔膜の一部（横中隔）によって発達を誘導してもらわなければならない。

肝臓は胚の卵黄嚢から生じるものの、初期の横隔膜に導いてもらう必要がある。このつながりは成人期でも残っており、禿げた領域はこの名残りである。

私が32歳のとき、動悸のため女性**鍼灸師**に診てもらった。彼女は動悸を治し、他の部位にも取り掛かった。彼女が行った治療によって、私は実際に横隔膜を初めて感じた。私は横隔膜が物理的にゆるむのを感じて、とてもびっくりした。横隔膜がそこにあると意識したことすらなかったからだ。私は再び深呼吸できるようになり、リラックスして気分が良くなった。

309

PartIII　命門と6本の経絡

　私がこの感想を述べると、彼女はわかっているという笑顔で返事した。「それは**厥陰経**です。横隔膜を通って**肝**と**心包**をつなぎます」。

　医師として私が思ったのは「えーっ？　何を言っているんですか？」だ。

　しかし今、それはよくわかる。すべては発生学にある。心膜と横隔膜は、発生学的に同じ起源から形成される。これは肝臓の成長を制御して、結合組織を生じさせる。肝臓の成長は横中隔に誘発され、胸膜心膜ひだと融合する。胸膜心膜ひだは、後に心囊を形成するものと同じである。

　これらは**厥陰経**として説明したほうが、よりすっきりする！

　肝経は上方に向かうが、これは横隔膜を通って**心包**と接続する方向だ。では、下方ではどの方向に行くのだろうか？

　特定の方向へ向かっていくわけではない。**鍼灸**の理論が退屈そうに教えているように、全方向に向かう。そのため、**肝**は多くのものを組織し、「将軍」と呼ばれている。**肝氣**は複数のファッシアのつながりを通して多くの方向に向かう。

　しかし、これらのファッシアのつながりを一語で要約できるなら、それは「おさるのジョジョ人形」となる……、間違えた「腹腔」となる。

　腹腔は腹部のほとんどすべてにつながる。肝臓は腹腔内の体液を清浄に保ち、循環させている。その循環は、本物の**厥陰**（これがどこにあるかについては第 30 章を参照）で終わる。

　腹腔の底部は直腸、卵巣、卵管、子宮、それから膀胱を包み

310

込む。女性ではここで変わったことになっていて、卵管を通じて外側の世界につながるのだ。

卵管（fallopian tube）は（前述の人物とは別の）イタリア人解剖学者ガブリエレ・ファロッピオにちなんで名づけられた。しかし、この卵管はギリシャ語で「トランペット」を意味する音楽での名称ラッパ管 "salpinx" とも呼ばれる。卵管はトランペットに見えることからラッパ管と名付けられた。そして、音が出る太い先端は腹腔に開いており、卵巣によって放出される卵子を捕える。

肝臓、腹膜、ラッパとのつながりは興味深い。中医学は**肝**と女性器との関係に大変重きを置いている。腹膜がこれらの臓器に折り重なって包み込むのと同じように、**肝氣**は骨盤臓器の周りを循環している。おりものが多くなる場合はたいてい、**肝陰**の病理に関わる問題とされる。中国人は、腹水（**肝陰**）がほぼそのままの形でラッパへと漏れていると考えるだろう。

西洋医学でもこうした構造のつながりは知られているが、ただし、逆方向だ。「フィッツ・ヒュー・カーティス症候群」と呼ばれる病態がある。ひどい話なのだが、水上スキー事故がこの病態と関連する（10 〜 15% の割合）ことが昔からよく知られている！

このような事故では、高圧の水が女性の陰部へと押し入る……イタイ！……そして、その部位で目につく綴りで嫌な名前のヤツら……「でしゃばり屋のクラミジア」と「淋菌の旦那」……が定着すると、これらの細菌が腹腔内へ遡っていくことがある。

311

PartⅢ　命門と6本の経絡

　ここから細菌が上がっていき、肝臓にたどり着いて棲み付き「フィッツ・ヒュー・カーティス症候群」の特徴的徴候——肝臓癒着（中医学的には痰）——を生じさせる。水上スキーの例はかなり生々しい話だが、同じようなことが明確な理由もなく起きることもある。これは全く別もののように見える臓器——肝臓と子宮——が密接に関連していることを示す事実だ。

　肝臓と腹腔は確実につながっているが、ファッシアの氣理論では氣がファッシアを越えられないと教えている——ファッシアは組織化の基盤である。腹腔はファッシアで閉じた袋である……どうやって肝氣は入ることができるのか？

　肝臓（と奇妙な臓器の脾臓）には「窓」がある。血液がバリアなしで細胞と一緒になる実質的に唯一の場所である。命門からのエネルギーは血と混ざり、濁った水とともに押し上げられ、ここで合わさって素晴らしい緑色の花を咲かせる。

　木から蒸散する水のように、この緑色の花から少量の液体が作られる。この体液は腹腔のあらゆる部分からにじみ出てくるが、肝臓から始まり、実際の厥陰経へと進んでいく（第30章を参照）。

　肝氣は腹腔の循環を制御するが、腹腔からの出口は2つしかない。

　これら2つの出口は腸が飛び出ることもある弱い場所であり、鼡径管・大腿管と呼ばれている。

　鼡径管は肝経の一部であり、中国医学の古典には、下っていって精巣と陰嚢周辺で循環すると記載されている。この箇所は

312

自然と抵抗が小さくなっている（**氣**は最少の抵抗の通路を流れていくことを思い出してほしい）ファッシア面であり、ヘルニアが最も起きやすい。

同様に、大腿管はまさしく、中国医学の古典で記述されてい

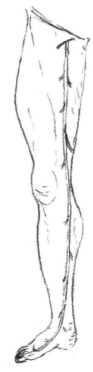

大伏在静脈・肝経

PartⅢ　命門と6本の経絡

る**肝経**が脚で現れる箇所と一致する。デッドマン[30]は次のように説明する。

　急脈（Liv12）は鼡径部のしわに位置する静脈のすぐ内側に位置する。これは大腿管の説明と同じである。

　これらはそれぞれ、腹腔が精巣と脚へと延びていったものである。

　脚での残りの**経絡**は簡単である。イラストで示すように、大伏在静脈の周りにあるリンパ管に従っていく。

救急症例報告

　肝経は**氣**の流れを円滑にするため、痛みを伴う病態でよく用いられる。

　痛みは**氣**の遮断と考えられ、外傷、**血**の滞り、**痰**などで引き起こされる場合もあるが、最終的にはすべて**氣**の遮断につながる。

　とある女性が三叉神経痛で救急部に入ってきた。三叉神経痛は、顔面を針で刺すような激痛を呈する恐ろしい疾患である。これは影響を及ぼす三叉神経の名前にちなんでいる。患者は通常の鎮痛薬を試したが全く効かず、カルバマゼピンとガバペンチンのような毒性のある危険な薬剤が必要だった。相談を受けた私は、これらの薬剤が貧血や肝臓に問題を起こすことがあるため、血液検査をする必要があると説明した。そこで、私は気づいた。このとき、私がいた病院では上級医師が**鍼灸**をしても

314

よいと許可していたのだ。そこで私は患者に鍼灸を試したいか尋ねた。

　もちろん、患者は同意した！

　看護師は興味津々で、私は緊張していた。うまくいかなかったらどうしよう。インチキ療法を用いた愚か者呼ばわりされるかもしれない。私が用いた**ツボ**は顔面にある局所の**ツボ**、それから**氣**を動かすのに役立つ腕の**ツボ**であった。また、「**合谷**」（LI4）と組み合わせて「**太衝**」（Liv3）の**ツボ**も用いた。

　これらの**ツボ**の組み合わせは「4つの門（**四関穴**）」と呼ばれ、**経絡**を開いて**氣**を流れるようにするものである。

　今思いだすと、私はこれらの**ツボ**で何をしているのか完全にはわかっていなかった。しかし、結果は素晴らしいものとなった。もちろん、特筆すべきことは何もなかった……元気になった患者を除いては。患者は1週間ぶりに痛みから解放され、踊るように救急部を去っていった。

　何人かの看護師はとても感動していたが、明らかに、その他の看護師は私が一線を越えたと考えた。

　悲しいことに、この症例は他の症例とともに救急部のお偉方を不安に陥れた。悪いことが起きたからではなく（全く逆である）、何かが起きる可能性があるために、私は批判にさらされるかもしれないのであった。先輩医師は、私を擁護してくれる人は非常に少ないであろうこと、反対者の主張――私のことを思いやって言っている――を受け入れる必要性を指摘した。私は鍼を用いるのをやめたが、指圧は続けた。

315

PartⅢ　命門と6本の経絡

　鍼の代わりに、私は血液を採取し、編み針サイズの針で胸部を縫い、統計学的に正しいとされる医療に基づき、脳内出血、胃潰瘍、心臓発作を起こしうる薬剤を与える「安全な」診療に戻った。それらの医療の背後には巨大な製薬会社があり、医療者、つまり私を守ってくれる。

　医学は、利益を一番に考える製薬会社に支配されている。製薬会社が医療システム全体を歪めている。研究に資金を助成し、（間接的に）教授を選ぶ——実質的に、医療システムを不正に操作する。医療制度と医学「研究」がどれほど歪められ、腐敗したものかを人々が理解するまで、我々が最大限の恩恵を得ることはないだろう。

三陽経
The Three Yang Channels

　これまで見てきたように、6つの**陰**の臓器を包む3本の**陰経**が形成されている。

　陽経は、ずっと単純である。**陽**の臓器は空洞の管腔臓器であるからだ。管腔臓器は「**経絡**」も担うため、**陽**の臓器と**経絡**は同じものである。

　繰り返しになるが、**陰陽**3本ずつの**経絡**はそれぞれ腕や脚で終わる。

・**膀胱**と**小腸**は**太陽**を形成する
・**胃**と**大腸**は**陽明**を形成する
・**胆**と**三焦**は**少陽**を生じさせる

PartⅢ　命門と6本の経絡

28. 太陽経 TaiYang (Greater Yang)

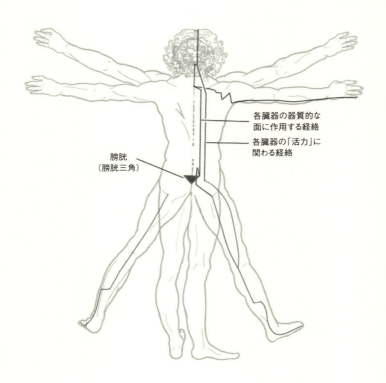

各臓器の器質的な面に作用する経絡
各臓器の「活力」に関わる経絡
膀胱（膀胱三角）

サーフィン経絡

　膀胱経は眼で始まり、頭部後方を走行し、背中を左右２本の線に分かれて脚まで下りていく。身体では文句なく最も長い**経絡**となる（前ページのイラストを参照）。

　これらの線は、脊柱の後ろを走行するファッシア面に対応する。

　他の**経絡**と異なる点は、脊柱に沿って並んでいるすべての**ツボ**が、膀胱に対する作用に基づいて名づけられているのではなく、それらが隣接する臓器への作用に基づいて名づけられていることである。これは「**肺兪**」（BL13）から始まり、「**膀胱兪**」（BL28）で終わるまで（これらの**ツボ**の名前が適切なことを後ほど説明する）、あらゆる臓器を走行する。

　これらすべての**ツボ**はそれぞれに対応する臓器の名がつけられている……**肺兪**、**脾兪**という具合に。著名な王居易医師は、これらの**ツボ**が臓器それ自体の問題を治療するのに、最適と考える。この線の外側には、別の**膀胱経**の**ツボ**の線があり、これらはそれぞれの臓器の「活力」にちなんで名づけられる。これらの**ツボ**は、臓器の活力に関わる（精神や感情に関わる）面の治療に役立つ。

　この不思議で謎の**経絡**がどこから来たのか理解するには、**腎**の始まり、**命門**よりも前の、「中腎」の時代（約25日目）に戻らねばならない。

　我々の身体が小さい胚にすぎないとき、中腎は心臓と同時に現れる。中腎は……上部胸椎から腰椎までの隆起した一組の線

319

PartⅢ 命門と6本の経絡

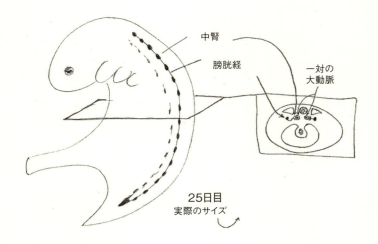

として身体後面に沿って現れる[1]。

　それぞれの中腎は、発達中の脊柱と一緒に走行する「管」につながり、膀胱の後面となるもの（上のイラストにある2本の線の終わりにある尾部近くの小さな三角形）を介して卵黄嚢へ流れ出る。この「管」が膀胱なのだ！　中腎は10週までは腎臓として機能を果たす唯一の臓器のため、重要である。

　したがって、中医学の**膀胱経**は、ほぼ完全にこれら発生初期の中腎による**膀胱**と一致する。

　これらの小さな中腎は、背筋となる部分（沿軸中胚葉）と、内臓腔を形成することになる胚の一部（外側板）の間のスペースに、背中に沿って一列に並んでいる。中腎は小さな腎臓として完璧に機能するのだが、これはつまり、集合管、ネフロンに

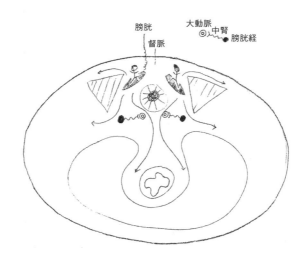

相当するものを持ち、大動脈につながっていることを意味する。

そして、背中の皮膚から大動脈、中腎、脊柱の間にあるこの空間にやってくるものは何か？

もちろん、発生学で最もクールな細胞「神経堤細胞」である！

ここで神経堤細胞は移動先を分ける。神経堤細胞は、のちに脊柱管を形成することになる恐るべき神経管をサーフィンして乗り越えると、ほっとして、ついていると感じる。そして、神経堤細胞は、体内でいろいろなところへ移動して、それぞれ重要なことを行う——それは臓器の組織化である。

一部の神経堤細胞は、まず横に移動する。これらは活力のツボに対応する。まっすぐ内側に潜っていく神経堤細胞は、実在

321

するツボ「**背兪穴**」に対応する。

　このため、王居易医師はこれらの**ツボ**が臓器の器質的な問題の治療に適していると言うのだ。つまり、神経堤細胞と形成された臓器を再接続する**ツボ**なのだ。

　この関連性は明らかだ。中医学のいう**膀胱経**は、解剖学・発生学の知見とぴたりと一致することがわかる。脊柱に沿って膀胱まで１つの線で実際につながっていることだけでなく、神経堤細胞が背部でつながりを作っていく様子、二列になっていることも、その証拠となっている。

　肺経のような**経絡**とは違い、この神経堤細胞のルートは約７週で消えてしまうため、成人では見ることができないが、存在し続けている。細胞レベルで背部の組織を注意深く解剖すれば、考古学者がジャングルに埋もれた長く失われた文明を見つけるように、この原始の**膀胱**を見つけることができる。

　これが意味することは、鍼をこの空間に入れることでこれらのつながりを再び呼びさますということだ。鍼で、神経堤細胞、**膀胱**、臓器の間のつながりを、もう一度補強する。**鍼灸**は従来の幹細胞治療を超える治療法と言える。なぜなら、実質的には幹細胞治療に相当することを最も安上がりに実現するからである。

目に見えない経絡

　小腸経という名前は面白い。なぜなら、小腸に関わることで、この経絡を臨床的に使わないからだ。この経絡は、ほぼこの経絡のファッシア自体が持つ問題にもっぱら用いられ、頚部の問題で用いるのに、とても優れた経絡であるようだ。誤った名前で呼ばれているように思われる経絡は他にもある。

　小腸経は膀胱経と同じように膀胱経の上端を介して頚部につながる。同じ経絡であり、その上部の姿にすぎないことを覚えておいてほしい。小腸経は、目に見えない靭帯――「トライツの靭帯」――で心を介して、小腸を空にすることに影響を及ぼす。実際、この靭帯の中には筋線維があり、つながっている「12インチの力（十二指腸）」（245ページ）を空にする速度を調節することができる。

　カイトサーフィンの事故で、小腸が心臓あたりまでせりあがってしまった医師を知っている。彼は物知りぶった態度で言うことを聞かず、数日間、小腸がせりあがったままで、胸の痛みを訴えながら歩き回り、倒れて死にかけた。彼は、心臓と小腸がつながっていることさえ知らない医者が多いと言った。今思えば、彼が言っていたのはこのトライツの靭帯に違いない。

　ここで、命門の別のイラストを示す（「ファーター乳頭」と書かれた部分）。

PartⅢ　命門と6本の経絡

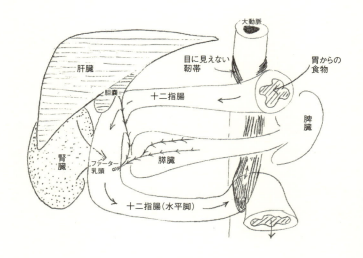

救急症例報告

　診療において、私が**陰経**よりも**陽経**を多く用いる理由を挙げると、**陽経**は過剰なものを放出するのに優れているので、救急部で用いるのに適切だからだ。

　膀胱と**小腸**の**経絡**は背部痛の治療に優れている。私は救急部で、これらの**経絡**をいつも用いている。急性の背部痛では、王居易医師が処方する次の組み合わせを用いるのを好む。「**金門**」（BL63）と「**陽谷**」（SI5）だ。

　小腸経は頚部の問題にも非常に役立つ。手関節周辺のツボ（SI3〜SI5）をマッサージしながら、患者に頚を動かしてもらうことで硬さを緩和できる。

29. 陽明経 YangMing (Bright Yang)

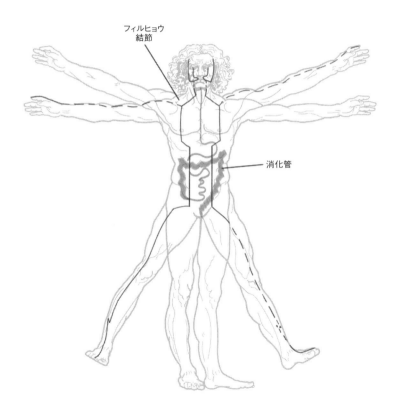

消化管の経絡

　中医学の**胃**は、西洋の胃よりもずっと不可欠な臓器である。**胃**は食物が腐敗して、熟成する場所であり、五穀を味わうことのできる場所であり、身体にあるすべての体液が生じる所である。

　西洋医学の**胃**と一致させるのはやや難しい。我々が胃という単語であらわすところのものではない。むしろ、**胃**は消化器系全体──消化管としてよく知られる──を表した単語である。

　消化管は、とても長い管だ。口から始まり、直腸で終わる。その間には、腐熟のための装置がある。腐熟の過程は口で始まる。歯は食物を小さい破片に砕き、消化液との接触面を大きくさせる。それから、混合物は飲み込まれ、喉頭で肺を回避して胃へと滑らかに移る。

　胃はタンクのような働きをし、食物を消化液と混ぜ合わせ、ドロドロの状態となったらゆっくりと小腸へと放出する。食物が滞留する場所では、どこでもバイ菌が問題となり、健康な人では酸を注入して殺菌するため、胃の表面が粘液でコーティングされ、酸で胃の内壁が侵食されるのを防いでいる。

　小腸は腐熟作用の最前線となる。食物は十二指腸に入った後に膵臓から分泌される酵素と混ぜ合わされる。これらの酵素はタンパク質、デンプン、コーヒー、イチゴ・ジュース、チョコレートを驚くほど強力に分解する。そのため、科学者はこれらの酵素を複製して粉末洗剤に添加している。

　この時点で、胆嚢も参加する。脂肪が小腸に入るとホルモン

が分泌され、胆囊は収縮して、胆汁を放出する。胆汁には様々な働きがあるが、主な用途は脂肪を乳化することである。乳化により脂肪は水に溶けるようになり、吸収されるのに十分なほど小さい粒子に分解される。またもや、科学者は同じプロセスを盗用して、食器の油汚れがよく落ちる液体洗剤を開発した。

　最終的に、食物が曲がりくねった小腸を9メートルほど進む頃には、薄いスープのようになっている。ミネラル、ビタミン、糖、タンパク質、脂肪など、役立つ成分はあらかた吸収される。残るのは主に水分だが、残りの大部分は細菌である。

　細菌は、腸の最後の区分 —— 大腸 —— で非常に重要である。ビタミンとは、「生命に不可欠な（vital）」＋「アミン（amine）」を意味する。ビタミンの定義からして、身体は自身が必要とするビタミンをつくれないことになっている。しかし、2つのビタミンは身体内部の腸で、細菌によってつくられる。

　ビタミンKはドイツの学術誌で最初に報告され、ドイツ語で凝固性ビタミン "Koagulations vitamin" と名づけられたため、ビタミンKの名前で呼ばれている。ビタミンKを発見したスウェーデンの科学者ポーリングは、これが凝血に不可欠であることを知っていた。ビタミンKは肝臓では血液凝固因子の生成に関わっている。患者の血液を固まらないようにする薬剤の1つはワルファリンと呼ばれ、殺鼠剤でもある。ワルファリンはビタミンK依存性血液凝固因子の生成を止める。これには数日を要するため、ネズミは逃げ去って、どこか他のところで死ぬ。ネズミは恐ろしいことに血まみれの死に方をするが、ヒトの病気

327

PartⅢ　命門と6本の経絡

の治療では、そうならないようにしっかりとモニターされる。

　腸にいる特定の細菌が、ビタミンKを作る。ワルファリン治療中の人が、抗生物質を服用する場合には注意が必要だ。抗生物質は有益な細菌を殺し、ビタミンKを減らす。その結果、ワルファリンはより強く作用して、薬というより（殺鼠剤のような）毒となってしまう。

　腸ではビオチンと呼ばれる他のビタミンも作られる。これも腸にいる細菌に依存する。

　細菌は悪いイメージがつきものだが、実は細菌がいなければ、我々はひどいことになる。腐熟のプロセスが終わった際の、糞便の乾燥重量の3分の1は細菌である！　細菌にはビタミンをつくってもらうだけでなく、食物を分解し、有害な微生物が増えるのを抑制してもらっている。細菌を援助することは腸の主な役割の1つであり、抗生物質により腸の健康が損なわれることは驚きでもなんでもない。

　大腸の主な役割は、ホルモンを作ることのほか、消化管の他の部位で放出された液体の量を調節することである。大腸こそが、小腸からあふれた水分をゆっくり加熱して乾燥させ、暖かく湿った粒状の肥料──皆が知っている「糞」──へと腐熟していく場所である。

　消化管は本当のところ、1つの臓器──腐熟させる装置──と言える。食物は口から入って、分解されドロドロなスープになり、栄養分は取り出され、乾燥して、もう一方の端で生ゴミ・肥料・糞として、排出される。このプロセスは非常に重要で、

我々が存在する基盤となる。これなしでは、ゆっくりと長引いた死に方をするだろう。中医学は、生まれてこのかた、健康の鍵がこのシステムにあると考える。しかしそれは、食物が身体をつくるというよりも、食物から摂取したものが身体をつくるという考え方だ。

胃が摘出されると、どうなるかについては知られている。手術を乗り切り、原因となった病気が解決すれば、小さな胃のサイズでも通常に近い生活を送ることができる。大腸を失うと、胃を失うよりもひどく慢性的な下痢に苦しむだろう。あるいは小腸を失っても身体の衰弱に苦しむことになる。

中医学で、**胃**は体液の源である、というとき、西洋医学の胃とは違うものを指して言っているか、あるいは中医学が間違っているかのどちらかだ。西洋医学の胃はタンクであり、吸収はほとんどしない。実際、吸収するよりも、多くの液体を酸の形で分泌している。さらに、胃の内壁は厚く、粘液が覆っており、酸性の内容物が胃を侵食し、そのまま吸収されないようにできている。

対照的に、小腸の内壁は、フラクタル的に構築された無数の絨毛で覆われる。フラクタルの各レベルで、さらに表面積を増やしていくため、小腸の吸収能は莫大である。莫大な広さとなった接触面によって、分子レベルで栄養分を吸収する。同様に、大部分の液体は胃ではなく、大腸で吸収される。

したがって、中医学の**胃**は誤った名称である。胃が体液の源であるならば、胃を摘出したら悲惨なことになるだろう。患者

329

PartⅢ　命門と6本の経絡

は一生、点滴を受け続けなければならない。そうならないのは、体液の源となるのが胃ではなく、消化管全体だからだ。

　中医学で胃について記述されているとき、解釈に気を付けなくてはならない。胃はそもそも胃ではない。消化管である。

　そのように考えれば、中医学の胃の説明はさらに納得がいく。

・消化管は体液の源である。
・消化管は食物の腐熟を制御する。

　言語の意味論は重要だ。牧羊業者と養牛業者が、羊を羊と呼ぶか牛と呼ぶかで同意できないと、ブリック・レーン通りの肉屋は牛を子羊と呼ぶことになってしまう（ブリック・レーン通りの肉屋なら、私が言っていることがわかるだろう）。医学も同様で、伝統的な中医学の鍼灸師が「胃」を胃と呼んでいるのなら、その機能に疑いが生じても驚きではない。胃が体液の源だって？

　前に「奇妙な臓器」を説明したときは名前が思いつかなかったが、これなら簡単である。「消化管」と呼べばよかったのだ。

　中医学の胃が消化管のことであれば、胃の性質はずっと明確になる。そのため、今後、私は胃のことを消化管と記すことにする。

330

陰の内部にある陽

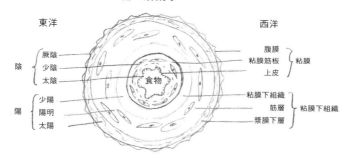

腸の解剖学

　解剖学者は便宜的に、消化管を6層に分けた。これは6本の**経絡**とうまく適合する。

　さらに、解剖学者はわざわざ、これらを2つのグループ、粘膜と粘膜下組織に分けている。不思議なことに、これは中医学の**陰**と**陽**の層に完璧に一致する（いや、同じものを説明していると考えれば、全く不思議ではないのかもしれない）。これらの層は以下の通りである。外側から内側の順で示す。

【粘膜】

・腹膜（**厥陰**）。

そして、**陽**に移動する。

【粘膜下組織】

PartIII　命門と6本の経絡

- 皮膚のように厚い丈夫な結合組織（**太陽**）
- **氣**と**血**に富んだ厚い筋肉（**陽明**）
- リンパ排液路（**少陽**）

そして、**陰**に戻る

【粘膜】
- 心臓のように非常に感受性が高い筋肉（**少陰**）
- 腺（卵黄嚢・**太陰**）

　消化管は外界につながる層状の小宇宙であるが、体の内部に存在する。その表面では皮膚（**太陽**）の代わりに、腺（**太陰**）〜漿膜（**厥陰**）があるのはこれが理由である。
　消化管は、**陰**中の**陽**である。
　消化管全体は、口から始まり、お尻で終わる１つのファッシア面のようにふるまう。身体の下方に向かいながら、**消化管**は**太陰**（前腎傍腔）と**厥陰**（腹膜）の間を縫っていく。

- 食道は**太陰**にある
- 胃は**厥陰**にある
- 十二指腸は**太陰**にある
- 小腸は**厥陰**にある
- 上行結腸は**太陰**にある
- 横行結腸は**厥陰**にある

- 下行結腸は**太陰**にある
- S状結腸は**厥陰**にある
- そして最後に、直腸は**少陰**にある（骨盤にある）

厥陰と**太陰**の間を実際の消化管が縫っていくことは、**消化管**の「**経絡**」がユニークに**太陰**と**厥陰**の経絡を縫うように進む理由（の一部）を説明する。

卵黄嚢は、細胞の集まりで最も内側を形成する。一方で、**消化管**はそれを覆って保護する。

消化管は、卵黄嚢が様々な度合いで入り込んでいる、長い筋肉の管と考えると最もわかりやすい。ある部分では、卵黄嚢が大きく入り込んで、肝臓、膵臓のような臓器をまるごと形成する。別の部分では、微細に入り込んで、胃の「杯細胞」（酸から保護するために、粘液を分泌する）のような顕微鏡でしか見えないような組織を形成する。

筋性部分は動き、保護する。腺の部分は潤滑剤をさして、消化を行う。

このうち、中医学が**消化管**と認識している腸の部分は筋肉の部分であり、消化管の**陽**の部分である。腸のこの部分は、皮膚が全身を囲むのと同じように卵黄嚢をとり囲んでいる。

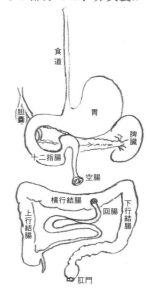

PartⅢ　命門と6本の経絡

これが起きると、血液と神経の供給線を引き込んでくる。この構造は生涯を通して維持される。この付着部は腸間膜と呼ばれ、**厥陰**のすべての部分を腹腔の背側に固定する。

顔の構造学

どんな外科医も、腸間膜が非常に重要だと言うだろう。腸間膜は、不勉強な医学生への質問の宝庫であるだけでなく、内臓に近づく経路としても重要である。小腸は、長い腸間膜が付着しているので、臓物の多くを残したまま腹部から引き出すことができる。ライオンがシマウマの腸をひっかき出したり、死んだクジラの腸が浜辺にまでこぼれていたりするのを見たことがあるのではないだろうか。この自由な運動を可能にしているのが、腸間膜である（ちなみに、ライオンと他の大きいネコ科の動物はいつも、筋肉を食べる前に、獲物の肝臓と膵臓といった腺臓器を食べる。ずっと栄養に富んでいるからだ）。

腸間膜は腸の運動を可能にしながら、腸を背部に付着させている。腸間膜は正中に付着する。このため、腸が腹部のほぼすべてを占めても、他の内臓ともつれるようなことはなく、背部前面、後腹壁の中央に位置し続ける。

しかし、**消化管経**★は前面の正中線の両側にある。口角から始まり、すぐに眼に枝を出す。

消化管経について他と違うところは、**陽経**でありながら、身体の前面を走ることだ。この**経絡**が消化管とどう関係している

334

か理解するためには、発生学的な折りたたみを理解しなければ
ならない。

　我々が顔と考える部分は、実際には信じられないほど複雑に
形作られている。発達上の問題を抱える非常に多くの人がたい
てい、奇妙な見かけの顔（顔面形成異常の特徴）をしている理
由は、顔面は生物の発達に投入されている情報処理能力の尺度
となっているから、ということである。

　顔は、山（鼻）、キラキラ光る湖（眼）、森（頭髪）、岩の断
崖（頬骨）の景色である。バランスと調和を維持しながら、こ
れらすべてを発達させる。

　他の部位でこれほど豊かな多様性や差異はない。顔をつくる
ことは組織化に費やされた莫大な情報処理能力が反映されてい
る。顔に美しさ（とロマンチックな愛）を求めるのは、皮膚よ
りもずっと奥深い身体の健康を美しさが反映しているからだ。
はっきりした頬骨と力強い顎骨は雑誌『VOGUE』の表紙に出る
必要条件というだけではなく、これらは発生学的にサイドター
ンとエビぞり2回宙返りを完璧に行ったことを反映している。

　顔に関連する折りたたみは複雑だが、主に「眼」「口と鼻」
「耳」と3つの場所を中心に回転する。

　これらの3つの場所は固定ポイントの役を果たす。固定した
まま、他のすべてがあちこち移動する。これらは不変である。
内側（卵黄囊）が外側（羊膜外胚葉）に出会う場所でもあり、

★［訳注］足の陽明胃経のこと。330ページの最終行参照。

PartⅢ　命門と6本の経絡

そのため、顔にある**経絡**すべてがこれらに引きつけられて終わることに驚きはない。

- 眼：**消化管経・胆経の経絡**が眼を走行する（**胆経**は２本）。**膀胱経**はここで終わる。
- 口と鼻：**消化管経**は口から始まり、**大腸経**は鼻で終わる。
- 耳：**小腸経**、**三焦経**、**胆経**はすべてここで始まるか、終わる。

　生物における特異点であるため、**経絡**はすべてこれらの場所に引きつけられる。いわば、内側と外側が出会う場所なのである。これらの場所は不変で、折りたたみが周辺で生じ、そして、内部と外部の**氣**が出会う場所でもある。

　消化管経は、顔に２本の**支脈**と主要な**経絡**（**本経**）を１本持っている。主要な**経絡**は口から顎に沿って、頚部に向かう。これは口から喉、食道への内部通路を外部に反映している。

　最初の**支脈**は口から眼へと走る。２番目の**支脈**は顎の端から顔の横側、「頭部の隅」で終わる。これらの**支脈**は形をなすにつれて、溝を反映する。これらの溝は顔のプレートと呼ばれるものの間に形成される。

　地殻構造プレートが組み合わさって地球を形成するのと同様に、顔のプレートも組み合わさる。顔におけるこれらの地殻構造プレートの間の断層線が、**鍼灸の経絡**となっている。顔のプレートはあまり面白みのないおぼろげなものとして世に出るが、最終的に我々の特徴すべてを形成する。適切に組み合わない顔

336

のプレートの一例が、鼻と口の間に隙間が残る唇裂である。

「欠盆」のリンパ節

顔と頚部では、**消化管経**が口、咽頭、食道の通路に従うが、鎖骨で面白い動きをする。頚部から劇的に離れ鎖骨の中央、「**欠盆**」（ST12）として知られるツボに移動するのである。

西洋の医師もこの**ツボ**を知っておいたほうがいい。これはまさにフィルヒョウリンパ節の場所である。フィルヒョウリンパ節は、胃癌のリンパ節転移で「特有症候」を示す（診断に役立つ）部位だ。これは左側のみの所見であり、右側で結節が見つかる場合、多くは食道癌または肺癌からの転移である。西洋の医師は、リンパ排液路があるために癌はここに広がると考え、東洋医学では病理的な**氣**の流れによるものと考える。

両方ともファッシアで生じるため、東西の医学で齟齬はほとんどない。それどころか、西洋医学は中医学に命名権の名誉を譲り、これを「**欠盆**」のリンパ節と呼ぶべきだ。

「**欠盆**」（ST12）から、**消化管経**は下降していく。乳頭を通過して、腹部へと続く。腹部では、「腹直筋」に沿って続くのではなく、正中線の方へ方向転換する。

乳頭と**消化管経**の関係は偶然以上に密接である。他の哺乳類、例えばイヌでは、乳頭が一続きに並ぶ。この並んだ線が**消化管経**と同じ軌道となり、胸部と腹部の境界線で内側へと移動する。まれに、一部の人間が副乳頭を持って生まれてくる（映画『007

黄金銃を持つ男』に出てくる架空のキャラクター「スカラマンガ」のように）。そしてこれらの乳頭はたいてい、**消化管経**と全く同じ線に沿っている。

しかし、映画『007 黄金銃を持つ男』でジェームズ・ボンドがつけた副乳頭はひどい偽物であった。乳頭から下ではなく、内側についていた。敵が発生学の学位を持っていなくてよかった。さもなければ、彼の偽物の乳頭は文字通り、化けの皮を剥がされてしまったかもしれない。

乳頭自体は、乳児にとって消化管のようにふるまう。この消化管は体液の起源であり、穀物を腐熟させて、完璧な食物、母乳を与える。実際、母乳は非常に完璧であり、母乳栄養児はほとんど糞便を出さない。詩的に言えば、乳頭は母のお腹と赤ちゃんをつなげるものだ。もしかしたら、ファッシアの解剖を調べても、つながっているかもしれない？

身体が形成されるにつれ、腸は発達し、体壁は中身を包む。ロールケーキの中身が絞り出されるように、消化管の層とつながるファッシアの線ができてくる。この線は単純かもしれないし、より複雑かもしれない。

チャールズ・ダーウィンは、通常より栄養価が高い汗が出る汗腺から乳腺が発生すると考えた。しかし、進化生物学者はいまだ乳腺がどう発達してきたのか明らかにしていない。私は次のように推測したいと思う……。

中医学の**消化管経**（乳頭線）は、消化管の層とつながるファッシア面を表す。進化のある時点で、**消化管経**に故障が起きた

動物が現れた。故障を起こした**消化管経**から、脂肪と栄養素が豊富に含まれる液体が漏れ出し、その動物の子供は進化上、有利となった。時間とともに、この特徴は選択され、乳頭はより顕著になった……そして、哺乳類が現れた。

ファッシアの間で絞り出される液体はリンパと呼ばれる。母乳には細胞が入っておらず、脂肪分が高いため、リンパに非常に似ているのだ。時間とともに、進化は乳房を生み出した。しかし、チャールズ・ダーウィンがほのめかしたように、最初は漏れやすいファッシア面にすぎなかったかもしれない。

乳腺がどのように進化したのかについてあまりわかっていないことと、中国人が**消化管経**だと言っていることを考えると、この説が正しいほうに賭けたい！

実際の**消化管経**は「欠盆」（ST12）から脚まで容易に説明できる。内胸動脈が生み出すファッシア面に沿うのだ！　内胸動脈は（**消化管経**と全く同じように）肋骨と腹部の接合部を切って内部に入り込み、上腹壁動脈となる。それから、下腹壁動脈につながり、外腸骨動脈と合流する。

これは、体内を走る動脈にとって、非常に珍しい現象である。次第に枝分かれすることなく、他の動脈に接続する現象に対し、解剖学者は（もちろん、ギリシャ語の）特別な名前「吻合（anastomosis）」と名づけた。この吻合により、「欠盆」（ST12）から脚までのファッシアが、ひとつながりとなる。**鍼灸**の理論が教える通りである。

ここで重要なことは、動脈と**消化管経**はイコールではない、

339

Part III　命門と6本の経絡

ということだ。そうではなく、動脈は**経絡**の目印となる。**氣**は**血**の指揮官である、**氣**が行く所に血は従う、ということがここでも同じように言える。**氣**は血液の流れを導いているのである。

外腸骨動脈は、**太陰**（前腎傍腔）と同じ面に位置しているため、**消化管経**と**脾経**はつながることになる。

内胸動脈は肋骨の下で内側に切れ込み、完璧に**消化管経**の線をたどっていく。**消化管経**と同じく、腹直筋の（裏側）中央に向かって移動する。

脚で、**消化管経**は奇妙な動きをする。**脾経**と交差するのだ。**鍼灸の経絡**は交差してはならないはずだ――交差すると、情報である**氣**も交差してしまい、混乱が起こりうる。これは消化管自体が**厥陰**と**太陰**の間で移動を繰り返していることに関係があるのかもしれない。

鍼灸の経絡を理解するうえで重要なことは、**経絡**は実体がないということである。**経絡**が存在しないという意味ではなく、**経絡**の描写は人工的に構成された概念なのだ。人間が海や大きな川の地図を描くとき、実際には存在しない人工的な境界を生み出す。インド洋は、アフリカとアジアの輪郭、西側の境界は大西洋、東は南極海で定義されている。実際には集合した水が存在するだけだが、区別することは役に立つ。同様に、河川をどこから支流に分けていくか、その分け方は人間が適当に決めたものではあるが、役には立つ。**鍼灸の経絡**も全く変わらない。それらは実在するが、それらの命名は、見かけ上のカオスから何らかの秩序を打ち立てるため人工的に構成された概念と言える。

脾経と消化管経が交差するとき、事実上、これらの経絡は2つの異なる側面（陰としても陽としても、どちらでもよい）を持つ1つの経絡となっている。

消化管経……再び

足の陽明経は既に説明した―― これは消化管経である。大腸経は鼻で始まる。消化管経の延長と見なせる。それから、（ユニークに）正中線を横切って反対側の頸部に移動する。ここから、「欠盆」（ST12）に行き、消化管経に再び出会い、その後別れて腕と前腕のファッシア面に流れる。

この経絡は消化管経に相当する手の経絡である。そのため、中国人は手と足を一組にして、手と足の陽明経と呼ぶ。これらは同じ経絡の2つの側面と言える。一つは腕に行き、他方は足に行く。

救急症例報告

手の太陽（大腸）経にあるツボを頸部痛（特に「合谷」〈LI4〉）と歯痛（「偏歴」〈LI6〉）の治療でしばしば役立てている。胃経はベル麻痺や肩の問題でも用いることができる（王居易医師の本を参照）[1]。

341

PartⅢ 命門と6本の経絡

30. 少陽経 ShaoYang (Lesser Yang)

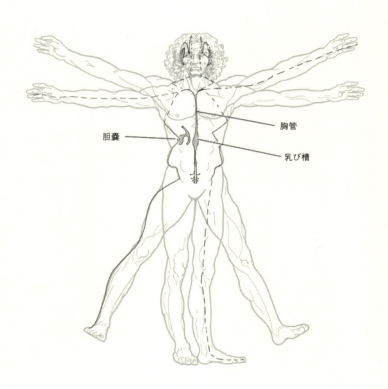

リンパの経絡

　中国の慣用句では、強い**胆**を持つことは「やりとげる決意」「直立の姿勢を保つ」「勇気を持つ」といった意味がある。**胆経**の裏にある論理を探っていくことは、まさに私の胆力を試されることとなった。

　私が本書を書き始めたとき、本書がどこへ向かうのか想像つかなかった。私は**鍼灸**の効果を説明できたし、**経絡**はファッシアで本当に実在するものであることはわかっていた。しかし、正直言えば、東洋医学と西洋医学がこのように完璧に関連しているとは予想していなかった。例えば**膀胱経**など、一体どうすれば理解できるだろうか？

　それにも増して**胆経**は、理解するのが困難であった。これは最も奇妙な**経絡**である。**陽経**は、筋肉を覆う筋膜の外側に存在する。その**陽経**がどうやって、内側に入り込み、腹膜の中に存在する胆嚢を覆うことができるだろう？

　胆は、実際のファッシアや腱（凝縮したファッシア）とも密接に関係する。その**経絡**は、「側頭筋膜」を走行し、筋膜を名前に持つ唯一の筋肉——脚の「大腿筋膜張筋」に向かう。**胆経**の**ツボ**「陽陵泉」（GB34）は、腱をリラックスさせる優れた**ツボ**である。**胆**は腱の**氣**を制御し、柔軟に保つ。なぜ、**胆**にはファッシアとそのような強い関係があるだろうのか？

　また、臓器としての胆嚢は、身体で最も深い**陰**「**厥陰**」にある肝臓の隣に位置する。どうやって**経絡**は、その位置まで侵入

343

Part III　命門と6本の経絡

するのだろうか？

　実は、「厥」の意味は「最も深い」ではない。「厥」は側面が開けた山として描かれる。「厥」は「戻る」を意味する。この**経絡**の「戻る」とは**陰**が**陽**に戻ることである。

　腸の層構造を描くと、身体の6枚の層に似ている。**厥陰**だけが腸の外側にある。これは、腸が「**陰中の陽**」だからだ。

　厥陰は**陰**が極まるところの**陰**であり、**陽**に戻るはずのもの、である。これは基本的な**陰陽**理論である。過剰な**陰**は**陽**に変わる。**厥陰**は豊富で栄養価の高い体液と**氣**を伴って、**少陽**のリンパへと戻っていく。

　西洋医学では、腹腔内の体液は実際に回路内を移動していくとされる。肝臓で始まって、腸周辺を突き進み、骨盤まで下降する。骨盤で卵管を通して外部とやりとりし、肝臓の下に戻ってきて終わる。肝臓では、肝臓の表面と横隔膜の間に開口部がある。この体液はリンパに吸収される。

　これが実際の**厥陰**である。

　西洋医学はこれを「結腸傍溝」にある「中皮下リンパ管」と呼ぶ。繰り返すが、**厥陰**のほうが言いやすい！

　中皮下リンパ管の液体は、乳び槽（cisterna chyli）と呼ばれる集合リンパ節に吸収される……乳び槽は胆嚢のすぐ下に位置する。"cisterna" はラテン語で「空洞」、"chyli" は「懸濁液」を意味する。乳白色の脂肪性懸濁液を含んだ大きな空洞である。この体液は腹腔で産生されたものだけでなく、消化管のリンパに吸収された多くの脂肪を含んでいる。

344

脂肪は体内で特別な循環をする。消化管から血液に吸収され
ないのだ。代わりに、「カイロミクロン」（ラテン語で「小さな
脂肪のボール」を意味する）の形で、リンパ管に入る。とても
油っこい食事の後に、この腔の液体はミルクのように白くなっ
ていることだろう。

「乳び槽」は、体内のリンパ管のグランド・セントラル駅であ
り、胆嚢はそのすぐ上に位置する。

　もちろん、胆嚢周辺の体液はまっすぐに「乳び槽」へ流入す
ることは言うまでもない。いやそうでないかも……と言うのは
まずいか……（これは中医学っぽいジョークである。ハハハ）。

　胆嚢とリンパの関係は、近さだけではない。それらの機能に
も関係する。胆嚢は、正しく脂肪を吸収させる役割がある。胆
嚢は、「胆汁」を貯蔵し、脂肪が適切にリンパに吸収されるよう
にする。胆汁が脂肪を分解する。つまり、脂肪があまりに多い
と胆嚢が働きだすわけで、リンパと胆嚢の繊細な関連が見て取
れる。

　このように胆嚢はリンパと脂肪の臓器であり、6層構造の身
体の中で、完璧に機能する。リンパ腺は大動脈（**少陰経**）のす
ぐ裏側に位置するからだ。

　胆嚢は脂肪やリンパとの関連が強い。リンパ管は、上は肩へ
向かい、下は骨盤に降りて骨盤に至り、（**胆経**についてデッド
マンが表現するように）「仙骨でその姿を現わす」[1]。実際、これ
は胆嚢疾患の患者や、胆嚢近くで出血する患者（例えば子宮外
妊娠破裂など）の一部が経験する関連痛の説明になる。関連痛

345

PartⅢ　命門と6本の経絡

は肩の先端にまでいくのだ。

医師はこの関連痛に対し、神経を持ち出し「脳が混乱したせいだ」との説を唱えて言い逃れしてきた（かわいそうに、また横隔神経のせいにされる……）。しかし、痛みはリンパ管が「胸管」に入っていくファッシアの通路に沿ったものである、と説明したほうが上手くいく。

血液、膿、あるいは内視鏡手術の際に進入する空気（！）でさえ、とても刺激性が強く、この痛みはリンパ系に沿って進む。ここから、**邪気**が（胸管の流れに沿って）上方に向かい、神経を刺激する。そして「鎖骨下静脈」へと流れる。この静脈は肩深くにあり、肩の痛みを感じる原因となる。

しかし、どのように、胆嚢は腱とファッシアでつながるのだろうか？　中医学は、**胆**が腱（非常に凝縮されたファッシア）の**氣**に関与すると明言する。さらにまた、多くの**胆**の**ツボ**はファッシアが密に積み重なる部位で見つかる。

脂肪の問題（高コレステロール）と腱の問題は、よく関連づけられる。事実、腱を断裂した人は、コレステロールの問題がないか検査すべきだ！[2]　高コレステロール血症は制御されていない脂肪の例であり、脂肪の制御には胆嚢が重要な役割をする。したがって、**胆**と柔軟な腱といった中医学的つながりは実際に道理にかなうのだ！

コレステロールは、何らかの方法でファッシアと腱をもつれさせ、「黄色腫」と呼ばれるこぶを生じさせる。**陽**の臓器はすべて、実際のところ**経絡**であり、胆嚢も例外ではない。腱やファ

346

ッシアに対するその密接な関係は、血液ではなく、リンパで栄養分を与えられるためである。リンパを運んでいる組織にある細い**経絡**は、リンパをきれいに保つ**胆**の機能によって制御される。

胆経は、リンパの**経絡**——リンパ系である。

道（タオ）の経絡

本書の最初のほうで、私は神について話した……それもかなりの回数で！

しかし、私は神を信じていない。私は「**道**」を信じる。

「**道**」とは何だろうか？　2,600 年前の哲学の古典『老子道徳経』にある最初の行がよく説明している。

道の道うべきは常道にあらず。

これが意味するのは、あなたが「**道**」を語った瞬間、「**道**」の意味を限定してしまい、まさしく「**道**」そのものの性質により、もはや「**道**」を全く語っていないことになる。

「**道**」は、同じ全知を持つが社会的信念を持たず、擬人化されていない「**神**」のようである。我々が記述してきた科学の法則は（スティーヴン・ホーキングの表現★を借りれば）まさしく"「**道**」のこころ"（the mind of Tao）である。「**道**」は「路」と

★ ［訳注］「答えが見つかったとしたら、それは人類の理性による究極の勝利となるだろう。その時、われわれは神の心を知ることになる」——著書『A Brief of Time（邦題：ホーキング、宇宙を語る)』より。

PartⅢ　命門と6本の経絡

しても解釈できる。つまり、人が旅に出るような路だ。道教の哲学は、生命の営みを霊的な意味で旅路にたとえたものである[*]。

単細胞から複雑で、美しく、素晴らしい生物への驚異的な発生の過程は「道」の1つの例である。「神」を用いたければ、用いてもよい。ここで実際に意味するものが「道」だ。

そして、身体において、このエネルギーはファッシアを流れる。そして、ファッシアの空間の通路が**三焦経**である。上半身の「リンパ系」として**胆経**から続いている。

リンパはファッシアの中に存在するため、**三焦経**はファッシア自体の**経絡**である。この**経絡**にある**ツボ**を用いることは、ファッシアの物理的な開閉に影響する。

さて、我々は一巡して、本書を最初に開いたときは何も意味を持っていなかったであろう不思議な物質、ファッシアに戻ってきた。

今や、違う形でファッシアを理解できる。ファッシアはあらゆる所にあり、すべてを制御する。我々の身体を形成する。**氣**の通路を開く。すべてを秩序の下に保つ。**三焦経**はファッシアの**経絡**——神の**経絡**、「道」の**経絡**である。

---

[*] 道教についての優れた説明はベンジャミン・ホフ著『タオのプーさん』（邦訳版は平河出版社刊）を参照。

救急症例報告

頭痛は多くの場合、**胆経**のマッサージに反応する。頭痛はファッシアで生じる（多くの場合に。付録3を参照）。**胆経**のマッサージはリンパの流れを促進し、この緊張をリリースするのに役立つ。私は、詩的な名前のついた**ツボ**「**足臨泣**」（GB41）がとりわけ「**胆**」の病態で起こる頭痛に役立つことを発見した。このツボをマッサージするとしばしば、患者は涙を流す。多くの頭痛の背後にある感情のフラストレーションが、この涙と一緒に出てくる。私は通常、**三焦経**の**ツボ**「**外関**」（TB5）も一緒に用いる。

指圧とマッサージについての基本的な知識があれば、病院の患者のために大きなことができる。中医学では、少なくとも60歳になるまで「熟練」の治療家とみなされない。つまり、私もまだまだ先は長い（ことを望む）。それにもかかわらず、私の患者の多くは、単純なテクニックで痛みが和らぎ、体がより動きやすくなり、病態が「治る」こともある。そして誰でも、これらのテクニックを学ぶことができる。

私はよりたくさんの西洋医学の医療従事者が、指圧や鍼を使うようになり、患者ケアの水準が高まることを心から望む。**鍼灸**の原理が受け入れられ、理解されるにつれて、**鍼灸**はそのあるべき姿——病める患者のため第一選択となる統合治療——を取り戻すことだろう。

エピローグ Epilogue

　根拠に基づいた医療（evidence based medicine）に関する主なウェブサイトの1つ Bandolier（www.bandolier.org.uk）ではこのようなうたい文句があった。

Know what you are measuring.（何を測定しているのか、を知ること）

　これは臨床試験におけるバイアスと交絡因子の問題を適切に示している。電車が線路に停まっている車を破壊するのと同じくらい確実に、バイアスは試験を破壊する。測定しているものが何かわかっていれば、バイアスや交絡因子が存在するかどうかわかるだろう。

　試験のゴールドスタンダードは、二重盲検ランダム化比較試験（double-blind randomised controlled trial: DBRCT）である。この試験は臨床試験で最も重要なエラーの出処の2つを取り除く。その2つとは、観察者バイアスとプラセボ効果である。この種の試験では、プラセボと実薬を完全に匿名化して用いることができ、創薬の領域では比類なく適切なものである。この試験は創薬の領域で医療に革命を起こし、何が本当に効果ある治療なのかについての多くの誤解を打ち壊した。

　二重盲検ランダム化比較試験が無理なら、比較対照の設定が

351

エピローグ

甘い試験を用いなければならない。例えば、日焼け止めの試験は、日焼け止めを用いた集団と用いない集団を比較するコホート研究ばかりだった。興味深いことに、そのエビデンスはあなたが思うような結果とは逆になる。より多くの日焼け止めを用いるほど、皮膚癌になりやすくなるのだ。研究者は、この中にある交絡因子の問題——日焼け止めを用いるほど、日光に曝露する傾向が高くなる——を取り除こうとした。しかし、実際には日焼け止めと皮膚癌の関係を取り除くことはできなかった。この研究の核心には、反論の余地がない1つのルールがある。太陽が照りつけてきたら、それを避けることだ。

　別の種類の試験としては、介入試験がある。この試験は、予想外の結果となる傾向がある。善意の運動家が全員に自転車ヘルメットを義務づけたところ、自転車に乗る人が少なくなってしまった。肥満が増加している集団において、こんな結果になったら、こっけいな悲劇である。

　医学研究者は、二重盲検ランダム化比較試験を**鍼灸**に適用しようとした。彼らは偽物の鍼と偽物の**ツボ**を用いた。彼らは患者を「盲目」にして、全体のプロセスを標準化しようとした。しかし、あることを忘れている。自分が測定しているものがなにか、わかっていたのだろうか？

　中医学と**鍼灸**はホリスティックである。言い換えれば、全体の文脈でとらえるときにのみ、症状は意味を持つ。西洋医学は還元主義的な傾向がある。あなたが息を切らしていて、喘息の診断を受ければ、あなたが誰であるかは関係なく、治療は同じ

となるだろう。

　中医学では、以下が喘息と見なされるものを引き起こすとされる。

- **肝氣**が滞り、**肺**に侵入する（**肝氣犯肺**）
- **肺氣**の不足（**肺氣虚**）
- **肺**の**痰**を生じさせる**脾氣**の不足（**脾氣虚**）
- **肺氣**を保持しない**腎氣**

　私は救急部でこれらすべての病態を診たことがあるが、いつも同じ方法で治療している。コルチコステロイド、吸入βアドレナリン作動薬、静注輸液、マグネシウム、そして非常時にアドレナリン。しかし、中医学の診断はずっと違い、患者によって変わる。一部の患者は、湿っぽいかびの生えた住宅のために喘息にかかっている。別の患者は癒しがたい悲しみが原因となっている。そして、ある患者では肝臓が適切に機能していないことが原因である。

　私は指圧で患者を助けてきた。「**孔最**」（LU6）は**肺氣**を動かし、**氣**の滞りを解消するのに特に役立つ**ツボ**である。しかし、患者は一人一人違う。どうやって標準化できるのか？　標準化できないのだ！

　それだけでなく、施術者も標準化できない。施術者には下手くそもいれば、天才もいる。6人の施術者を試験に組み込んで得られる結果は、1つの疾患に対して6つの異なる効果となる。

353

エピローグ

　鍼灸の臨床試験は、正確には何を測定しているのだろうか？

　まず、治療は「標準化」できるかどうかを問わねばならない。標準化されれば、それはもはや中医学ではない。さらに言えば、患者を「標準化」する困難もある。

　治療を標準化できないと仮定したら、偽物のツボを使ったらどうか？　「偽物のツボ」というものは存在しない。なぜなら、ツボは結合組織にあり、氣を伝導する場所だ。結合組織、つまり氣はあらゆる所にある！　ドイツで行った大規模な臨床試験が鍼灸は理学療法よりも慢性的な背部痛で効果的であることを示したとき、否定派は声を大にして叫んだ。

　「偽物の鍼灸も同じくらい効いたではないか！」

　その理由は偽物の鍼灸もやはり鍼灸だからだろう！

　偽物のツボは存在しない。強いツボと弱いツボがあるだけだ。「偽物の鍼灸」で測定しているものは「非特異的鍼灸」の効果、といったほうが近い。偽物の鍼灸が鍼灸よりも優れている、ということがあるのか？という問いはもっともな疑問である。しかし、Bandolier のサイトの言葉を借りれば、何を測定しているのか、を理解してなければならない。

　「偽物のツボ」が存在しないことに加えて、上手な鍼灸師もいれば下手な鍼灸師もいる。伝説的な王居易医師に学んでいたとき、私は彼が刺したツボから出血していないことに気づいた。王居易医師は鍼灸が組織の空間で起きていることを説明したとき、次のように言った。

　「私のツボがほとんど出血しないことに気づいたかな。これは、

354

血管が存在しない組織の空間に刺しているからだよ」

　このことは私の3年半の鍼灸の学校では聞いたことがなかっ
たが、すぐに理解できた。そして、現代世界において、鍼灸の
概念がどれほど深く考えられているのだろうかと考えさせられ
た。王居易医師は私が出会った最初の「科学的な」鍼灸師であ
り、彼が教えてくれたことがこの本の原動力になった。

　本書により、鍼灸で一体何を行っているのか、具体化して考
えられるようになることが私の強い希望の1つである。鍼灸の
科学はあるが、それを発見するためには、我々が科学的である
必要がある。何も考えず、疑問を抱かない鍼灸師があまりに多
く、そして、頑固で傲慢な医師もあまりに多い。五千年にわた
る医学的伝統と癒しの技を、理解できないからという理由で無
視するのは科学的ではなく、愚かで、無知である。同様に、好
奇心と懐疑心を持たずに五千年の伝統に盲目的に従えば、行き
詰まることになる。

　王居易医師が行ったことは、大いに注目に値する。彼は臨床
経験を積み、経絡触診と身体の空間的構造に基づく新しい鍼灸
のシステムを発展させた。しかし、それは新しいものではなか
った！　古典の読書家である王居易博士は、『黄帝内経』（中国
人にとっても漢文は難しいことを覚えておきたい！）が、鍼灸
に関してもともと彼の考えと同様のことを述べていることに気
づいたのだ。彼はこれで安心した。なぜなら、彼の専門的分野
において、古典の中に見出されるものが唯一の真実であるから
だ。この姿勢は今日も一貫しているが、逆もまた真なりである。

エピローグ

それは、**鍼灸師**は解剖学と生理学、幹細胞と遺伝学、バイオエネルギーと電磁気学に馴れ親しむ必要がある、ということだ。しかも、知性的な態度でそれに臨む必要がある。古典は、荒れ狂う太古の時代を越えて情報を伝え残すために書かれた。それは、**鍼灸**の力の証明であり、どれくらい効くのかを示す事実である。

　今、我々はその上に積み重ねていかなければならない……。

付録 1 APPENDIX 1

癌の動き方
HOW CANCER MOVES

癌は2つの要素で定義される。第1に、それは制御を失った細胞増殖で
あり、第2に、これらの細胞は他の組織に浸潤するということだ。後者は
重大である。浸潤しない腫瘍は良性腫瘍と呼ばれ、あなたを殺すことはな
い。良性腫瘍は、脂肪腫や筋腫のようにかなりのサイズに成長することも
あるが、ファッシアの境界を横切ることはない。もし横切れば、それは悪
性と考えられるだろう。癌そのものは3つのうちのいずれかの方法で広が
るとされ、医者はよくこれを TNM 病期分類システムとして記述する。

"T" は "tumour"（腫瘍）を表し、癌の原発巣がどのくらい局所に浸潤し
ているかの尺度である。癌はその発生の元となった臓器の内部に浸潤する。
しかし、これ自体は問題を起こすことはめったにない。この段階では、癌
はただのこぶにすぎず、問題を起こすことは少ない。これが癌のスクリー
ニング検診が必要とされる根拠である。癌が臓器のファッシアに広がる前
に見つけられれば、治療できる可能性はずっと高くなることを知っている。
問題は、この段階では症状をめったに起こさないことである。癌が周囲の
臓器にまで拡がると、それを取り除くことはずっと難しくなる。この T 分
類で最高ランクとなる最悪の段階は、癌が臓器のファッシアを通過して浸
潤することである。

"N" は "(lymph) node"（リンパ節）を表す。リンパ節はファッシアの警
察署である。細胞の間まで行き着く体液すべては、血液へと再び吸収され
るか、リンパ毛細管を通してリンパ系の中に押し込まれる。リンパ節は
ファッシアの中で生きている。リンパ節は組織の中にはなく、組織と臓器
の間の空間にある。リンパ系は微生物と癌細胞を制御するうえで超重要で
ある。リンパ系は、この体液すべてを濾過し、何を通すか、何を破壊する
かを決める。このため、細菌感染が最初の組織を越えて広がり始めたときは、
リンパ節が炎症を起こす。これは癌がリンパ節まで広がる理由でもある。

357

付録

リンパ節に広がる癌の例は、腋窩のリンパ節に広がる乳癌、鎖骨上窩のリンパ節に広がる胃癌と肺癌、鼠径部のリンパ節に広がる精巣癌がある。これらのリンパ腺はすべて、ファッシアに位置する。

"M" は metastasis（転移）を表す。これは、癌がずっと離れた距離にある場所へと広がる段階だ。転移に、癌はしばしば血液を用いる。血液は「結合組織」であると考えられる。血液の細胞は細胞外基質として血漿を用い、ものをつなげるからだ。通常、身体の血液は、最も小さい分子以外は通さない「密着結合」で外部と仕切られているため、細胞は血液に侵入しない。もちろん、健常な細胞は血液に入る気はなく、偶然に入ってしまえば、脾臓で除去される。肝臓と脾臓ではギャップ結合がない。これはなぜ癌がこれらの臓器に広がるのか説明する理由の1つかもしれない。血液はファッシアで線引きされない。というのも血液は組織に栄養を与え保護する機能を実行するために、組織に近づく必要があるが、ファッシアはその性質上、その接近を阻むからだ。

血液を通して癌が広がることとファッシアは関係がないが、**鍼灸**の理論と食い違うわけではない。実際、中医学では癌はしばしば「**瘀血**」とされ、血液の異常によるものであることに気づいていた。しかし、TNM 病期分類の "T" と "N" の分類において、ファッシアは癌の運動にとって非常に重要である。

癌の予後でファッシアが大きく関わることは驚きでもない。ファッシアは組織を線引きする。これにより、組織がどこにあるべきか伝える。この線引きを無視する細胞は、たちの悪いものである。

付録2　APPENDIX 2

陰陽

YIN AND YANG

中医学を理解するために、中国哲学の思想の基礎も理解しなければなら

ない。**陰陽**は中医学の核心であり、**陰陽**原理を説明するのに**太極図**ほど優れたものはない。これは**陰陽**の象徴としてよく知られている。

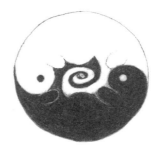

この象徴図は、**陰陽**原理の単純なテーマを説明するいくつかの特徴を含んでいる。

- **陰陽**は全体を形成する。互いなしには存在できず、一緒になれば、互いを完成させる。両者は補い合うが、夜と昼のように反対の存在である。
- **陰陽**は常に動いており、それぞれへと変化している。これは太極図の渦巻く性質で表されている。
- 過剰な**陰**は**陽**に変わる。逆もまた同じ。これは、白黒の渦にある小さな点によって表されている。

陰陽は、天と地におけるすべての性質を説明するのに用いられている。これは強力な哲学モデルであり、自然の働きに常に適用できる。
例えば、昼は夜から現れて、次第に明るくなり、その頂点で再び夜を形成し始める。熱が多すぎれば、雨雲が生み出され、再び涼しくなる。過剰な**陽**は**陰**を生じさせる。社会では、資本家（**陽**）が裕福になりすぎれば、大多数の労働者（**陰**）は立ち上がって、資本家を倒す。

身体でも**陰陽**があり、科学はこれをホメオスタシスや正常さという言葉で説明する。血圧と体温は、高くなりすぎたり(**陽**)、低くなりすぎたり(**陰**)、血液は酸性になりすぎたり（**陽**）、アルカリ性になりすぎたり（**陰**）、筋肉

付録

は硬くなりすぎたり（**陽**）、ゆるみすぎたりする（**陰**）。中医学は、**陰陽**の言葉で臓器自体を説明することでさらに一歩先を行っている。

陰の臓器は、**陰**、女性的、大地の、形あるもの、水気の多い、2つに分けたもののうち暗いほうの面に近い存在である。これら**陰**の臓器は、固体で、栄養に富み、静的、不可欠な精製物質を貯蔵する。これらの臓器は不可欠でもある。我々はこれらの臓器なしでは生きることができない。**陰**の臓器は、**腎、膵・脾、肝、肺、心の五臓**である。注意深い読者は気づくかもしれないが、後者の2つは中空であるともされる。中空であることに加えて、これら2つは身体の上（**陽**）の部分にもあることから、**陰**の臓器で最も**陽**に近い臓器とされる。

陽は男性的、天上の、形なきもの、炎、光であり、**陰**の反対のすべてである。**陽**の臓器は中空、活動的、動かすことに関与する。**陰**の臓器とは対象的に、これらの臓器は1つ、2つなくても生きることができる。**胃、消化管、胆、膀胱**のような**陽**の臓器（**六腑**）は動き、物質を抽出することに関与する。これを成すために、**陽**の臓器は管腔臓器であり、常に動いている。**陰**の臓器のように、さらに下位区分がある。例えば、**胆**は膀胱より**陰**的であるとされる。

さらに特別な臓器（**奇恒の腑**）がある。これらは役立つ精製物質で満たされた管腔臓器であるために特別な存在である。この理由で、**奇恒の腑**は構造的に**陽**の臓器に似ているが、機能的に**陰**の臓器である。これらの臓器には、脳、子宮、骨髄、**胆**が含まれる。最後の**胆**は**奇恒の腑**でもあり、**陽**の臓器でもある。

中医学において、脳はその機能のほとんどを他の臓器によるものとするため、重要性がとても低い。脳を中心とした現代世界において、これは誤っているように思えるが、既に説明したように、考えるのを手助けする脳の化学物質は他の臓器においても見つかる。中医学において、脳はコンピュータに似た管理する役割を果たしているとされる。中国人が脳を「特殊な臓器」と呼び、脳がどう機能するのかは謎のままであることを考えると、脳に関するこのような記述は今日においてもなお有効である。

陰陽の原理は、無限に柔軟である。**陽**の中に**陰**があり、その**陰**の中に**陽**があり、と無限に続く。昼は**陽**かもしれないが、夕方は、人が起きて忙し

360

くするより休もうとしているので朝よりも**陰**である。夜がふけていけば、人は起きて浮かれ出すため、**陰**ではなく**陽**に変わる。

身体において、**陰**と**陽**の原理は1つの見方にすぎない。道教は「**道**」を次のように定義する。

道を道ふべきは常道に非ず。

陰陽による五臓の説明にあまりにもこだわりすぎるべきではない。例えば、**心**は「動く」という性質の臓器であり、構造として中空であり、**神**──中医学で形のない霊的、**陽**的な我々の性質──を宿すため、**陽**の臓器であるように思える。ところが、生命に不可欠な血液を貯蔵して、それを動かすため、これは**陰**の臓器である。最も**陽**に近い**陰**の臓器なのである。

臓器の分類方法は異なるかもしれないが、こうした記述のすべは西洋医学と照応関係がある。翻訳の問題（哲学、文化、言語）を解決しさえすれば、生理学に関して大体は一致する。しかし、西洋医学に**三焦**の概念はない。

付録3　APPENDIX 3

関連痛または放散痛
'REFERRED' OR 'RADIATING' PAIN

我々を最も困惑させる疑問の1つは「なぜ心臓発作の痛みが、人によって異なる場所、特に、頚部、顎、腕に放散するのか」である。

なぜ心臓の痛みが腕と頚部で感じられるかに関して、ファッシアの通路に沿って心臓発作の痛みがいくという説明は、西洋医学の視点とは意見が衝突していることに注意されたい。簡単に言えば、西洋医学の視点は、脳が馬鹿すぎてお尻と肘の区別がつかないとする（この場合は心臓と肘）。しかし、これが全く正しくないことが研究によって示されている。脳はその違いをわかっているのだ。科学者は、臓器に関する脳の意識を説明するために新しい用語──"interoception"（内受容感覚）──を作った[1]。

「関連痛」という西洋医学的な見方で説明すると、大体このような感じ

361

付録

になる。神経はそれぞれ身体の異なる部分を支配するが、それらの神経が脊髄の同じ部分に接続されると、脳は同じ場所から来ている神経だと考える。2つの電気装置を同じ電力メーターに接続するようなもので、どちらが動いているのかわからない。

心臓発作の場合、心臓の痛みは横隔膜を刺激する。そして心膜が痛み信号を記録して、伝達すると考えられる。痛み信号はこれらの部位から脊髄の第3〜5の頚椎神経根に行く。これらの神経根が支配する皮膚は頚部、上腕、胸壁、腕であるため、脳はどこからの痛みかわからず、間違った場所や両方の場所を記録してしまう。

「脳が混乱している」という説の代わりに、「ファッシアが伝達している」という理論はどうだろう？　痛みがファッシアを移動するのだとすれば、電気が銅の導線や水に沿って拡がるのと同じように痛みも拡がるのだろう。我々は、ファッシアの間にある液体が電気を伝導することを知っている。

神経はファッシアを神経支配し、また、神経はファッシアの中を走行することを選ぶため、両者の関係は強い。「脳が混乱している」と考えるのではなく、痛みが実際にファッシア面に沿って神経のネットワークを介して放散している、とは考えられないだろうか？　痛みが強くなるほど、また電気信号がより強力になるほど、放散は強くなる。これは研究によって示されていることと一致している。痛みのある部位での局部麻酔は関連痛の刺激を消すはずだ。これに関する研究はあまり行われていないが、これが正しいことを示した研究が少なくとも1つはある[2]。

関連痛には3つの種類がある。体性痛（または臓器の痛み）、神経根障害の痛み（または神経損傷による痛み）、筋性の関連痛である。

神経根障害の痛みは、神経が損傷した場所から、脳に異常なメッセージを送る。ここで、脳は本当にだまされる。身体の遠位の部位を支配する痛みの神経が、本来であれば痛みが起こるはずのない場所で刺激されるからである。この痛みは、すべり症や他の脊柱の問題でよく起こる。神経はそれ自体のファッシアに囲まれ、氣が移動するのはこのファッシアに沿う。これと関連痛のファッシア理論は矛盾しない。神経根障害による痛みは特別な種類——傷ついた神経の痛みだからだ。

筋性の筋膜痛は筋肉の間に沿って動く。筋性の筋膜痛では、筋肉が硬くなるとき、筋肉を包む筋膜をもつれさせる。身体は網であり、一部が動けば、網全体を再調整しなければならない。これは「身体のテンセグリティー・システム（張力統合構造）」として知られている。身体を扱う人々（例えば医師）と違い、身体に触れて施術する人々（例えばマッサージ師、理学療法士）のほとんどにとって、これは自明だろう。どの筋肉が硬いかにより、身体の様々な面を再調整する。再調整はある線に沿って行われるが、その線は高確率で予測可能である。これらの線は、中医学で**鍼灸の経絡**（特に**陽経**）であるとされてきた。

　最後に、体性放散痛である。体性は「身体」を意味するが、この場合は「内臓」を指す。

　関連痛で最もよく知られた例は心臓である。「脳が混乱している」説の代わりに、これは顔と腕につながる主要動脈の通路に沿って痛みが放散していると見なせる。

　食道の関連痛は喉まで上がり、胃まで下がる。これらは胃のファッシア面である。

　虫垂の痛みは腹部の中央で始まる。これは虫垂を覆っているファッシアが引っ張られるときにしか起こらない。虫垂は腹部右下の隅にあるにもかかわらず、ファッシアのつながりは腸間膜を介して、へその高さの背部の正中線へと走行する。この場所は虫垂炎が痛み出す場所（10～15％の割合で）として昔からよく知られている。その後、虫垂炎が腹壁のファッシアを刺激すると、痛みはそちらに移っていく。

　骨盤痛は多くの場合、**腎経**・閉鎖管——骨盤から脚への唯一の出口——を通じて内股で関連痛を生じる。

　直腸痛は肛門のファッシアで関連痛を生じる。

　膀胱痛は尿道ファッシアから陰茎の先端、または睾丸へのファッシアへと移動する。

　アイスクリームの頭痛を引き起こすものが何かは誰にもわからないが、ある説によると脳に入る動脈の拡張に起因するという。とても冷たいものを食べると、鼻を通って脳に入る動脈が少し拡張する。そうなると、脳の「硬膜」にあるファッシアが引っ張られ、特徴的なズキズキする頭痛を引き起

付録

こす！

　同様に、動脈の拡張を引き起こすものは頭痛となる。片頭痛は1つの例である。

　膵臓の痛みは、そのつながりを反映して、背部に放散痛が生じる。

　尿管の痛みは「中腎」に沿って睾丸まで到達するが、腎臓の痛みはその発生学的な起源に忠実で腰部にとどまる。

　肺は放散痛を生じるとは考えられていない。これは、**肺**の放散痛は、喉頭へ拡がるので、喉頭自体の痛みとして関連付けて考えるためだ。

　骨痛はその場所に忠実だが、骨のファッシアを突破すると、筋肉の筋膜面に沿って放散する。

　血管の痛みは血管に沿って放散する。大動脈が裂けるとき、患者は実際にそれを（大動脈が走行する）背部が引き裂かれるように感じると表現する。

　顔の痛みは、顔の発生元である咽頭弓の面に沿って移動する。咽頭弓から顔は発達する。

　胆嚢痛と腹腔内出血は「乳び槽」から鎖骨下静脈、つまり肩先まで放散する痛みを生じさせる。

　実際、痛みの放散のほとんどすべては「混乱した脳」理論の代わりにファッシアで説得力を持って説明できる。関連痛の「ファッシアの**氣**」理論は痛みの放散を予測できる。「混乱した、愚かな脳」理論に遡って説明する必要はない。

　さらに言えば、脳の愚かさを想定する必要はない。脳は痛みを感じている場所を正確に示している。脳が感じる痛みは病理的**電氣**の形の痛みであり、**電氣**は移動する。病理的**電氣**はファッシア面、あるいは**鍼灸の経絡**を移動する。痛みはファッシア面に沿って移動する異常な電気的活動の形態であるからだ。痛みは移動すると、さらに痛みが生じる原因となる。

　ファッシアは、臓器よりも痛みに対してずっと感受性が高い。

　頭痛は脳の痛みが原因ではない。脳は痛覚受容器を持っておらず、患者の意識がはっきりしたまま脳を手術することもできる。むしろ、頭痛はファッシアの刺激が原因である。

　消化管はほとんどファッシアが引っ張られるときのみ、痛みを伝える。

そのため、腹痛の主訴は、腹部がひきつれる感じや膨満感のような漠然としたものとなる。

　肝臓と脾臓は、ファッシアが関与しない限り痛みを感じない。

　腎腫瘍はファッシアを越えて浸潤するまで、漠然とした疼痛（筋膜が引き伸ばされることが原因）しか生じない。

　西洋医学は、心臓の痛みが筋肉でなく、ファッシア（心膜）で感じられることを認めている。

　癌の激しい痛みはファッシアが関わるときにのみ始まる。その前の段階ではほぼ間違いなく無痛性である（これは早期に発見する上で問題となる）。

　体性（臓器）の痛みを見るときに注目に値するのは、その痛みは現実には存在しないということである。実際、どの臓器も痛覚受容器を持っていない。このため、全く気づかないうちに、癌が進行したり、肝臓が毒されたり、肺気腫にかかることがありえる。

　脳が臓器の痛みを混同しているという考えは無意味である。というのは、これまで誰も肝臓の痛みを感じたことはないからだ。肝臓を包む膜（ファッシア）の痛みしかない。脳腫瘍が痛みを生じるのは硬膜（ファッシア）が引っ張られるときだけである。肺が非常に乾いて、肺胸膜（ファッシア）が滑らなくなる（胸膜炎）ときのみ、肺気腫は痛みを伴う。

　痛みの放散に関する「ファッシアの氣」理論は、痛みの放散をすっきりと説明するだけでなく、**鍼灸**の理論にも完璧に合致する。西洋医学は、このつながりを見落とすという、古今を通じて最大の医学的誤りを犯したのだろうか？　「ファッシアの氣」理論は、ファッシアにある**電氣**の流れを調整することでこの痛みに作用を与えられると想定する。そして、痛みの緩和は**鍼灸**における最大の成功である。三千年の医学は、この驚異的な特性の上に構築されてきた。

　もしこの理論が受け入れられれば、「ダニエル・キーオンのファッシア・**鍼灸・痛み理論**」と呼ばれることを願う……。

　……冗談冗談！　**鍼灸は鍼灸**だよね！

365

監訳者あとがき

本書は、英国の出版社 Singing Dragon が 2014 年に出版した
"The Spark in the Machine：How the Science of Acupuncture
Explains the Mysteries of Western Medicine" を翻訳したもので
ある。著者のダニエル・キーオン（Daniel Keown）氏は、1998
年にマンチェスター大学医学部を卒業した後、救急医療を専門
とする医師として活躍するかたわら、2008 年にキングストン大
学統合医療カレッジで中医学を学び、2010 年には北京の経絡医
学研究センターで王居易医師に師事した。キーオン氏の東洋へ
の関心は、80 代の祖母から聞いた中国旅行の体験がもとになっ
たという。原書を米国アマゾンのサイトで検索したところ、出
版から数年を経ても（2018 年 4 月現在）鍼灸・中医学分野の書
籍で 10 位以内に入るベストセラーであり続けており、英米で
は東洋・西洋医学のギャップを埋めようとする著者の野心的な
試みに、高い関心が寄せられていることがわかる。

本邦でも東洋・西洋医学を架橋する試みには江戸時代以来の
長い歴史がある。劈頭となったのは杉田玄白 (1733〜1817) ら
の「解体新書」で知られる西洋の解剖学であり、日本人は西洋
人の観察の緻密さに驚いた。しかし東洋医学の教える経絡のシ
ステムを説明できるような構造物を見出すことができず、解剖
学における位置づけは不明なままであった。幕末の名医、尾台
榕堂（1799〜1871）は著書「井観医言」のなかで、西洋医学・

366

解剖学に関し「その論述する所は精細なりと雖も、亦た恐らくは乖舛<ruby>乖舛<rt>かいせん</rt></ruby>無きを免れざらん」と評し、その理由として「死屍を解剖して、以って生人の機運を推す」からだと断じている。

　生きた人間の「機運」、つまり機能と運動を科学的に解明するのは、意外と難しいことである。生きている、というのはうつろいやすい現象であり、科学が備えていなければならない客観性や再現性、整合性というものをすり抜けていく。この百年間ぐらいに、多くの研究者がさまざまな手法で経絡の正体に迫っていったが、どうやら経絡あるいは経絡で説明される現象が存在するようだ、という地点にとどまっていたように見える。例えば従来の電気生理学的手法では、定量性や客観性に優れるものの、「皮電点」「良導点」という名の通り、あくまで「点」のデータであり、経絡図のように生体の全体像に迫ることができない。また「ヘッド帯」「内臓体壁反射」など神経生理学的概念も、全体から迫るアプローチではあるものの、定量性・再現性にやや難があり、それですべての経絡現象が説明できるわけでもない。

　しかし、その後も医療技術は進歩を続けた。私たちのわずか一世代前に開発された CT や MRI といった画像診断法は、生きた人間を輪切りにして調べることができる革新的なモダリティーである。そして、超音波診断（エコー）装置の精度の向上・小型化がここ 10 年ほどの間にすさまじい勢いで進んでいる。ついに、リアルタイムで生体の微細な構造までくっきりと見ることができる——現代の私たちは、だれもが古代の医聖、人体を

367

透視することができたといわれる扁鵲と同じ目で患者に接する時代を迎えたのである。

その最先端のエコーが、わが国の有訴者数ナンバーワンを競う腰痛・肩こりの治療で、大きな変化を引き起こしている。癒着を起こして動きが悪くなった筋肉の間に正確に針を挿入し、生理食塩水を注入する「エコーガイド下ハイドロリリース法」である。この治療手技は速効性があり、症状の緩解率が高いことから、ここ数年の間に燎原の火のごとく普及が進んでおり、共訳者である須田万勢医師も、第一人者である隠岐島前病院の白石吉彦院長に学び、当院で実践している。

医師が「扁鵲の目」を持った途端、筋肉の間の筋膜＝ファッシアに注目するというのは偶然ではないのだろう。従来の西洋医学で見逃され、たどり着けなかった暗黒大陸、それがファッシアであったというわけだ。奇しくも、本書の翻訳原稿を校了する数週間前に Scientific Reports 誌で「ヒト組織における知られざる間質の構造と分布（Structure and Distribution of an Unrecognized Interstitium in Human Tissues）」という論文が発表された。ニューヨーク大学などの研究チームは、共焦点レーザー顕微内視鏡という最先端の方法で胆管周囲の組織を調べたところ、コラーゲンなどの結合組織が網目状に規則正しく配列する構造を発見した。同様の組織は膀胱や皮膚、血管や気管の周囲、そして筋膜にも見出され、ネットのニュースなどで「人体における"最大の器官"が新たに発見された」と話題になった。

なぜこれまで発見されなかったのかというと、手術中に切り

出された組織は、網目状の構造の中に存在する組織液が流出し、コラーゲンがただ単にしわくちゃに折り重なった状態で標本となり、検査されていたために、それが意味のある、研究に値する構造物であるとは誰も考えなかったのだ。ここでも、これまで見落とされてきた「生人の機運」が、最新の検査技術で初めて明らかにされつつあり、ミクロの扁鵲はやはり "筋膜" に出会うのである。

"筋膜＝ファッシア" が長らく謎とされた経絡を解き明かす鍵概念だと断じた本書に、著者キーオン氏は「機械の閃光」というタイトルを与えた。これはデカルト以来の「生命機械論」を下敷きにしているのだろう。しかし、鍼灸医学の経絡学説は「機械論」と対立する「生気論」の首魁ともいうべき存在であり、経絡学説が機械論、メカニズムで説明しつくすことができる、という著者の着想は大胆というよりほかない。しかも、目まぐるしく進歩を続ける医療技術は、著者の主張を日に日に補強するかの如くである。私たちは今まで見たこともないような形で経絡の正体が明らかにされるのを目撃するのであろうか、これからの展開に目が離せない。

2018 年 4 月 16 日
津田篤太郎

［参考文献］

プロローグ

1. Illingworth, C.M. (1974) 'Trapped fingers and amputated finger tips in children.' *J. Pediatr. Surg. 9*, 6, 853–858.
2. Becker, R.O. and Seldon, G. (1985) *The Body Electric.* New York, NY: Morrow.

Chapter 3

1. Kumar, P. and Clark, M. (2012) *Clinical Medicine* (8th edition). Edinburgh: Saunders.
2. Longmore, M., Wilkinson, I. and Torok, E. (2001) *Oxford Handbook of Clinical Medicine* (5th Edition). Oxford: Oxford University Press.
3. Minary-Jolandan, M. and Yu, M.-F. (2009) 'Nanoscale characterization of isolated individual type I collagen fibrils: polarization and piezoelectricity.' *Nanotechnology 20*, 8.

Chapter 4

1. Berisio, R., Vitagliano, L., Mazzarella, L. and Zagari, A. (2002) 'Crystal structure of the collagen triple helix model [(Pro-Pro-Gly)10]3.' *Protein Sci. 11*, 2, 262–270.
2. Qin, Z., Gautieri, A., Nair, A.K., Inbar, H. and Buehler, M.J. (2012) 'Thickness of hydroxyapatite nanocrystal controls mechanical properties of the collagen-hydroxyapatite interface.' *Langmuir 28*, 4, 1982–1992. Available at www.ncbi.nlm.nih.gov/pubmed/22208454, accessed on 30 July 2013.
3. Minary-Jolandan, M. and Yu, M.-F. (2009) 'Nanoscale characterization of isolated individual type I collagen fibrils: polarization and piezoelectricity.' *Nanotechnology 20*, 8.

Chapter 5

1. Fernández, J.R., García-Aznar, J.M. and Martínez, R. (2012) 'Piezoelectricity could predict sites of formation/resorption in bone remodelling and modelling.' *J. Theor. Biol. 292*, 86–92.
2. Ferrier, J., Ross, S.M., Kanehisa J. and Aubin, J.E. (1986) 'Osteoclasts and osteoblasts migrate in opposite directions in response to a constant electrical field.' *J. Cell Physiol. 129*, 3, 283–288.
3. Hartig, M., Joos, U. and Wiesmann, H.P. (2000) 'Capacitively coupled electric fields accelerate proliferation of osteoblast-like primary cells and increase bone extracellular matrix formation in vitro.' *Eur. Biophys. J. 29*, 7, 499–506.
4. NASA (2011) *Space Bones.* Available at: http://science.nasa.gov/science-news/science-atnasa/2001/ast01oct_1, accessed on 31 July 2013.
5. Panagiotidou, A. (July 2012) Personal discussions.
6. Tomaselli, V.P. and Shamos, M.H. (1974) 'Electrical properties of hydrated collagen. II.

370

Semiconductor properties.' *Biopolymers 13*, 12, 2423–2434.

7. Becker, R.O. and Seldon, G. (1985) *The Body Electric*. New York, NY: Morrow.

8. Feng, J.F., Liu, J., Zhang, X.Z., Zhang, L. *et al.* (2012) 'Guided migration of neural stem cells derived from human embryonic stem cells by an electric field.' *Stem Cells 30*, 2, 349–355.

Chapter 6

1. Nugent-Head, A. (2011) *Demystifying Qi: Lecture 1*. Available at http://traditionalstudies.org/chinese-medicine/20-online-seminars-chinese-medicine/online-seminars/159-demystifying-qi, accessed on 31 July 2013.

2. Yang, J.-M. (2007) *Understanding Qigong* (DVD). Boston, MA: YMAA Publication Centre. Available at http://ymaa.com, accessed on 31 July 2013.

Chapter 7

1. Cohen, S. and Popp, F.A. (2003) 'Biophoton emission of the human body.' Indian J. Exp. *Biol. 41*, 5, 440–445.

2. Popp, F.A. (2003) 'Properties of biophotons and their theoretical implications.' *Indian J. Exp. Biol. 41*, 5, 391–402.

3. Takeda, M., Kobayashi, M., Takayama, M., Suzuki, S. *et al.* (2004) 'Biophoton detection as a novel technique for cancer imaging.' *Cancer Science 95*, 8, 656–661.

4. Jung, H.H., Woo, W.M., Yang, J.M., Choi, C. *et al.* (2003) 'Left-right asymmetry of biophoton emission from hemiparesis patients.' *Indian J. Exp. Biol. 4*, 5, 452–456.

5. Popp, F.A., Li, K.H., Mei, W.P., Galle, M. and Neurohr, R. (1988) 'Physical aspects of biophotons.' *Experientia 44*, 7, 576–585.

Chapter 8

1. Brimham, L., Eyre-Walker, A., Smith, N.H. and Smith, J.M. (2013) 'Mitochondrial Steve: paternal inheritance of mitochondria in humans.' *Trends in Ecology and Evolution*. Available at www.lifesci.sussex.ac.uk/home/Adam_Eyre-Walker/Website/Publications_files/BromhamTREE03.pdf, accessed on 1 August, 2013.

2. Carew, J.S. and Huang, P. (2002) 'Mitochondrial defects in cancer.' *Molecular Cancer 1*, 9.

3. Lane, N. (2005) *Power, Sex, Suicide: Mitochondria and the Meaning of Life*. Oxford: Oxford University Press.

4. Giraud-Guille, M.M., Besseau, L. and Martin, R. (2003) 'Liquid crystalline assemblies of collagen in bone and in vitro systems.' *J. Biomech. 36*, 10, 1571–1579.

Chapter 9

1. Grewal, P.K., Uchiyama, S., Ditto, D., Varki, N. *et al.* (2008) 'The Ashwell receptor mitigates the lethal coagulopathy of sepsis.' *Nature Medicine 14*, 6 648–655.

Chapter 11

1. Flachskampf, F.A., Gallasch, J., Gefeller, O., Gan, J. *et al.* (2007) 'Randomized trial of Acupuncture to lower blood pressure.' *Circulation 115*, 24, 3121–3129.
2. Lombardi, F., Belletti, S., Battezzati, P.M. and Lomuscio, A. (2012) 'Acupuncture for paroxysmal and persistent atrial fibrillation: an effective non-pharmacological tool?' *World J. Cardiol. 4*, 3, 60–65.
3. Lomuscio, A., Belletti, S., Battezzati, P.M. and Lombardi, F.J. (2011) 'Efficacy of Acupuncture in preventing atrial fibrillation recurrences after electrical cardioversion.' *Cardiovasc. Electrophysiol. 22*, 3, 241–247.
4. Martin, J., Donaldson, A.N.A., Villarroel, R., Parmar, M.K.B., Ernst, E. and Higginson, I.J. (2002) 'Efficacy of Acupuncture in asthma: systematic review and meta-analysis of published data from 11 randomised controlled trials.' *Eur. Respir. J. 20*, 4, 846–852.
5. Lee, A. and Fan, L.T. (2009) 'Stimulation of the wrist Acupuncture point P6 for preventing postoperative nausea and vomiting.' *Cochrane Database Syst. Rev. 15*, 2, CD003281.
6. Ezzo, J., Streitberger, K. and Schneider, A. (2006) 'Cochrane systematic reviews examine P6 Acupuncture-point stimulation for nausea and vomiting.' *J. Altern. Complement. Med. 12*, 5, 489–495.
7. Shang, C. (2001) 'Electrophysiology of growth control and acupuncture.' *Life Sciences 68*, 1333–1342.

Chapter 12

1. Therapontos, C., Erskine, L., Gardner, E.R., Figg, W.D. and Vargesson, N. (2009) 'Thalidomide induces limb defects by preventing angiogenic outgrowth during early limb formation.' *P. Natl. Acad. Sci. USA 106*, 21, 8573–8578.
2. Kaptchuk, T. (2000) *The Web That Has No Weaver.* New York, NY: McGraw-Hill. Available at http://disorders.free-books.biz/The-Web-That-Has-No-Weaver--Understanding-Chinese-Medicine-PDF-107.html, accessed on 2 August 2013.
3. Albrecht-Buehler, G. (2012) 'Fractal genome sequences.' *Gene 498*, 1, 20–27.
4. Blank, M. and Goodman, R. (2011) 'DNA is a fractal antenna in electromagnetic fields.' *Int. J. Radiat. Biol. 87*, 4, 409–415.
5. Cattani, C. (2010) 'Fractals and hidden symmetries in DNA.' *Math. Probl. Eng.* Vol. 2010.
6. Hahn, H.K., Georg, M. and Peitgen, H.-O. (2005) 'Fractal aspects of three-dimensional vascular constructive optimization.' In G.A. Losa and T.F. Nonnenmacher (eds) *Fractals in Biology and Medicine.* New York, NY: Springer.
7. Kiselev, V.G., Hahn, K. and Auer, D.P. (2002) 'Is the brain cortex a fractal?' *Sonderforschungsbereich 386*, Discussion Paper 297. Available at http://epub.ub.unimuenchen. de/1675, accessed on 2 August 2013.
8. Narine, S. (1999) 'Fractal nature of fat crystal networks.' *Phys. Rev. E 59*, 1908–1920.
9. Granek, R. (2011) 'Proteins as fractals: role of the hydrodynamic interaction.' *Phys. Rev. E 83*, 020902(R).

Chapter 13

1. Biomimicry Institute (n.d.) *Fibonacci Sequence Optimizes Packing: Sunflowers.* Available at www.asknature.org/strategy/08ba894a508330861bac3ef1b574d804, accessed on 2 August 2013.

Chapter 15

1. Bensky, D. and Gamble, A. (1986) *Chinese Herbal Medicine, Materia Medica.* Seattle, WA: Eastland Press.

2. Chen, Y.J., Kuo, C.D., Chen, S.H., Chen, W.J. *et al.* (2007) 'Small-molecule synthetic compound norcantharidin reverses multi-drug resistance by regulating Sonic Hedgehog signaling in human breast cancer cells.' *Nat. Rev. Cancer 7,* 464–474.

3. Pubmed search of 'sonic hedgehog' and 'cancer' taken on 1 September 2012.

4. Screpanti, I., Modesti, A. and Gulino, S. (1993) 'Heterogeneity of thymic stromal cells and thymocyte differentiation: a cell culture approach.' *Journal of Cell Science 105,* 601–606.

5. Potter, J. (2010) 'Models of carcinogenesis.' *Carcinogenesis 31,* 10, 1703–1709.

6. Shang, C. (2007) 'Prospective tests on biological models of Acupuncture.' *Evid.Based Complemen. Alternat. Med. 6,* 1, 31–39.

7. Mashanskii, V.F., Markov, I.V., Shpunt, V.K., Li, S.E. and Mirkin, A.S. (1983) 'Topography of the gap junctions in the human skin and their possible role in the non-neural signal transduction.' *Arkh. Anat. Gistol. Embriol. 84,* 53–60.

8. Cui, H.-M. (1988) 'Meridian system – specialized embryonic epithelial conduction system.' *Shanghai J. Acupunct. 3,* 44–45.

9. Fan, J.Y. (1990) 'The role of gap junctions in determining skin conductance and their possible relationship to Acupuncture points and meridians.' *Am. J. Acupunct. 18,* 163–170.

10. Wang, S.J., Omori, N., Li, F., Jin, G. *et al.* (2003) 'Functional improvement by electro-Acupuncture after transient middle cerebral artery occlusion in rats.' *Neurol. Res. 25,* 516–521.

11. Han, L., Da, C.D., Huang, Y.L. and Cheng, J.S. (2001) 'Influence of Acupuncture upon expressing levels of basic fibroblast growth factor in rat brain following focal cerebral ischemia – evaluated by time-resolved fluorescence immunoassay.' *Neurol. Res. 23,* 47–50.

12. Liang, X.B., Luo, Y., Liu, X.Y., Lu, J. *et al.* (2003) 'Electro-Acupuncture improves behavior and upregulates GDNF mRNA in MFB transected rats.' *Neuroreport 14,* 1177–1181.

13. Pan, B., Castro-Lopes, J.M., and Coimbra, A. (1996) 'Activation of anterior lobe corticotrophs by electroacupuncture or noxious stimulation in the anaesthetized rat, as shown by colocalization of Fos protein with ACTH and beta-endorphin and increased hormone release.' *Brain Res Bull. 40,* 175–182.

14. Lee, J.H. and Beitz, A.J. (1993) 'The distribution of brain-stem and spinal cord nuclei associated with different frequencies of electroacupuncture analgesia.' *Pain 52,* 11–28.

15. Stener-Victorin, E., Lundeberg, T., Waldenstrom, U., Manni, L. *et al.* (2000) 'Effects of electro-Acupuncture on nerve growth factor and ovarian morphology in rats with

experimentally induced polycystic ovaries.' *Biol. Reprod.* 63, 1497–1503.

16. Bai, Y.H., Lim, S.C., Song, C.H., Bae, C.S. et al. (2004) 'Electro-Acupuncture reverses nerve growth factor abundance in experimental polycystic ovaries in the rat.' *Gynecol. Obstet. Invest.* 57, 80–85.

17. Liu, X., Shen, L., Wu, M., Wu, B. et al. (2004) 'Effects of Acupuncture on myelogenic osteoclastogenesis and IL-6 mRNA expression.' *J. Tradit. Chin. Med.* 24, 144–148.

Chapter 16

1. Dorfer, L., Moser, M., Bahr, F., Spindler, K. et al. (1999) 'A medical report from the stone age?' *Lancet 354*, 9183, 1023–1025.

Chapter 17

1. Kaptchuk, T. (2000) *The Web That Has No Weaver.* New York, NY: McGraw-Hill. Available at http://disorders.free-books.biz/The-Web-That-Has-No-Weaver--Understanding-Chinese-Medicine-PDF-107.html, accessed on 2 August 2013.

2. Ahn, A.C., Colbert, A.P., Anderson, B.J., Martinsen, Ø.G. *et al.* (2008) 'Electrical properties of Acupuncture points and meridians: a systematic review.' *Bioelectromagnetics 29*, 4, 245–256.

3. Langevin, H. and Yandrow, J. (2002) 'Relationship of Acupuncture points and meridians to connective tissue planes.' *Anat. Rec. 269*, 257–265.

4. Nuccitelli, R. (2003) 'Endogenous electric fields in embryos during development, regeneration and wound healing.' *Radiat. Prot. Dosimetry 106*, 4, 375–383.

5. Altizer, A.M. (2001) 'Endogenous electric current is associated with normal development of the vertebrate limb.' *Dev. Dyn. 22*, 4, 391–401.

6. Becker, R.O. and Seldon, G. (1985) *The Body Electric.* New York, NY: Morrow.

Chapter 19

1. Becker, D.L., David-LeClerc, C. and Warner, A.E. (1992) 'The relationship of gap junctions and compaction in the preimplantation mouse embryo.' *Development*, Supplement 'Gastrulation', 113–118.

2. Takaki, R. and Ueda, N. (2007) 'Analysis of spiral curves in traditional cultures.' *Forma 22*, 133–139.

Chapter 23

1. Hershberger, S.L. (2001) 'Biological factors in the development of sexual orientation.' In A.R. D'Augelli and C.J. Patterson (eds) *Lesbian, Gay, and Bisexual Identities and Youth: Psychological Perspectives.* Oxford and New York: Oxford University Press.

Chapter 24

1. Larsen, W.J. (1997) *Essentials of Human Embryology* (2nd Edition). New York, NY: Churchill Livingstone, p.86.
2. Martinez-Morales, J.-R., Henrich, T., Ramialison, M. and Wittbrodt, J. (2007) 'New genes in the evolution of the neural crest differentiation program.' *Genome Biol. 8*, 3, R36.
3. Clay, M.R. and Halloran, M.C. (2010) 'Control of neural crest cell behavior and migration: Insights from live imaging.' *Cell. Adh. Migr. 4*, 4, 586–594.
4. Etchevers, H.C., Vincent, C. and Couly, G. (2001) 'Neural crest and pituitary development.' In R. Rappaport and S. Amselem (eds) *Hypothalmic-Pituitary Development: Genetic and Clinical Aspects.* Basel, Switzerland: Karger.
5. Daily Mail (2013) 'Facial scans could reveal genetic disorders', 10 June. Available at www.dailymail.co.uk/health/article-480952/Facial-scans-reveal-genetic-disorders.html, accessed on 8 August 2013.

Chapter 25

1. Seen on BBC4 programme: *Heart vs Mind: What Makes Us Human.* Broadcast 14 July 2012.
2. De Vogli, R., Chandola, T. and Marmot, M.G. (2007) 'Negative aspects of close relationships and heart disease.' *Arch. Intern. Med. 167*, 18, 1951–1957.
3. King, K.B. and Reis, H.T. (2012) 'Marriage and long-term survival after coronary artery bypass grafting.' *Health Psychol.* 31, 1, 55–62.
4. Mostofsky, E., Maclure, M., Sherwood, J.B., Tofler, G.H., Muller, J.E. and Mittleman, M.A. (2012) 'Risk of acute myocardial infarction after the death of a significant person in one's life: the Determinants of Myocardial Infarction Onset Study.' *Circulation 125*, 3, 491–496.
5. Pearsall, P., Schwartz, G. and Russek, L. (1999) 'Changes in heart transplant recipients that parallel the personalities of their donors.' *Integr. Med.* 2, 2/3, 65–72.
6. NBC News (2008) 'Man with suicide victim's heart takes own life.' Available at: www.msnbc.msn.com/id/23984857/ns/us_news-life/t/man-suicide-victims-heart-takes-own-life/#.UD51gkRSRyI, accessed on 8 August 2013.
7. The Washington Post (2007) 'His heart whirs anew.' Available at www.washingtonpost.com/wp-dyn/content/article/2007/08/11/AR200708110 1390_4.html, accessed on 8 August 2013.
8. Hall, B.K. (1999) *The Neural Crest in Development and Evolution.* New York, NY: Springer-Verlag.
9. Deadman, P. and Al-Khafaji, M., with Baker, K. (2007) *A Manual of Acupuncture* (2nd edition). Hove: Journal of Chinese Medicine.
10. The Guardian (2010) 'Dozens killed by incorrectly placed Acupuncture needles.' Available at www.guardian.co.uk/science/2010/oct/18/dozens-killed-Acupuncture-needles, accessed on 8 August 2013.
11. Goldberg, S. (2010) *Clinical Anatomy Made Ridiculously Simple.* Medmaster.
12. Melamed, M.L., Blackwell, T., Neugarten, J., Arnsten, J.H. *et al.* (2011) 'A selective estrogen

receptor modulator, is renoprotective: a post-hoc analysis.' *Kidney Int. 79*, 2, 241–249.

13. Yakushiji, Y., Nanri, Y., Hirotsu, T., Nishihara, M., Hara, M. and Nakajima, J. (2010) 'Marked cerebral atrophy is correlated with kidney dysfunction in nondisabled adults.' *Hypertens. Res. 33*, 12, 1232–1237.

14. Chun-yan Lu, C.-Y., Peng-qiu Min, P.-Q., and Bing Wu, B. (2012) 'CT evaluation of spontaneously ruptured renal angiomyolipomas with massive hemorrhage spreading into multi-retroperitoneal fascia and fascial spaces.' *Acta Radiol. Short Rep. 1*, 18.

15. O'Connell, A.M., Duddy, L., Lee, C. and Lee, M.J. (2007) 'CT of pelvic extraperitoneal spaces: an anatomical study in cadavers.' *Clin. Radiol. 62*, 5, 432–438.

Chapter 26

1. As with all embryology this is found in Larsen, W.J. (1997) *Essentials of Human Embryology* (2nd edition). New York, NY: Churchill Livingstone.

2. Personal discussion with Mr Asit Arora, Specialist Registrar in ENT and expert in robotic thyroid surgery. May 2013.

3. Hume, R. (2009) 'Thyroid hormone and lung development.' Available at www.hotthyroidology.com/editorial_82.html, accessed on 9 August 2013.

4. Deadman, P. and Al-Khafaji, M., with Baker, K. (2007) *A Manual of Acupuncture* (2nd edition). Hove: Journal of Chinese Medicine.

5. Watters, J.M., Sambasivan, C.N., Zink, K., Kremenevskiy, I. *et al.* (2010) 'Splenectomy leads to a persistent hypercoagulable state after trauma.' *Am. J. Surg. 199*, 5, 646–651.

6. Ley, E.J., Singer, M.B., Clond, M.A., Johnson, T. *et al.* (2012) 'Long-term effect of trauma splenectomy on blood glucose.' *J. Surg. Res. 177*, 1, 152–156.

7. Khan, Z.A.J. and Dikki, P.E. (2004) 'Return of a normal functioning spleen after traumatic splenectomy.' *J. R. Soc. Med. 97*, 8, 391–392.

8. Yagan, N., Auh, Y.H. and Fisher, M. (2009) 'Extension of air into the right perirenal space after duodenal perforation: CT findings.' *Radiology 250*, 740–748.

9. Plank, J.L., Mundell, N.A., Frist, A.Y., LeGrone, A.W. *et al.* (2011) 'Influence and timing of arrival of murine neural crest on pancreatic beta cell development and maturation.' *Dev. Biol. 349*, 2, 321–330.

10. Asayesh, A., Sharpe, J., Watson, R.P., Hecksher-Sørensen, J. *et al.* (2006) 'Spleen versus pancreas: strict control of organ interrelationship revealed by analyses of Bapx1-/- mice.' *Genes Dev. 20*, 16, 2208–2213.

11. Unver Dogan, N., Uysal, I.I., Demirci, S., Dogan, K.H. and Kolcu, G. (2011) 'Accessory spleens at autopsy.' *Clin. Anat. 24*, 6, 757–762.

12. Paulmann, N., Grohmann, M., Voigt, J.-P., Bert, B., Vowinckel, J. *et al.* (2009) 'Intracellular serotonin modulates insulin secretion from pancreatic β-cells by protein serotonylation.' Available at www.plosbiology.org/article/info%3Adoi%2F10.1371%2Fjournal.pbio.1000229, accessed on 9 August 2013.

13. Khan, P.N., Nair, R.J., Olivares, J., Tingle, L.E. and Li, Z. (2009) 'Postsplenectomy reactive thrombocytosis.' *Proc. Bayl. Univ. Med. Cent. 22*, 1, 9–12.

14. Robinette, C.D. and Fraumeni, J. (1977) 'Splenectomy and subsequent mortality in veterans of the 1939–45 war.' *Lancet 310. 8029*, 127–129.

15. Goligorsky, M.S. (2007) 'Frontiers in nephrology: viewing the kidney through the heart – endothelial dysfunction in chronic kidney disease.' *J. Am. Soc. Nephrology 18*, 11, 2833–2835. Available at http://jasn.asnjournals.org/content/18/11/2833.full, accessed on 9 August 2013.

16. Lombard, M., Pastoret, P.P. and Moulin, A.M. (2007). 'A brief history of vaccines and vaccination.' *Rev. Sci. Tech. 26*, 1, 29–48.

17. Seeber, P. and Shander, A. (2012) *Basics of Blood Management.* Oxford: Wiley-Blackwell.

18. Simpson, L.O. and O'Neill, D.J. (2001) 'Red blood cell shapes in women with fibromyalgia and the implications for capillary blood flow and tissue function.' *J. Orthomol. Med. 16*, 4.

19. Ling, B.E. (2005) *Obsessive Compulsive Disorder Research.* New York, NY: Nova Science Publishers.

20. Ferguson, D., Doucette, S., Glass, K.C., Shapiro, S. *et al.* (2005) 'Association between suicide attempts and selective serotonin reuptake inhibitors: systematic review of randomised controlled trials.' *BMJ 330*, 7488, 396.

21. Winkler, T., Sharma, H.S., Stålberg, E., Olsson, Y. and Dey, P.K. (1995) 'Impairment of blood-brain barrier function by serotonin induces desynchronization of spontaneous cerebral cortical activity: experimental observations in the anaesthetized rat.' *Neuroscience 68*, 4, 1097–1104.

22. Abbott, N.J. (2000) 'Inflammatory mediators and modulation of blood-brain barrier permeability.' *Cell. Mol. Neurobiol. 20*, 2, 131–147.

23. Lotronex (2013) Available at www.lotronex.com, accessed on 9 August 2013.

24. Mellinkoff, S., Craddock, C., Frankland, M., Kendricks, F. and Greipel, M. (1962) 'Serotonin concentration in the spleen.' *Am. J. Dig. Dis. 7*, 347–355.

Chapter 27

1. Brulotte, S., Roy, L. and Larose, E. (2007) 'Congenital absence of the pericardium presenting as acute myocardial necrosis.' *Can. J. Cardiol. 23*, 11, 909–912.

2. Rubin, L, and Hudson, P. (1985) 'Epicardial versus parietal pericardial defibrillation.' *American Journal of Emergency Medicine 3*, 2, 160–164.

3. See, for example, Hameroff, S. (n.d.) 'Quantum computation in brain microtubules? The Penrose-Hameroff 'Orch OR' model of consciousness.' Available at www. quantumconsciousness.org/penrose-hameroff/quantumcomp utation.html, accessed on 10 August 2013.

4. Tzaphlidou, M. and Berillis, P. (2004) 'Effect of lithium administration on collagen and breaking pressure of the rat thoracic descending aorta.' *J. Trace Elem. Exp. Med. 17*, 3, 151–160.

5. Kounadi, E., Tzaphlidou, M., Fountos, G. and Glaros, D. (1995) 'An electron microscopic study of collagen fibril structure after lithium treatment – II. The effects of low lithium dose and short treatment on mouse skin collagen.' *Micron. 26*, 2, 113–120.

6. Larsen, W.J. (1997) *Essentials of Human Embryology* (2nd edition). New York, NY: Churchill Livingstone.

7. Maciocia, G. (2005) *The Foundations of Chinese Medicine* (2nd edition). New York, NY: Churchill Livingstone.

8. Roy, M. and Saha, E. (1982) *Anaesthesia.* Waltham, MA: Academic Press.

9. Lautt, W.W. and Greenway, C.V. (1976) 'Hepatic venous compliance and role of liver as a blood reservoir.' *Am. J. Physiol. 231*, 2, 292–295.

10. Lilja, B. and Lindell, S.E. (1961) 'Metabolism of 14C histamine in heart-lung-liver in cats.' *Br. J. Pharmacol. 16*, 2.

11. Drapanas, T., Adler, W. and Vang, J.O. (1965) 'Primary regulation of histamine metabolism by the liver.' *Ann. Surg. 161*, 3, 447–455.

12. Gittlen, S.D., Schulman, E.S. and Maddrey, W.C. (1990) 'Raised histamine concentrations in chronic cholestatic liver disease.' *Gut 31*, 1, 96–99.

13. Spahr, L., Coeytaux, A., Giostra, E., Hadengue, A. and Annoni, J.M. (2007) 'Histamine H1 blocker hydroxyzine improves sleep in patients with cirrhosis and minimal hepatic encephalopathy: a randomized controlled pilot trial.' *Am. J. Gastroenterol. 102*, 4, 744–753.

14. Sharma, S.C., Sheppard, B.L. and Bonnar, J. (1993) 'Uterine mast cell and histamine values in dysfunctional uterine bleeding.' *Inflammation Res. 38*, 3–4.

15. Livingstone, M. and Fraser, I.S. (2002) 'Mechanisms of abnormal uterine bleeding.' *Hum. Reprod. Update 8*, 66–67.

16. Maintz, L. and Novak, N. (2007) 'Histamine and histamine intolerance.' *Am. J. Clin. Nutr. 85*, 1185–1196.

17. Kasperska-Zajac, A., Brzoza, Z. and Rogala, B. (2008) 'Sex hormones and urticaria.' *J. Dermatol. Sci. 52*, 2, 79–86.

18. Cho, S., Kim, H.J., Oh, S.H., Park, C.O., Jung, J.Y. and Lee, K.H. (2010) 'The influence of pregnancy and menstruation on the deterioration of atopic dermatitis symptoms.' *Ann. Dermatol. 22*, 2, 180–185.

19. Joffe, H. and Hayes, F.J. (2008) 'Menstrual cycle dysfunction associated with neurologic and psychiatric disorders: their treatment in adolescents.' *Ann. NY Acad. Sci. 1135*, 219–229.

20. Herzog, A.G. (2006) 'Menstrual disorders in women with epilepsy.' *Neurology 66*, 6 (Suppl. 3), S23–28.

21. Schmidt, G., Ahrén, K., Brännström, M., Kannisto, P. *et al.* (1987) 'Histamine stimulates progesterone synthesis and cyclic adenosine 3',5'-monophosphate accumulation in isolated preovulatory rat follicles.' *Neuroendocrinology 46*, 1, 69–74.

22. Zierau, O., Zenclussen, A. and Jensen, F. (2012) 'Role of female sex hormones, estradiol and progesterone, in mast cell behavior.' Front. *Immunol. 19*, 3, 169.

23. Malick, A. and Andrew Grant, J. (1997) 'Antihistamines in the treatment of asthma.' *Allergy 52*, Suppl. 34, 55–66.

24. Bruce, C., Weatherstone, R., Seaton, A. and Taylor, W.H. (1976) 'Histamine levels in plasma, blood and urine in severe asthma and the effect of corticosteroid treatment.' *Thorax 31*, 6, 724–729.

25. Oby, E. and Janigro, D. (2006) 'The blood–brain barrier and epilepsy.' *Epilepsia 47*, 11, 1761–1774.

26. Abbott, N.J. (2000) 'Inflammatory mediators and modulation of blood–brain barrier permeability.' *Cell. Mol. Neurobiol. 20*, 2, 131–147.

27. Fogel, W.A., Andrzejewski, W. and Maslinski, C. (1991) 'Brain histamine in rats with hepatic encephalopathy.' *J. Neurochem.* 56, 1, 38–43.

28. Ellis, A.J., Wendon, J.A. and Williams, R. (2000) 'Subclinical seizure activity and prophylactic phenytoin infusion in acute liver failure: a controlled clinical trial.' *Hepatology* 32, 3, 536–541.

29. Mathiak, G., Wening, J.V., Mathiak, M. and Neville, L.F. (1999) 'Serum cholesterol is elevated in patients with Achilles tendon ruptures.' *Arch. Orthop. Trauma Surg.* 119, 5–6.

30. Deadman, P. and Al-Khafaji, M., with Baker, K. (2007) *A Manual of Acupuncture* (2nd edition). Hove: Journal of Chinese Medicine.

Chapter 28

1. Larsen, W.J. (1997) *Essentials of Human Embryology* (2nd edition). New York, NY: Churchill Livingstone.

Chapter 29

1. Ju-Yi, W., and Robertson, J. (2008) *Applied Channel Theory in Chinese Medicine: Wang Ju-Yi's Lectures on Channel Therapeutics.* Seattle, WA: Eastland Press.

Chapter 30

1. Deadman, P. and Al-Khafaji, M., with Baker, K. (2007) *A Manual of Acupuncture* (2nd edition). Hove: Journal of Chinese Medicine.

2. Mathiak, G., Wening, J.V., Mathiak, M. and Neville, L.F. (1999) 'Serum cholesterol is elevated in patients with Achilles tendon ruptures.' *Arch. Orthop. Trauma Surg.* 119, 5–6.

3. Hoff, B. (1983) The Tao of Pooh. London: Penguin Books.

Appendix 3

1. Craig, A.D. (2002) 'How do you feel? Interoception: the sense of the physiological condition of the body.' *Nat. Rev. Neurosci.* 3, 655–666.

2. Sandahl, B., Ulmsten, U. and Andersson, K.E. (1980) 'Local application of ketocaine for treatment of referred pain in primary dysmenorrhea.' *Acta Obstet. Gynecol. Scand.* 59, 3, 259–260.

[索引]

あ

愛 量子もつれ 175
アイスクリーム 一の頭痛 363
アイスマン 97
アインシュタイン 228
赤ちゃん 137
悪霊 94
足厥陰肝経 307
足三里 274
足少陰経 213
足太陰脾経 272, 273
足臨泣 349
圧電性 26
　ファッシア 19
アデノシン三リン酸 45
アテローム硬化性プラーク 255, 257, 258
アテローム性動脈硬化 肝 52
アドレナリン 58, 189, 190-194, 202, 205, 207
　神経堤細胞 146
　副作用 195
　副腎 54
　一ホルモン 301
アナフィラキシー 190, 191, 193, 194, 301
アヘン 63
アポトーシス 45, 46, 92, 149
編み手のいない織物 74, 104
アルドステロン 202
アレルギー 301
アンジオテンシン 202
アンジオテンシン変換酵素 199, 200
　一阻害薬 55

い

胃 317, 326, 333, 360
　氣 53
　体液 329
　中医学 330
　一潰瘍 303, 316
　一氣上逆 285, 287
　一経 100, 341
イーサン・ホーク 146
胃癌 93
　フィルヒョウリンパ節 337
意志 腎 188

う

ヴィットリオ・エルスパメル 264
ウィトルウィウス的人体図 83
ウイリアム・ハーヴェイ 165
ウィリス輪 163
烏口突起 275, 286
宇宙飛行士 骨 29

え

榮穴 101, 112
　五行穴 99
栄養膜 86
エクスタシー 205, 263
エコーガイド下ハイドロリリース法 368
エッツィ 97
エドワード・ジェンナー 259
エビデンス 352
エリスロポエチン 196, 197
エンテロトニン 264
エンドルフィン 60, 64, 65

お

横隔動脈 186

医旨緒余 245
痛み 108, 109
　氣 314
一卵性双生児 遺伝子 144, 145
遺伝学 142
遺伝子 146
　人格 144
　不完全浸透 143
陰 52, 109, 124, 159, 194, 204, 285, 331, 332, 341, 344, 360, 361
　コルチゾール 195, 196
　発生 10
　卵黄 135
　一の臓器 360
陰経 132, 133, 135, 317, 324
陰郄 心房細動 185
陰維脈 122
インスピレーション 223
インスリン 58, 59, 255
　セロトニン 251
インフォームド・コンセント 274
陰陽 118, 119, 126-128, 141, 192, 344, 358-361
陰陵泉 288

横隔膜 19, 162, 277, 283, 284, 291, 309, 310

王居易 106, 341, 354, 355
横行結腸 333
黄金比 80, 81
黄金分割 80
欧州原子核研究機構 129
黄色腫 346
黄疸 252, 253
横中隔 283
オキシトシン 301
瘀血 358
尾台榕堂 366
お助けDNA 143
折りたたみ 顔 335
　心臓 177
オルガネラ 79

か

火 175, 176
　消化性の一 251
外関 285, 288, 349
外頸動脈 181
回腸 333
外胚葉 56, 86, 101, 123, 126, 130
灰白質 209
解剖学者 ファッシア 21
カイロミクロン 345
顔 335
　ツボ 101
　一の痛み 364
　一の構造学 334
カオス理論 77, 281
かかし 腎臓 186
下行結腸 221, 333
下垂体 精 151
肩 一の痛み 346
　一の問題 341
ガタカ 146
下腸間膜動脈 186
カニ 癌 13
過敏性大腸症候群 261
過敏性腸症候群 252
鎌状赤血球症 マラリア 241
カリウム 203
　一イオン 30
カルシウム 204
　ミトコンドリア 46
カルシトリオール 197
肝 161, 162, 290, 292, 293, 298-

300, 308, 360
氣　52
血　303
腎と―　218
スジ　307
説明リスト　290
風　302
―経　312-314
―血　291
―性脳症　54
―不全　306
癌　93, 357
カニ　13
ソニック・ヘッジホッグ　91
ファッシア　13, 357, 358
ミトコンドリア　46
モルフォゲン　92
―の悪性度　58
肝陰　胆汁　248
腹水　311
肝鎌状間膜　137, 138
肝氣　218, 310, 312
消化　300
の滞り　295
―血　298
―血の滞り　298
―熱　300
―犯胃　286, 287
―犯肺　353
肝機能障害　306
管腔臓器　317
月経　292
幹細胞　心臓　75
膵臓の―　250, 272
幹細胞治療　鍼灸　322
観察者バイアス　351
間質　368
干渉　41
感情　174, 280
冠状間膜　308, 309
肝臓　284, 291, 297, 304, 324
肺気腫　55
ヒスタミン　54
門脈循環　296
卵黄嚢　333
―の無漿膜野　275
カンタリス　91
漢方薬　91
顔面動脈　179, 181
関連痛　345, 361-364

き

木　肺　226
氣　22, 30, 32, 33, 34, 40, 42, 44,
52, 53, 85, 86, 89, 90, 92, 93, 95, 111,
115, 127, 129, 140, 181, 185, 186, 189,
217, 218, 236, 263, 277, 281, 300,
305, 313, 332, 337, 340, 353, 354, 362
痛み　314
肝　298
クローン羊　36
経絡　296
交差　340
子供　3
子供の指　103
三宝　141
十二指腸　247
腎　213
鍼灸　36
神経堤細胞　151
心臓　177
心臓の―　51
臓器間の―　59
臓器自体の―　50
臓器の―　55
中医学　51
中胚葉　126
肺　232
バイオフォトン　40, 41
発電所　35
脾　244
ファッシア　22, 36, 105, 178, 179
ロバート・ベッカー　8
―と電気　39
―と水　112
―の滞り　353
―の流れ　104
機運　367, 369
気管　235
―支炎　303
気管支拡張　鍼灸の効果　67
気胸　18
奇経　262, 263
陽維脈・陰維脈　122
奇恒の腑　360
気功の理解　34
鬼心　184
気道拡張　鍼灸の生理的効果
64
奇妙な臓器　脾臓　239
ギャップ結合　358

嗅覚　66
球状赤血球症　241
急脈　314
虚　253
胸管　342
胸骨心膜靭帯　286
強迫衝動性障害　266
強迫衝動性障害研究　267
恐怖　腎　207
胸膜　275
―炎　287, 288, 365
胸膜心嚢腹腔　19
胸膜心膜ひだ　276, 283, 284
極泉　179, 181
銀河　らせん　128
銀河ヒッチハイク・ガイド　88
筋細胞　フラクタル　78
筋性の関連痛　363
筋層　331
筋膜　17, 101
金門　324

く

空間　身体内の―　63
空気　33
空腸　333
口　経絡　336
クラミジア　311
グリア細胞　209
クリスティアーネ・ニュスライン＝フォル
ハルト　73
グルコース　34
クルミ　214
クローン　36, 37
精　153
クローン羊　氣　36

け

景岳全書　208
経穴　100, 112
くぼみ　234
五行穴　99
形成中心　70-73, 84, 101, 114, 217
ツボ　102
形態形成決定因子　モルフォゲン
22
経脈　21
経絡　20, 21, 30, 63, 95, 98, 104,
135, 159, 160-162, 218, 238, 315, 323,
324, 331, 336, 340, 343, 346, 347,

381

355, 363, 364, 367
　各臓器の「活力」に関わる―
　318
　各臓器の器質的な面に作用す
　る― 318
　氣 296
　血液 133
　コンパートメント 21
　サーフィン― 319
　消化管 326, 333, 334
　大腿の― 219
　電気的特性 111
　電気伝導性 106
　伝統的中医学 62
　鍼麻酔 60
　ファッシア 22, 115
　リンパの― 343
　―とツボどっちが先に発見された
　のか？ 96
けいれん 302
痙攣性腹痛 296
けいれん発作 306
ゲートコントロール説 66, 67
　鍼灸 65
外科医 107, 108
　鍼灸師と― 115
　ファッシア 14, 21, 233
郄穴 238
化生 93
下焦 218
血 126, 130, 139, 160, 176, 193,
203, 249, 291, 298, 305, 312, 332,
340
　肝 303
　脾 244
　―の滞り 261
厥 344
血圧降下　鍼灸の効果 67
　鍼灸の生理的効果 64
厥陰 246, 249, 289, 290, 310, 331-
334, 343, 344
　―機能 297
厥陰経 158-162, 275, 277, 284,
287, 310, 312
血液 49, 203
　経絡 133
　肺 228
　発生 59
　―空気関門 232
　―脳関門 209, 304-306

血液凝固因子　肝 52
血管　衝脈 263
　―作動性腸管ペプチド 268
　―の痛み 364
月経 290, 291, 294
　肝血 292
結合組織 17, 18, 56, 105, 310, 358
結晶　自己形成物質 47
血小板 244
　脾 241
結節点 70
結腸傍溝 344
欠盆 337, 339, 341
血脈 184, 263
下痢 294
腱 307
胆 346
原(元)氣 245, 249
顕性　遺伝子 142

こ

口腔癌 93
合穴 101, 112
　五行穴 99
高血圧　氣 51
合谷 111, 315, 341
高コレステロール血症 346
孔最 238, 353
甲状舌管 235
甲状腺 221, 233, 235
　―ホルモン 235, 236
甲状腺手術　手術ロボット 233
後腎 214, 216
抗生物質 94
公孫 262, 263, 273
皇帝 164
　心 231
　―の護衛 276
黄帝内経 89, 97, 99, 215, 259
　王居易 354
　国家の機能の例え 79
　―素問 164, 165, 196, 197, 202-
205, 211, 222, 240, 276, 291
　―霊枢 185
抗てんかん薬 304
喉頭 236
　甲状腺 234
　肺 232
後腹膜腔 19, 161, 246
抗不整脈　鍼灸の効果 67

硬膜 363
硬膜外麻酔　ツボ 133
肛門 333
交流(AC)　電流 5, 8
呼吸　肺 222
　瞑想 227
五行穴 99
五行思想 201
心　文学 165
五臓 360
古代マヤ族　鍼灸 98
骨芽細胞 28
骨形成不全 26
骨髄 360
　腎 187
骨折治癒　電気 31
骨粗鬆症 199
　コルチゾール 196
骨盤臓器 311
骨膜 48
骨梁 27
コヒーレンス 41
コブラの毒 201
ゴミDNA 143, 144
五兪穴 112
コラーゲン 25, 26, 31, 283, 368,
369
　液晶の網 47
　電気 29
　伝導 30
　ピエゾ効果 27
　ビタミンC 24
　ファッシア 18, 23
　レントゲン 27
コラーゲン線維 279
　ピエゾ効果 28
コルチゾール 193, 194, 196
　副作用 195
コレシストキニン 205
根拠に基づいた医療 351
コンパートメント 74, 113, 161, 246
　経絡 21
　三焦 19
　ファッシア 25
　―症候群 13
コンピュータ　電気 107

さ

細菌　糞便 328
宰相　肺 231

382

再生　人間の―　4
　　ロバート・ベッカー　7
臍帯　125, 134, 137, 138, 218
細胞　120
　　工場　47
　　動物　44
　　フラクタル　84
　　分裂　121, 122
　　ミトコンドリア　45
　　―間基質　18
　　―間結合　109
　　―呼吸　235
　　―死　45
　　―の構造　79
　　―の代謝　44
　　―の分離　86, 87
サイロキシン　意気　234
サッカーチーム　氣　43
サリドマイド　72
サン＝テグジュペリ　173
三陰経　159
三陰交　274, 293
三叉神経痛　314
三重らせん　23
三重らせん体　コラーゲン　30
三焦　16, 20, 284, 317, 361
　　コンパートメント　19
　　難経　15
　　―経　348
サンショウウオ　5, 7
　　赤血球　6
　　ロバート・ベッカー　4
酸素　33, 164, 223
三分割法　80
三宝　140, 141
三陽経　317

し
志　185
指圧　185
ジアモルヒネ　63
シアン化合物　ミトコンドリア　45
ジェームズ・クック　24
ジェーン・オースティン　119
シェフィールド　再生　3
ジェロタ筋膜　48
四関穴　315
子宮　360
子宮頸癌　93
思考　165

子午線　21
自己組織化　47
視床　ゲート・コントロール説　66
システム理論　69
下腹壁動脈　339
湿　253-255, 258, 259, 263, 269
　　痰　256, 257
　　肺　229
　　脾　261
　　脾陽　252
実　253
脂肪　327, 345
　　胆　346
　　痰　53
　　フラクタル　79
支脈　336
邪氣　285
尺沢　337, 288
尺骨動脈　163
宗教裁判　鍼灸師　98
十二指腸　221, 247, 249, 323, 324, 333
　　腎臓　246
主観と客観　35
手術ロボット　233
主治穴　262
シュワン細胞　209
　　神経堤細胞　149
少陰　246, 331-333
　　―経　158-163, 185, 202, 218, 249, 345
消化　肝氣　300
　　脾　229
　　―の陰陽　250
少海　180
　　経絡　326, 333
消化管　325, 330, 332, 360
消化管経　334, 336, 338-341
　　交差　340, 341
　　乳頭　337
小胸筋　286
将軍　288
上行結腸　221, 333
小腸　317, 324, 327
　　カイトサーフィンの事故　323
　　心　248
　　―経　323
上腸間膜動脈　186
晶洞　198
上皮　331

上腹壁動脈　339
小胞体　79
漿膜　332
漿膜下層　331
衝脈　262
　　血管　263
衝門　272
少陽　317, 331, 332, 344
　　―経　158, 159, 342
上腕動脈　163
上腕二頭筋　286
食道　162, 333
　　食道間膜　284
　　―の関連痛　363
食道括約筋　284, 286
食道癌　フィルヒョウリンパ節 337
食道間膜　283
食物　―の腐熟　330
除細動　279, 280
白髪　精　151
心　52, 161, 162, 175, 176, 186, 217, 276, 278, 281, 297, 360, 361
　　皇帝　231
　　小腸　248
　　腎　187, 200, 202
　　中胚葉　140
　　―火　200
　　―氣　181
　　―と眼　182
　　―は君主の官なり　164, 165
神　145, 146, 164, 181, 200
　　三宝　141
腎　139, 155, 161, 162, 176, 185, 186, 189, 201, 208, 209, 211, 215, 217, 220, 292, 360
　　意志　188
　　恐れ　54
　　氣　52, 218, 353
　　恐・怖　207
　　心　187, 200, 202
　　精　141
　　中胚葉　140
　　脳　211
　　骨　198
　　水　205
　　命門　188, 245
　　―陰　188, 193, 196, 200, 204
　　―火　199, 201
　　―氣盛んにて……精氣溢れ出

383

て…故に子をつくる能有す　211
　―経　100, 217, 218, 363
　―と肝　218
　―の神(志)は、意志力と生存本
能を支配する　205
　―は…水液を生じるなり　202
　―は骨を主る　197
　―は身の骨髄を主る　196
　―陽　188
心エコー　50
腎炎　303
進化　154
人格　145
　遺伝子　144
　―変化　167
鍼灸　67, 76, 89, 96, 97, 136, 161,
183, 184, 189, 201, 216, 277, 314,
349, 356, 358
　イギリス　67
　痛みの緩和　365
　エンドルフィン　64
　カオス理論　77
　幹細胞治療　322
　氣　36, 53
　経絡　159, 364
　ゲート・コントロール説　65
　古代マヤ族　98
　三陰交　293
　三焦　16
　心身相関　238
　性器出血　273
　チャールズ・シャン　68
　ツボ　102-106
　伝統的中医学　62
　二重盲検ランダム化比較
　　試験　352
　バイオフォトン　40
　発生　10
　鍼麻酔　60
　脾臓　271
　標準化　354
　ファッシア　20
　ロバート・ベッカー　8
　―とファッシアの氣理論　36
　―の教えられ方　61
　―の成長コントロール理論　68,
95
　―の生理的効果　64
鍼灸師　111, 285, 354, 356
　エッツィ　97

横隔膜　309
三焦　15
ツボ　98
毛沢東　61
　―と外科医　115
腎筋膜　189, 217
心経　178, 181, 182
　A Manual of Acupuncture　179
神経エネルギー　296
神経管　131
　神経堤細胞　148
　―形成　150
神経根障害の痛み　363
神経堤細胞　86, 146, 147, 152,
154, 189, 193, 210, 289, 321, 322
　十二指腸　247
　神経管　148
　心臓　174
　精　151, 248
　遊走　153
神経伝達物質　58, 206
　ホルモン　205, 264
腎結石　217
心身相関　鍼灸　238
腎水　200
腎精　211
　脳　210
心臓　31, 50, 58, 164, 171, 173, 177,
185, 201, 230, 277, 296, 297, 308
　エネルギー　48
　幹細胞　75
　刺激伝導系　174
　除細動　280
　神経堤細胞　147, 174
　人工―　173
　同期　171
　発生学　176
　ピーター・ホートン　170
　ファッシア　57
　ペースメーカー細胞　48
　房室結節　49
　ロミオとジュリエット　172
　論理　172
　―の痛み　364
腎臓　185, 198, 201, 212, 213, 320,
324
　エネルギー　48
　十二指腸　246
　痰　256
　ネフロン　50

　発生　214
　ファッシア　57
心臓移植　新しい記憶　168, 169
　人格変化　167
腎臓収尿システム　フラクタル
78
心臓管　―の形成　176
心臓死　164
心臓手術　鍼麻酔　60
心臓発作　164, 167, 316
　人間関係　166
　ファッシア　362
　―の痛み　362
靱帯　307
心電図　31, 50, 171
腎動脈　185, 186
心嚢　15, 277, 280, 281
　イヌ　280
　心嚢欠損　277
神農本草経　91
心拍調節　鍼灸の生理的効果
64
腎不全　知性　209
　やせた脳　211
心包　15, 161, 162, 276, 278, 281,
282, 284, 310
　―経　283-285, 287
心房細動　185
心房性ナトリウム利尿ペプチド
202, 205
心房中隔欠損症　177
心膜　48, 275, 284
　―炎　277
じんま疹　302
腎陽　193
唇裂　337
　腎　52, 205

す
水　201, 203, 205
膵　360
　脾陽　248
　―脾　161, 162
髄　210
膵臓　58, 59, 221, 249, 266
　脾臓　272
　命門　249
　卵黄嚢　333
　―の不足　253
水分　腎　187

水平脚　十二指腸　324
睡眠障害　306
スーパーヘリックス　コラーゲン
24
頭蓋脊椎披裂　131
杉田玄白　366
スジ　307
スター・ウォーズ　40, 124
スタートレック　24
頭痛　294
スティーヴン・ホーキング　347

せ

精　140, 145, 155, 164, 185, 187,
189, 200, 211
　クローン　153
　三宝　141
　十二指腸　247
　腎　141
　神経堤細胞　151, 248
　中医師　146
　弱い―　152
　―成りて脳髄生ず　208
精管　163
井観医言　366
性器出血　鍼灸　273
正経　262, 263
井穴　101, 112
　五行穴　99
精子　10, 11, 119, 120
星状細胞　209
生殖　腎臓　212
精神　280
　脳　166
精巣　216
　腎臓　212
　―動脈　186
生命の木　細胞の―　86
製薬会社　316
西洋医学　喘息　352
督脈　133
性欲　腎　188
　腎臓　212
生理　組織化　51
青霊　179
石室秘録　245
脊髄　腎　155
　羊膜外胚葉　131
赤血球　サンショウウオ　6
　脾臓　260

セレブロン　72
セロトニン　54, 58, 205, 263, 264,
269, 274
　IBS　268
　インスリン　251
　強迫衝動性障害　267
　腸　265
　膵臓　270, 271
腺　332
線維筋痛症　261
線維性心膜　277, 279
前頚筋膜　234
仙骨動脈　187
前腎　214, 215
　―傍腔　161, 246, 249
喘息　238, 239, 295, 301
　西洋医学　352
　中医学　353
全体論　75
選択的セロトニン再取り込み阻害
薬　267

そ

臓器　ホルモン　58
象牙質　神経堤細胞　147
相剋　201
桑実胚　11
躁病　282
ソーシャル・ネットワーク　71
側副血行路　230
臥径管　275, 312
組織化　68, 153
外腸骨動脈　339
ソニック・ヘッジホッグ　59, 73, 89-
92
　痛　91
孫脈　263

た

太陰　229, 246, 249, 289, 331-333,
340
　―経　158-162, 221
体液　330
　胃　330
　腹腔内の―　344
太淵　184
体外受精　85
太極図　123, 127, 160
胎児　12

代謝　33
太衝　315
大鐘　220
大静脈　162, 291
体性痛　363
大腿管　275, 312, 313
大腿筋膜張筋　343
大腸　317, 327
　―経　341
大動脈　162, 324
胎盤　12, 134
大伏在静脈　313
太陽　317, 331, 332
　―経　158, 159. 318
太陽フレア　174
平らな円盤　122, 124, 125, 130
タオのプーさん　348
ダグラス・アダムス　88
たこつぼ心筋症　167
脱分化　6
ダニエル・キーオン　365, 366
胆　317, 343, 360
　腱　346
　ツボ　349
　リンパ　347
　―経　100, 343, 345, 348, 349
痰　255-259
　脂肪　53
　脾氣虚　353
　脾臓　260
単細胞　11
炭酸イオン　224, 225, 229
胆汁　327, 345
胆嚢　324, 327, 333, 342, 345
　―痛　365
タンパク質　46
　コラーゲン　23

ち

知性　コラーゲン　30
　神経堤細胞　174
乳び槽　345, 365
チック　302
緻密化　85, 109, 121, 122
チャールズ・シャン　68, 95
チャールズ・ダーウィン　338, 339
中医学　282, 295, 331
　胃　329, 330
　陰陽　359
　腎　198

385

喘息 353
脳 360
脾臓 269
ファッシア 15
中医師 146
中国語 61
中腎 214, 319-321
虫垂 —の痛み 363
中胚葉 56, 86, 126, 130, 139, 140, 203
　ファッシア 140
　副腎皮質 193
中皮下リンパ管 344
中府 236
中和集 245
腸 58
　セロトニン 54
　—の解剖学 331
腸間膜 334
腸骨動脈 187
長掌筋 286
張介賓 208
直腸 333
　—痛 363
直流(DC)　電流 5, 7, 8
鎮静薬　鍼麻酔 60

つ

通里　心房細動 185
ツチハンミョウ 91
ツボ 22, 83, 98, 100, 114, 179, 220, 238, 262, 315, 319, 337, 341, 343, 348, 353
　顔 101
　器質的な問題 322
　経絡と—どっちが先に発見されたのか？ 96
　心 183
　鍼灸 102-106
　胆 346, 349
　チャールズ・シャン 68
　電気的特性 111
　偽物の— 352, 354
　要穴 184

て

デービッド・ケリー 180
デオキシリボ核酸→DNA 83, 128
デカルト 228

手厥陰心包経 283
手少陰心経 176
手太陰肺経 231
テッド・キャプチャック 74
デリー腹 265
デルマトーム　らせん 129
転移 358
電荷 39
てんかん 302-304
電気 31, 38, 109, 362
　コラーゲン 29
　コンピュータ 107
　心臓 178
　体内 30
　胚 110
　ロスリン研究所 38
電氣 109, 110, 112-114, 364, 365
電気勾配　サンショウウオ 5
電気伝導性　経絡 106
電子 39
電磁気エネルギー 281
電子顕微鏡 116
テンセグリティー・システム 363
伝統的中医学 61, 62
電場 39
天府 237
電流　電氣 115

と

動悸 309
同期 171
道教 53, 63, 127, 154, 348, 361
橈骨動脈 163, 182
闘争-逃走反応 190, 207
橈側手根屈筋 286
糖尿病 255
　膵臓摘出 250
動脈血ガス分析　心 183
ドーパミン 189, 202, 205, 206, 207
特異的セロトニン受容体 265
毒素 254
督脈 100, 132, 135, 321
　西洋医学 133
トライツの靭帯 247, 323
トラネキサム酸 293
ドリー 38
　クローン 37
ドリー・パートン 38
トリッキー・ディッキー 60
トロポコラーゲン 24

な

内閣 285-288
内胸動脈 339
内頚動脈 179, 181
内視鏡的逆行性胆道膵管造影 246
内受容感覚 362
内胚葉 56, 86, 101, 123, 126, 130
ナトリウム 203, 204
　—イオン 30
難経 13, 20, 240, 245, 248
　三焦 15
軟骨　神経堤細胞 147
南方大斑蝥 91

に

ニカワ 25
二酸化炭素 33, 223, 224
二重盲検ランダム化比較試験 351
　鍼灸 352
日光　木 227
二分脊椎 131
乳化 327
乳腺　チャールズ・ダーウィン 338
乳頭　消化管経 337
　副— 338
　—線 338
ニュートン 228
乳び槽 342
ニューロン 304, 305
尿管結石 219
尿膜管 138
尿路結石 216
仁 136
仁(任)脈 100, 133, 135, 138, 139
妊娠　Conception channel 135, 136

ね

熱 258, 259
　痰 256, 257
ネフロン 203, 204
　腎臓 50
粘膜 331
粘膜下組織 331
粘膜筋板 331

の

脳　86, 133, 165, 182, 282, 305, 360
　腎　155, 211
　腎精　210
　精神　166
　中医学　360
　電気的な波　50
　フラクタル　78
　羊膜外胚葉　131
脳萎縮　210
脳腫瘍　365
脳性ナトリウム利尿ペプチド　202
脳内出血　316
脳波図（EEG）　303
ノルアドレナリン　189
パーキンソン病　206
パーシヴァル・ポット　94

は

肺　17, 18, 162, 177, 223, 226, 230, 235, 360
　木　225, 226
　氣　52, 53
　血液　225, 228
　血液浄化　229
　喉頭　232
　呼吸　222
　宰相　231
　三角州　225, 226
　湿　229
　心包経　288
　手太陰肺経　231
　フラクタル　78
　放散痛　364
　霊性　222
　―は相傳之官なり　222
胚　86, 122, 134, 154, 283
　―形成　11
　全体論　75
　電気　110
バイアス　351
バイオフォトン　40
　氣　41
　鍼灸　40
　ミトコンドリア　41
肺癌　フィルヒョウリンパ節　337
肺氣　178, 353
　脾　236
　―虚　353

肺気腫　55, 226, 365
肺経　184, 232, 234, 236
　鼻血　237
杯細胞　333
ハイドロキシアパタイト結晶　26
胚盤　122
肺胞　224, 225
肺兪　319
背兪穴　322
吐き気　285, 294
吐気緩和　鍼灸の効果　67
白脾髄　242
禿げた領域　275, 308
播種性血管内凝固症候群　52
バソプレシン　202, 205
白血球　206, 242
　脾臓　240
発疹　293
発生　10
発生学　42, 149
　ファッシア　307
発電所　氣　35
鼻　肺　237
鼻血　肺経　237
パニック　207
鍼　偽物の―　352
　骨から作られた鍼灸の―　97
ハリケーン　カオス理論　77
鍼刺激　エンドルフィン　63
鍼治療　106
　エンドルフィン　64, 65
鍼通電療法　60
鍼麻酔　60
ハン・ソロ　124
半結晶構造　コラーゲン　24
ハンス・シュペーマン　90
半導体　コラーゲン　30
斑蟊　91

ひ

脾　229, 266, 289, 360
　血小板　240
　血脈　263
　湿　261
　消化　244
　膵・―　161, 162
　肺氣　236
　変換と輸送　240
　―主統血　263
　―は、血を裹むことを主る　240

　―は意を蔵す　240
脾・膵経　273
ピーター・デッドマン　236
ピーター・ホートン　170
脾陰　250, 272
ピエゾ効果　28
　骨折治療　29
　コラーゲン　27
ピエゾ電気　279
ビオチン　328
脾氣　―虚　353
脾経　100, 262, 272
　交差　340, 341
脾臍　250
ヒスタミン　54, 194, 205, 206, 293-295, 300, 301, 305
ビスモデギブ　90
脾臓　121, 239, 240, 241, 244, 249, 324, 333
　膵臓　272
　赤血球　260
　セロトニン　264, 270, 271
　痰　260
　命門　249
　免疫センター　242
　―摘出　258
　―の虚　274
脾臓摘出　糖尿病　250
ビタミン　327
ビタミンC　コラーゲン　24
ビタミンD　197, 198, 204,
ビタミンK　327, 328
　―依存性血液凝固因子　327
ビッグバン　127, 128
ヒト　赤血球　6
脾動脈　249
ヒトパピローマウイルス　94
皮膚　86
　羊膜外胚葉　131
皮膚癌　93, 352
ヒマワリ　82
　黄金比　81
肥満細胞　193, 294, 295
日焼け止め　―の試験　352
脾兪　319
脾陽　250
　アミラーゼ　248
　湿　252
　膵　248
　膵臓　251

387

―の不足　253
標準化　鍼灸　353
病理　51
ビョルン・ボルグ　19
ビリルビン　253
ヒルシュスプルング病　151

ふ

ファーター乳頭　324
ファイ　80
ファッシア　13, 15, 16, 22, 35, 106,
130, 136, 216, 337-339, 343, 346,
348, 358, 363-365, 368, 369
　圧電性　19
　痛み　365
　折りたたみ　58
　解剖学者　21
　癌　13, 357, 358
　氣　36, 105, 178, 179
　氣理論　312
　経絡　22, 115
　外科医　14, 21
　コラーゲン　18, 23, 29
　コンパートメント　25, 161
　鍼灸　20
　心臓　277
　心臓発作　362
　スーパーのビニール袋　17
　精　151
　臓器　48
　中胚葉　140
　テニスラケット　19
　電気伝導体　113
　肺経　232
　発生学　307
　―の氣理論　364, 365
　―面　217, 332
　3つの層　57
ファラデー・ケージ　280
フィッツ・ヒュー・カーティス症候群
311, 312
フィボナッチ数列　81
フィルヒョウ結節　325
フィルヒョウリンパ節　337
風　氣　302
　―痰の発作　230
フェイスブック　70
フォース・フィールド　280
不完全浸透　142, 143
腹腔　297, 298, 308, 310

腹腔動脈　186
副甲状腺　233
　神経堤細胞　148
副腎　52, 58, 163, 188-190, 212
　アドレナリン　54
　―皮質　193
腹水　肝陰　311
腹痛　294
副脾　250
腹膜　275, 308, 331
腹膜腔　19, 161, 246, 249
腹膜反転部　309
不整脈　氣　51
物質と反物質　127, 128
武道家　111
ブドウ糖　164
太極図　359
ブノワ・マンデルブロ　76
不眠症　294
フラクタル　37, 68, 76, 78-80, 83, 84,
87-89
ブラジキニン　205
プラセボ　―効果　107, 351
フランケンシュタイン博士　38
フリーラジカル損傷　41
フリッツ・アルバート・ポップ　氣　40
ブレーズ・パスカル　278
ブロークン・ハート・シンドローム　167
プロザック　263, 267
吻合　181, 339
糞便　細菌　328

へ

閉鎖管　363
閉鎖孔　163, 218
ペースメーカー細胞　49
　心臓　48
ヘビ毒　199
ヘモグロビン　224, 241
　―分子　225
ヘリコバクター・ピロリ　94
ヘルニア　313
ベル麻痺　胃経　341
ヘロイン　63
弁膜　神経堤細胞　149
偏歴　341

ほ

膀胱　134, 135, 139, 217, 220, 317,

318, 320-322, 324, 360
　―経　100, 216, 319-323
　―三角　163, 318
　―痛　363
　―兪　319
放散痛　361
ホーリズム　75
ポーリング　327
星の王子さま　173
発作　風　306
骨　198
　腎　187, 199
ボビー・チャールトン　308
ホメオスタシス　254, 360
ホリスティック　352
ポルフィリン環　224
ホルモン　54, 188, 205, 206, 251,
328
　神経伝達物質　264
　臓器　58
　胎児　55
本経　336
本態性振戦　303

ま

マクロファージ　243
魔女　鍼灸師　98
マッサージ　288, 293
マラリア　鎌状赤血球症　241
マンデルブロ集合　76, 78, 85

み

ミエリン鞘　209
道　120, 347, 348, 361
　―は万物を生じる　53
密着結合　358
ミトコンドリア　44, 45, 79, 118, 119,
235
　アポトーシス　45, 92
　カルシウム　46
　バイオフォトン　41
　―障害　46
耳　経絡　336

む

無漿膜野　308
　肝臓の―　217, 218

め

眼　経絡　336
　心　182
瞑想　呼吸　227
命門　135, 160, 161, 188, 201, 211, 212, 245, 248, 249, 289, 312
目に見えない靭帯　323, 324
眼の色　遺伝子　143
免疫センター　脾臓　242

も

毛細血管　305
　孫脈　263
毛沢東　鍼灸師　61
　霊的存在　62
木　肺　225
モルヒネ　63
モルフォゲン　22, 72-74, 84, 89, 90, 93
　癌　92
　電氣　115
モルフォスタット　103
モンテスマの祟り　265
門脈　298, 299
　—系　297
　—循環　275, 296
門脈圧亢進　298, 299
　肝　52

や

薬草　201

ゆ

優性　遺伝子　142
湧泉　220
兪穴　101, 112
　五行穴　99
ユマ・サーマン　146

よ

陽　52, 109, 124, 131, 132, 159, 190, 192, 194, 285, 331-333, 341, 344, 346, 360, 361
　発生　10
　—経　285, 324, 334, 343, 363
　—の臓器　360
要穴　184
陽谷　324
楊俊敏　34

腰動脈　187
羊膜　123
羊膜外胚葉　124, 125, 137, 150, 160, 335
羊膜腔　123
陽明　317, 331, 332
陽明経　158, 159, 325
　手と足の—　341
陽維脈　122
陽陵泉　343
葉緑素　225
ヨガ　222

ら

絡穴　220, 285
絡脈　21
らせん　88, 128
　デルマトーム　129
　—エネルギー　127
ラナルド・マクドナルド　111
卵黄　122-125, 130, 134, 135, 137, 150, 160, 289
　—囊　11, 56, 123, 309, 320, 332, 333, 335
　—脈　135, 136, 138, 139
ランガー割線　14
卵管　311
卵子　10, 11, 119, 120
ランセット　エッツィ　97
卵巣　腎臓　212
卵巣動脈　186

り

リチウム　躁病　283
リチャード・ニクソン　60
利尿ホルモン　58
量子もつれ　愛　175
リラキシン　220
淋菌　311
リンパ　344
　胆　347
　—系　357
　—の経絡　343
リンパ節　114, 243
　ファッシア　357

る

ルートヴィヒ・フォン・ベルタランフィ　69

れ

霊　280
霊性　145, 223
　肺　222, 227
霊的存在　毛沢東　62
霊道　180
レオナルド・ダ・ヴィンチ　83
レニン　199, 200, 204

ろ

老子　63
老子道徳経　120, 347
ロスリン研究所　36, 38, 152
六腑　360
ロバート・ベッカー　4
　サンショウウオ　7

わ

ワクチン　94
ワクチン接種　中国　260
ワルファリン　327, 328

英数字

α-1 アンチトリプシン　55
A Manual of Acupuncture　179, 181
ACE 阻害薬　55, 199, 201
adenine　146
adrenal cortex　193
adrenal gland　189
anastomosis　339
angiotensin converting enzyme　199
ANP　201
ATP　ミトコンドリア　42, 45
atrial natriuretic peptide　201
bald area　308
Bandolier　351, 354
bare area　308
brain natriuretic peptide　202
B細胞　242
cancer　13
catgut　19
cerebral atrophy　210
CERN　129
channel　21
Chinese medicine　62
cisterna chyli　344
Clinical Anatomy Made Ridiculously Simple　187
CO_2　178, 229

389

Conception channel 135, 136
coronary ligament 308
cytosine 146
Daniel Keown 366
DBRCT 351
disseminated intravascular coagulation 52
DNA 12, 46, 86-88, 90, 118, 143
　黄金比 82
　ドリー 36, 37
　フラクタル 78
　マンデルブロ集合 85
double-blind randomised controlled trial 351
duodenum digitorum 247
ECG 31, 50
ectoderm 56
endoderm 56, 123
endoscopic retrograde cholangiopanc reatography 246
enterotonin 264
ERCP endoscopic retrograde cholangiopancreatography 246
essential tremor 303
evidence based medicine 351
falciform ligament 137
fallopian tube 311
fascia 13, 16, 17
Funny Looking Kid 152
Governing channel 132
guanine 146
Hang Di NeiJing 15
IBS 253, 254, 298, 299
inspiration 222
interoception 361
irritable bowel syndrome 253
IVF 85
jaundice 252
Koagulations vitamin 327
le petit mort 211
lymph node TNM病期分類システム 357
meridian 21
mesoderm 57
meso-nephros 214
meta-nephros 214
metastasis TNM病期分類システム 358
morphogen 72
Mylabris phalerata 91

NanJing 15
neural crest cell 147
O₂ 178
Obsessive Compulsive Disorder Rese arch 267
OCD 266
organising centre：OC 70
osteoblast 198
osteogenesis imperfecta 26
Pericardium 15
pH 203
Power, Sex, Suicide: Mitochondria and the Meaning of Life 46
pro-nephros 214
respiration 222
RNA 46
salpinx 311
Scientific Reports誌 368
Scombroid poisoning 300
serotonin 264
spirare 222
SSRI 264, 267
S状結腸 333
The Biomimicry Institute ヒマワリ 82
the mind of Tao 347
The O.C. 71, 72
thymine 146
TNM病期分類システム 357
Traditional Chinese medicine 62
Triple Burner 15
tumour TNM病期分類システム 357
T細胞 93
Understanding Qigong 34
vasoactive intestinal peptide 268
vismodegib 90
VOGUE 335
Web That Has No Weaver 74
Yang 10
Yin 10
007黄金銃を持つ男 338
12インチの力 245, 247, 323
5-ヒドロキシトリプタミン（5-HT） 264
5-HT薬剤 267
6層 159, 160, 331, 345
6つの空洞 経絡 159

[監訳者略歴]
須田万勢（すだ・ませい）
1983年、神奈川県生まれ。2009年、東京大学医学部卒業。諏訪中央病院での研修修了。聖路加国際病院リウマチ膠原病センターを経て、2019年より諏訪中央病院リウマチ・膠原病内科勤務。総合内科専門医、日本リウマチ学会会員、アメリカリウマチ学会（ACR）会員、日本リウマチ財団認定医、日本内科学会認定医、日本東洋医学会会員。西洋医学と東洋医学の両面から人体の神秘を解明し、治療に生かすことをライフワークとしている。

津田篤太郎（つだ・とくたろう）
1976年、京都府生まれ。京都大学医学部卒業。医学博士。NTT東日本関東病院リウマチ膠原病科部長を経て、現在、新潟医療福祉大学リハビリテーション学部鍼灸健康学科教授。日本医科大学・福島県立医科大学非常勤講師。日本リウマチ学会指導医、日本東洋医学会漢方専門医・指導医。NHKの人気番組「総合診療医ドクターG」の医事指導を担当。著書に『未来の漢方』(共著)、『病名がつかない「からだの不調」とどうつき合うか』『漢方水先案内』がある。

[訳者略歴]
建部陽嗣（たてべ・はるつぐ）
1978年、静岡県浜松市生まれ。はり師・きゅう師。明治鍼灸大学（現:明治国際医療大学）卒業、京都府立医科大学大学院医学研究科修了。医学博士、鍼灸学修士。鍼灸専門学校講師、京都府立医科大学助教、量子医学科学研究所研究員を経て、診断薬企業において神経難病を早期に発見する血液バイオマーカーの開発・研究をおこなっている。その他に、雑誌・Webサイト等で鍼灸に関連した海外論文を紹介・解説している。

ダニエル・キーオン
Daniel Keown

1998年にマンチェスター大学医学部を卒業した後、救急医療を専門とする医師として活躍するかたわら、2008年にキングストン大学統合医療カレッジで中医学を学び、中医学と鍼治療の学位を取得。2010年には北京の経絡医学研究センターで王居易医師に師事した。2014年に the membership exams of the College of Emergency Medicine (MCEM) を取得。長年の目的は西洋医学の最前線で鍼灸と氣を再確立することであり、その経緯で本書が生まれた。

カバー・本文デザイン：秦 浩司（hatagram）
組版・DTP：小田 静（アイエムプランニング）
校正協力：斉藤 智（青山エディックス スタジオ）

閃めく経絡
現代医学のミステリーに鍼灸の"サイエンス"が挑む！

2018年 6 月10日　初版第1刷発行
2025年 4 月25日　初版第6刷発行

著　者　ダニエル・キーオン
監訳者　須田万勢
　　　　津田篤太郎
訳　者　建部陽嗣
発行所　株式会社 医道の日本社
　　　　〒237-0068　神奈川県横須賀市追浜本町 1-105
　　　　電話　046-865-2161　FAX　046-865-2707

印　刷　シナノ印刷株式会社

2018©Ido-no-Nippon-Sha, Inc.
ISBN 978-4-7529-1036-7　C3047
本書の内容の無断使用、複製（コピー、スキャン、デジタル化）、転載を禁じます。